症状から読み解く

薬局で買える漢方薬のトリセツ

川添 和義
昭和大学薬学部臨床薬学講座
天然医薬治療学部門 教授

じほう

序文─使ってみましょう，漢方薬

　本書を手に取っていただいてありがとうございます。薬局の漢方って何だろう？　トリアージって何だろう？　と思ってご覧いただいている方が多いのではないでしょうか。この本は，薬局で売っている漢方薬を，多くの人に正しく使っていただけることを目的として作成しました。

　漢方薬はすっかり身近になりましたし，多くの方が利用されていることと思います。しかし，ほとんどの方は医師から処方された漢方を飲まれているのではないでしょうか。漢方薬は処方箋のいる薬なのでしょうか。実は，漢方薬自体は分類上「一般用医薬品」に相当し，処方箋がなくても購入できる医薬品なのです。ただ，医師の診断があって処方箋があれば，限られた漢方薬については保険がきくために自己負担が3割やそれ以下で済むことになります。このように，保険が適応できる漢方薬は医療用漢方薬として148種類が現在認められています。では，それ以外に漢方薬はないのでしょうか。現在，薬局で販売されている漢方薬は実に200種類以上あり，製品も3,000種類近くあります。では，こんなにもたくさんの漢方薬をどのように利用すればいいのでしょうか。

　私たちはかぜをひいたときにはかぜ薬を，吐き気がしておなかが痛いときには胃腸薬などを薬局に買いに行きます。確かに，これらを飲むと病気が改善してよく効いたということになるのですが，かぜをひいていて同時に吐き気や腹痛がする場合はどうでしょうか。また，何となく眠れないとか，イライラが続くとか，こんな症状に対応できる薬はあるでしょうか。いわゆる化学的に作られた医薬品（漢方薬に対して西洋薬と言うことがあります）には，残念ながらこのようなことに対応できるものが現在ではまだありません。かぜと吐き気や腹痛が同時にある場合は，かぜ薬と胃腸薬を同時に飲むしか方法がないわけです。しかし，医薬品には必ず副作用がついてきます。2種類の薬を飲むとそれだけ副作用は増えていきます。症状がたくさん出ていればそれだけ同時に飲んでいくしか方法がありません。しかし，薬には相互作用といって，同時に飲むことで思いもよらない作用の出ることがあります。複数の薬を同時に飲むことはリスクを増やすばかりで，決して勧められることではありません。

　そこで活躍するのが漢方薬なのです。漢方薬は一度に複数の症状を同時に抑え改善するものがたくさんあります。かぜをひいて腹痛や吐き気がある場合は「小柴胡湯」や「柴胡桂枝湯」という漢方処方を試してみます。すると，発熱や悪寒と同時に腹痛や吐き気，場合によってはめまいなども同時に解決することができます。また，イライラが続くとか眠れないというときには「加味帰脾湯」か「柴胡加竜骨牡蛎湯」，女性の場合は「加味逍遙散」という処方を試してみると，ウソのようにスッと眠れてイライラも解消します。このような不思議な働きを持っているのが漢方薬なのです。なぜこのような働きが出てくるのでしょうか？

　漢方治療の考えは西洋薬による治療の考えと全く異なります。例えば，解熱薬は脳の体温調節中枢に作用して熱を下げる働きがあります。つまり，この薬はここにしか働かないわけで，これ以外の症状があっても治療することはできません。一方，漢方薬は複数の「生薬」を配合した医薬品です。漢方では病気を「どこかの異常」という「点」で考えるのではなく，カラダ全体のバランスがおかしくなっていると考え，それを複数の生薬で改

善するという戦略で病気を治療します。かぜをひいて腹痛がするときは，その原因となるもの（寒さなどですが）がカラダに侵入してきていて，それが内臓に悪い働きを与えていると考えます。それが肺であれば咳が出たり鼻水が出ますし，胃であれば吐き気がします。また，肝であれば腹痛がします。このように私たちが「かぜ」とか「腹痛」，「吐き気」として認識していることは，実はカラダの中で何らかの形でつながっていて，その根っこにあたるところを改善しようと考えているのが漢方の考え方なのです。ですから，同時にさまざまな不調を改善することができるのです。

　このように，とても便利な漢方薬を使わない手はありません。しかも，種類も豊富です。しかし，私たちが「発熱には解熱剤を」という考えで薬を選択していた発想から転換するには少し努力が必要です。例えば，小柴胡湯の効能・効果を見てみると，『体力中等度で，ときに脇腹（腹）からみぞおちあたりにかけて苦しく，食欲不振や口の苦味があり，舌に白苔がつくものの次の諸症：食欲不振，はきけ，胃炎，胃痛，胃腸虚弱，疲労感，かぜの後期の諸症状』と書いてあります。この文章だけを見ると，脇腹が痛くなければ使えないのか，胃痛や疲労感がないと使えないのか，果たしていったいどのような人に使えるのかイメージできるでしょうか？　漢方の考え方からこの処方を利用する場合には，このようにさまざまな症状があって，さまざまな症状が改善できるということでこのように書かれているのですが，かえって私たちにはわかりにくくなっています。そこで，本書では漢方薬の使い方をよりわかりやすく紹介しています。例えばこの処方であれば，「かぜをこじらせて，寒気はないが吐き気や胃痛，食欲不振があるときに使います」と言えばイメージしやすいと思います。ただし，漢方処方はさまざまな症状に利用できるので，かぜをひいていなくても利用できる，吐き気と同時に下痢があればどうすればいいのかなど，各処方に関連した情報も同時に記載しています。また，逆にどのような人に使えないのか，代わりになるような処方はあるのかといった情報や，どのような商品が市販されているかなどの情報も記載しましたので，十分に読んでいただくと，安全に正しく漢方薬を利用できるようになっています。各処方解説の最後に，その処方としてどのような商品が売られているかという情報もありますので，薬局で購入するときの参考にしてください。

　本書の特徴として「トリアージ編」をつけました。これは，選び方の難しい漢方薬を選ぶための指標です。症状からたどっていくと，最も適合しそうな漢方薬を提案してくれます。ただし，これはあくまでも一例ですので，必ずたどり着いた処方の解説ページを読んで，自分の症状に合っているかどうかを確認して，もし違う場合には他の処方を考えるというように利用していただければと思います。

　漢方薬は決して使い方の難しい薬ではありません。ぜひ本書を広く活用していただき，漢方薬がとても使いやすくて素晴らしい医薬品だということに気付いていただくと同時に，漢方薬そのものに興味を持っていただければうれしく思います。

2017 年 4 月

昭和大学薬学部　臨床薬学講座　天然医薬治療学部門

教授　川添　和義

目　次

序文 …………………………………………………………………………………… ii
本書の使い方 ………………………………………………………………………… xiv

第1部　漢方解説　漢方薬とはどういうクスリか
　　　　　―使い方と原理，注意すること―

西洋薬とは違う使い方 ……………………………………………………… 2

漢方薬の特徴 ………………………………………………………………… 3
　　1　漢方薬の効き方／3
　　2　服用のタイミング，期間／4
　　3　時間とともに変わる処方／5

漢方薬を利用するうえでの注意点 ………………………………………… 5
　　1　漢方薬の飲み方／5
　　2　漢方薬の副作用について／6
　　3　子どもへの利用について／7
　　4　妊婦や授乳婦への利用について／8
　　5　長期服用について／8
　　6　2種類以上の漢方薬を同時に服用する／8
　　7　自分で煎じ薬を作りたい／8

処方のしくみについて ……………………………………………………… 9

漢方薬の治療原理 …………………………………………………………… 9
　　1　病気は気・血・水のバランスの崩れ／10
　　2　病気は臓腑の不調／10
　　3　経路について／11
　　4　バランスが崩れる原因／11
　　5　バランスを回復させる生薬の働き／12

第2部 トリアージ

1 胃と消化に関するトラブル …………………………………… 14
- 嘔気・嘔吐／14
- 食欲不振／15
- 胸焼け／16
- 腹部膨満感／16
- 胃痛／17
- 消化不良／18

2 腸とおなかに関するトラブル …………………………………… 19
- 腹痛／19
- 下腹部痛／19
- 下痢／20
- 便秘／22
- 痔／23

3 体表のトラブル …………………………………………………… 24
- 皮膚炎・湿疹／24
- 化膿した皮膚のトラブル（床ずれなど）／25
- にきび／25
- かゆみ／26
- 蕁麻疹／26
- 皮膚のトラブル／27
- 多汗・寝汗／28

4 目・耳・鼻・口・ノドに関するトラブル ……………………… 29
- 目のトラブル／29
- 耳鳴り・耳の閉塞感／30
- 鼻血／30
- 鼻水・鼻づまり／31
- ノドの痛み／32
- ノドの不快感／32
- 咳，痰／33
- 歯・口・唇のトラブル／35

5　頭に関するトラブル……………………………………………36
- 頭痛／36
- 頭が重たい／37
- めまい／38

6　排尿・陰部に関するトラブル………………………………40
- 排尿トラブル／40
- 陰部のトラブル／41

7　筋肉・神経や関節のトラブル………………………………42
- 肩こり・肩の痛み／42
- 筋肉痛，打ち身・捻挫／43
- 腰痛・下肢痛／44
- 神経痛／45
- 関節痛／46
- むくみ／47
- しびれ／48

8　女性特有のトラブル……………………………………………49
- 月経異常／49
- 月経痛／49
- 血の道症（月経・出産・更年期に伴う不快な症状）／50

9　冷え・のぼせ……………………………………………………52
- 冷え性／52
- 手足の冷え／52
- 足腰の冷え／53
- のぼせ／53

10　子どものトラブル……………………………………………54
- 夜尿症／54
- 夜泣き／54
- 疳の虫／54

11 精神的なトラブル ……………………………………… 55
- いらいら／55
- 不安／55
- 不眠／56
- 抑鬱／57
- 動悸・息切れ／58

12 こんなときに ……………………………………… 59
- かぜ／59
- 二日酔い／60
- 暑気あたり／60
- 疲労倦怠／61
- 肥満／62
- こんなときにも／62

第3部 処方解説

安中散（あん ちゅう さん）	64
安中散加茯苓（あん ちゅう さん か ぶく りょう）	65
胃風湯（い ふう とう）	66
胃苓湯（い れい とう）	67
茵蔯蒿湯（いん ちん こう とう）	68
茵蔯五苓散（いん ちん ご れい さん）	69
温経湯（うん けい とう）	70
温清飲（うん せい いん）	71
温胆湯（うん たん とう）	72
越婢加朮湯（えっ ぴ か じゅつ とう）	73
延年半夏湯（えん ねん はん げ とう）	74
黄耆建中湯（おう ぎ けん ちゅう とう）	75
黄芩湯（おう ごん とう）	76
応鐘散（おう しょう さん）	77
黄連阿膠湯（おう れん あ きょう とう）	78
黄連解毒湯（おう れん げ どく とう）	79
黄連湯（おう れん とう）	80

乙字湯(おつじとう) ……………………………………………………… 81
藿香正気散(かっこうしょうきさん) …………………………………… 82
葛根黄連黄芩湯(かっこんおうれんおうごんとう) …………………… 83
葛根湯(かっこんとう) …………………………………………………… 84
葛根湯加川芎辛夷(かっこんとうかせんきゅうしんい) ……………… 86
加味温胆湯(かみうんたんとう) ………………………………………… 87
加味帰脾湯(かみきひとう) ……………………………………………… 88
加味逍遙散(かみしょうようさん) ……………………………………… 89
加味逍遙散加川芎地黄(かみしょうようさんかせんきゅうじおう) … 90
加味平胃散(かみへいいさん) …………………………………………… 91
乾姜人参半夏丸(かんきょうにんじんはんげがん) …………………… 92
甘草瀉心湯(かんぞうしゃしんとう) …………………………………… 93
甘草湯(かんぞうとう) …………………………………………………… 94
甘麦大棗湯(かんばくたいそうとう) …………………………………… 95
甘露飲(かんろいん) ……………………………………………………… 96
帰耆建中湯(きぎけんちゅうとう) ……………………………………… 97
桔梗石膏(ききょうせっこう) …………………………………………… 98
桔梗湯(ききょうとう) …………………………………………………… 99
帰脾湯(きひとう) ………………………………………………………… 100
芎帰膠艾湯(きゅうききょうがいとう) ………………………………… 101
芎帰調血飲第一加減(きゅうきちょうけついんだいいちかげん) …… 102
響声破笛丸(きょうせいはてきがん) …………………………………… 103
駆風解毒湯(くふうげどくとう) ………………………………………… 104
九味檳榔湯(くみびんろうとう) ………………………………………… 105
荊芥連翹湯(けいがいれんぎょうとう) ………………………………… 106
桂枝加黄耆湯(けいしかおうぎとう) …………………………………… 107
桂枝加葛根湯(けいしかっこんとう) …………………………………… 108
桂枝加芍薬大黄湯(けいしかしゃくやくだいおうとう) ……………… 109
桂枝加芍薬湯(けいしかしゃくやくとう) ……………………………… 110
桂枝加朮附湯(けいしかじゅつぶとう) ………………………………… 111
桂枝加竜骨牡蛎湯(けいしかりゅうこつぼれいとう) ………………… 112
桂枝加苓朮附湯(けいしかりょうじゅつぶとう) ……………………… 113
桂枝芍薬知母湯(けいししゃくやくちもとう) ………………………… 114
桂枝湯(けいしとう) ……………………………………………………… 115
桂枝人参湯(けいしにんじんとう) ……………………………………… 116

viii 目次

処方名	ページ
桂枝茯苓丸(けいしぶくりょうがん)	117
桂枝茯苓丸料加薏苡仁(けいしぶくりょうがんりょうかよくいにん)	118
荊防敗毒散(けいぼうはいどくさん)	119
桂麻各半湯(けいまかくはんとう)	120
甲字湯(こうじとう)	121
香砂養胃湯(こうしゃよういとう)	122
香砂六君子湯(こうしゃりっくんしとう)	123
香蘇散(こうそさん)	124
杞菊地黄丸(こぎくじおうがん)	125
五虎湯(ごことう)	126
牛膝散(ごしつさん)	127
五積散(ごしゃくさん)	128
牛車腎気丸(ごしゃじんきがん)	129
呉茱萸湯(ごしゅゆとう)	130
五物解毒散(ごもつげどくさん)	131
五淋散(ごりんさん)	132
五苓散(ごれいさん)	133
柴葛解肌湯(さいかつげきとう)	135
柴陥湯(さいかんとう)	136
柴胡加竜骨牡蛎湯(さいこりゅうこつぼれいとう)	137
柴胡桂枝乾姜湯(さいこけいしかんきょうとう)	138
柴胡桂枝湯(さいこけいしとう)	139
柴胡清肝湯(さいこせいかんとう)	140
柴胡疎肝湯(さいこそかんとう)	141
柴芍六君子湯(さいしゃくりっくんしとう)	142
柴朴湯(さいぼくとう)	143
柴苓湯(さいれいとう)	144
三黄散(さんおうさん)	145
三黄瀉心湯(さんおうしゃしんとう)	146
酸棗仁湯(さんそうにんとう)	147
三物黄芩湯(さんもつおうごんとう)	148
滋陰降火湯(じいんこうかとう)	149
滋陰至宝湯(じいんしほうとう)	150
四逆散(しぎゃくさん)	151
四逆湯(しぎゃくとう)	152

紫根牡蛎湯(しこんぼれいとう)	153
梔子柏皮湯(ししはくひとう)	154
滋腎通耳湯(じじんつうじとう)	155
滋腎明目湯(じじんめいもくとう)	156
七物降下湯(しちもつこうかとう)	157
柿蒂湯(していとう)	158
四物湯(しもつとう)	159
炙甘草湯(しゃかんぞうとう)	160
芍薬甘草湯(しゃくやくかんぞうとう)	161
芍薬甘草附子湯(しゃくやくかんぞうぶしとう)	162
十全大補湯(じゅうぜんたいほとう)	163
十味敗毒湯(じゅうみはいどくとう)	164
潤腸湯(じゅんちょうとう)	165
生姜瀉心湯(しょうきょうしゃしんとう)	166
小建中湯(しょうけんちゅうとう)	167
小柴胡湯(しょうさいことう)	168
小柴胡湯加桔梗石膏(しょうさいことうかききょうせっこう)	169
小青竜湯(しょうせいりゅうとう)	170
小青竜湯加杏仁石膏(しょうせいりゅうとうかきょうにんせっこう)	172
小青竜湯加石膏(しょうせいりゅうとうかせっこう)	173
小半夏加茯苓湯(しょうはんげかぶくりょうとう)	174
消風散(しょうふうさん)	175
升麻葛根湯(しょうまかっこんとう)	176
逍遙散(しょうようさん)	177
辛夷清肺湯(しんいせいはいとう)	178
秦芁防風湯(じんぎょうぼうふうとう)	179
参蘇飲(じんそいん)	180
神秘湯(しんぴとう)	181
真武湯(しんぶとう)	182
参苓白朮散(じんりょうびゃくじゅつさん)	183
清湿化痰湯(せいしつけたんとう)	184
清上蠲痛湯(せいじょうけんつうとう)	185
清上防風湯(せいじょうぼうふうとう)	186
清暑益気湯(せいしょえっきとう)	187
清心蓮子飲(せいしんれんしいん)	188

清肺湯(せいはいとう)	189
折衝飲(せっしょういん)	190
洗肝明目湯(せんかんめいもくとう)	191
川芎茶調散(せんきゅうちゃちょうさん)	192
千金内托散(せんきんないたくさん)	193
続命湯(ぞくめいとう)	194
疎経活血湯(そけいかっけつとう)	195
蘇子降気湯(そしこうきとう)	196
大黄甘草湯(だいおうかんぞうとう)	197
大黄牡丹皮湯(だいおうぼたんぴとう)	198
大建中湯(だいけんちゅうとう)	199
大柴胡湯(だいさいことう)	200
大柴胡湯去大黄(だいさいことうきょだいおう)	201
大防風湯(だいぼうふうとう)	202
沢瀉湯(たくしゃとう)	203
竹茹温胆湯(ちくじょうんたんとう)	204
竹葉石膏湯(ちくようせっことう)	205
治打撲一方(ぢだぼくいっぽう)	206
治頭瘡一方(ぢづそういっぽう)	207
知柏地黄丸(ちばくじおうがん)	208
調胃承気湯(ちょういじょうきとう)	209
釣藤散(ちょうとうさん)	210
猪苓湯(ちょれいとう)	211
猪苓湯合四物湯(ちょれいとうごうしもつとう)	212
通導散(つうどうさん)	213
桃核承気湯(とうかくじょうきとう)	214
当帰飲子(とうきいんし)	215
当帰建中湯(とうきけんちゅうとう)	216
当帰四逆加呉茱萸生姜湯(とうきしぎゃくかごしゅゆしょうきょうとう)	217
当帰四逆湯(とうきしぎゃくとう)	218
当帰芍薬散(とうきしゃくやくさん)	219
当帰芍薬散加人参(とうきしゃくやくさんかにんじん)	221
独活葛根湯(どっかつかっこんとう)	222
独活湯(どっかつとう)	223
二朮湯(にじゅつとう)	224

二陳湯(にちんとう) ··· 225
女神散(にょしんさん) ··· 226
人参湯(にんじんとう) ··· 227
人参養栄湯(にんじんようえいとう) ·· 228
排膿散(はいのうさん) ··· 229
排膿散及湯(はいのうさんきゅうとう) ··· 230
排膿湯(はいのうとう) ··· 231
麦門冬湯(ばくもんどうとう) ··· 232
八味地黄丸(はちみじおうがん) ·· 233
半夏厚朴湯(はんげこうぼくとう) ··· 235
半夏瀉心湯(はんげしゃしんとう) ··· 236
半夏白朮天麻湯(はんげびゃくじゅつてんまとう) ·························· 237
白虎加桂枝湯(びゃっこかけいしとう) ··· 238
白虎加人参湯(びゃっこかにんじんとう) ······································ 239
茯苓飲(ぶくりょういん) ·· 240
茯苓沢瀉湯(ぶくりょうたくしゃとう) ··· 241
附子理中湯(ぶしりちゅうとう) ·· 242
分消湯(ぶんしょうとう) ·· 243
平胃散(へいいさん) ·· 244
防已黄耆湯(ぼういおうぎとう) ·· 245
防風通聖散(ぼうふうつうしょうさん) ··· 246
補気建中湯(ほきけんちゅうとう) ··· 248
補中益気湯(ほちゅうえっきとう) ··· 249
補陽還五湯(ほようかんごとう) ·· 251
麻黄湯(まおうとう) ·· 252
麻黄附子細辛湯(まおうぶしさいしんとう) ··································· 253
麻杏甘石湯(まきょうかんせきとう) ·· 254
麻杏薏甘湯(まきょうよくかんとう) ·· 255
麻子仁丸(ましにんがん) ·· 256
味麦地黄丸(みばくじおうがん) ·· 257
木防已湯(もくぼういとう) ··· 258
薏苡仁湯(よくいにんとう) ··· 259
抑肝散(よくかんさん) ··· 260
抑肝散加芍薬黄連(よくかんさんかしゃくやくおうれん) ················· 261
抑肝散加陳皮半夏(よくかんさんかちんぴはんげ) ·························· 262

六君子湯(りっくんしとう)	263
立効散(りっこうさん)	264
竜胆瀉肝湯(りゅうたんしゃかんとう)	265
苓甘姜味辛夏仁湯(りょうかんきょうみしんげにんとう)	266
苓姜朮甘湯(りょうきょうじゅつかんとう)	267
苓桂甘棗湯(りょうけいかんそうとう)	268
苓桂朮甘湯(りょうけいじゅつかんとう)	269
苓桂味甘湯(りょうけいみかんとう)	270
連珠飲(れんじゅいん)	271
六味丸(ろくみがん)	272

おわりに ……………………………………………………………………………… 273

漢方薬コラム

- 漢方薬に飲み合わせはあるのですか？ …………………………………………… 21
- 薬局で買う漢方薬と病院でもらう漢方薬の違いは？ …………………………… 34
- 添付文書の効能効果に書かれていない使い方ができますか？ ………………… 39
- 漢方薬に塗り薬はありますか？ …………………………………………………… 48

● 本書の使い方 ●

　本書には薬局で購入できるOTC医薬品のうち，内服用の漢方202処方を収載していますが，漢方薬として販売されているすべての処方を網羅しているわけではないことをお断りしておきます。採用した基準は，厚生労働省医薬食品局から出された「一般用漢方製剤承認基準」（平成24年8月30日）に掲載されているものとしています。軟膏剤も販売されていますが，これは本文中にコラムで解説しています。

本書の構成

　「漢方解説編」，「トリアージ編」，「処方解説編」の3部で構成されています。

◆ トリアージ編

　「トリアージ」とはフランス語で選別などを意味していて，大災害が起こって多くの負傷者が出た場合の患者の緊急度を選別するという意味でよく利用されます。本書では，緊急度ではなく，その状態に適応できる，「できるだけ近い漢方処方を選ぶ」という意味でこの言葉を利用しています。
　「トリアージ編」は，現在の症状から簡単に適切な漢方薬にたどり着くためのツールですので，これだけでは決定せず，必ず「処方解説編」（以下，本文といいます）を読んで自分に合っているかどうかを判断してください。
　使い方は至って簡単で，まず目次の中から最も気になる症状を探します。症状は主に部位や患者背景別に12種類の「利用目標」に分けてあり，その中に細かく症状や状態が示されていますので，最も適応しそうなものを探してください。質問はまず冒頭の **START** から始め，その後の指示に従って進んでいきます。最後に処方名にたどり着きますので，該当する処方の本文をまず見てみましょう。処方名が複数ある場合は，適応しそうな人の特徴が記載されていますので参考にしてください。あくまで参考ですので，必ず本文を読み比べてみてください。処方名の前に■が付いているものは，その上にある処方を少し変えたもので利用の仕方がよく似ていますが，微妙に特徴が違っていますので，詳しくは本文を参照してください。

自分に合う処方が見つからないとき

　たどり着いた処方の本文を読んでも，どうも自分に合っていないのではないかと思われるときは，近くのオレンジ色の文字で書かれた処方の本文を見てみましょう。オレンジ色で書かれた処方は決め手がないときに，一般的にその症状に利用される処方ですので「的中」まではしなくても，大きく外れていない可能性があります。それでもなお，自分に合っていないと思われるときは，さらに遠くのオレンジで書かれた処方を見てみてください。いろいろ見てみたけれど，どれも合いそうにないという場合は，気になる症状として違うものを選択してもう一度探してみます。それでも見つからないときは，その症状に適応する漢方薬が売られていない可能性がありますので，一度，医師か薬剤師に相談してみましょう（このトリアージではうまく見つからない可能性があります）。

合う処方はあったのに入手が難しい場合

　漢方薬はたくさん売られているようですが，決してすべてがすぐに手に入るわけではありませ

んし，場合によっては取り寄せないといけないこともあります。とても面倒だという場合は，選んだ処方の近くにある処方の本文を見てみましょう。それが合わないようでしたら近くにあるオレンジ色で書かれた処方の本文を見てください。そこで合いそうなものが見つかれば利用してみます。なければ面倒ですが，購入できるところを探してみる必要があります（商品の購入については後述します）。

　もし，「トリアージ編」に自分の気になる症状がない場合は漢方薬での治療が難しい病気かもしれませんので，一度，医師か薬剤師に相談してみてください。
　薬局で購入して漢方薬を利用することは，あくまで自己責任で行っていただくものです。利用するうえでは，必ず以下の点に注意することを忘れないでください。
- 軽い症状だと思っていても，とても重大な病気が隠れている可能性があります。気になるときは必ず医師の診断を受けてください。
- 漢方薬で症状が軽くなったことで，かえって隠れている重大な病気の存在に気づかない可能性があります。
- 漢方薬では治らない病気である可能性があります。
- 医師の治療を受けているときは，必ず主治医に相談してから利用してください。

❖処方解説編

処方名：漢方処方は50音順に並べています。
アイコン：カラダのアイコンは各処方に適用される「体力」を表しています。

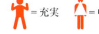＝充実　＝中程度以上　＝中程度　＝中程度以下　＝虚弱　＝無関係

　体力が無関係なものもありますが，漢方薬の利用の目安として体力は重要です。体力が「中程度以下」，「虚弱」というのは，ぐったりして脱力感がある，カラダが冷えている，血色がよくない，皮膚がカサカサで髪の毛の色つやがない，下痢をしている，食欲がない，疲れて寝ていたいなどの症状がある場合をいいます。すべてではなくても，これらのうちいずれかが当てはまれば体力がない状態といえます。
　一方，体力が「充実」，「中程度以上」というのは，食欲は十分にある，高熱が出て赤い顔をしている，便秘気味などのいずれかの症状がみられるときをいいます。「充実」のときに利用する漢方薬を「虚弱」な人に利用すると効果がないだけでなく，病気を悪化させる可能性もあります。また，「虚弱」の人に利用するものを「充実」している人に使っても効かない可能性があります。ここでは，特に「充実・虚弱」のときに利用する漢方薬は注意が必要ということを覚えておいてください。それ以外のものについては本文中に注意点が書かれていますので，よく読んでください。
　医 は，医療用漢方製剤（医師の処方箋があれば保険が適用できる処方）のあることを示しています。
　甘 は甘草が含まれていることを，麻 は麻黄が含まれていることを示しています。それぞれ副作用の出やすい生薬ですので，注意する必要があります（具体的な副作用については「漢方解説編」に記載しています）。

本文：処方名の下は，各処方の効能・効果を示しています。効能・効果を示す文章は商品によって少しずつ異なっていることがありますが，ここでは代表的な文章を挙げています（『新・一般用漢方処方の手引き』より抜粋・一部改変）。細字で書かれている部分が適応する人の条件，太字で書かれている部分が利用できる疾患です。ただし，適応の条件は全部当てはまらないといけないわけではありません。どうしても外せない条件はありますが，それは本文中に書かれています。利用できる疾患も代表的なもので，他にも利用できる可能性があります。逆に，ここに書かれている疾患でも，条件に合わないと効果が期待できない可能性もあります。

〇×欄：使える症状・状態と使えない症状や人を挙げています。×の欄ではそのような場合に何を使えばよいのかという処方例を挙げています（ないものもあります）。あくまで，一例ですので必ず本文を読んでから利用するようにしてください。

処方のしくみ：この処方に含まれる生薬名（製品によって異なっている生薬はかっこ書きにしています）と，それがこの処方でどのように働いているかを解説しています。漢方医学の理論を基に解説していますので，詳しくは「漢方解説編」の中にある「漢方の治療原理」をご覧ください。

利用のしかた：処方利用のポイントが書かれています。添付文書に書かれていないような利用法も紹介しています。また，どのような人に適応があるかということについてさらに詳しく解説していますので，この欄をよく読んでから利用するようにしてください。

注意すること：利用上の注意点が書かれていますので，必ず読んでから利用してください。類似した処方の紹介や，使えない人へのアドバイスなども記載しています。

製品欄：現在（平成29年1月），薬局やインターネット上で販売されている代表的な製品について紹介しています。製品名とメーカー名が記載されていて，各メーカー名の後ろにある丸数字は年齢の制限を表しています（例：⑤は5歳以上で利用可能という意味）。数字の書かれていないものまたは「0」は基本的な年齢制限のない（ただし3カ月未満の乳児には使えません）製剤で，※が書かれているものは成人（15歳以上）にのみ利用が可能，または年齢制限の記載がない製品を示しています。処方によってはとても製品の多いものがありますが，その場合はよく似た名称の製品はひとまとめにしてオレンジ色の文字で記載しています（例：『安中散料Aエキス細粒』，『「クラシエ」漢方安中散料エキス顆粒S』などは『安中散料エキス』としてまとめています）。なお，製品とメーカーの名称は誤解のない程度に省略をしています（メーカーの略称は一覧をご覧ください）。製品は剤型別に書かれていますが，剤型によって効能や効果にどのような違いがあるのかはよくわかっていません。ただ，剤型ごとに次のような特徴がありますので，自分が使いやすいものを利用してみましょう。

散剤

　粉薬ですが，エキスを顆粒状にしたものや生薬原料をそのまま粉にしたものも含まれています。エキスと書かれているものは生薬を抽出したものに乳糖やその他の賦型剤（製剤にするときに使う混ぜ物）を入れて顆粒や粉末にしたものです。エキスと書かれていないものもこのような作り方をしているものがほとんどです。エキス製剤は安定性が高く，コンパクトで飲みやすいという利点があるため，多くの製剤がこの剤型で売られています。顆粒剤は粒が大きいので飲みやすくなっています。

　一方，生薬をそのまま粉にしたものには のアイコンを付けてあります。本来，漢方薬で「～散」という名前の処方は生薬を粉にしたものを指していましたので，そういう意味では本来の形に近い剤型ということができます。ただ，生薬をそのまま製剤にしたものは味も舌触りもエキス製剤とはかなり異なっていますし，お湯などに溶かすことができないので飲みにくい場合も

あります。製剤で「〜散料」と書かれているのは，本来「〜散」だったものを煎じたという意味です。製品によってはエキスと生薬の粉末を両方混ぜているものがあります。これには💧のアイコンを付けていますが，エキス剤と本来の散剤の両方の特徴を持っている製剤で，比較的飲みやすく工夫されているものが多いようです。散剤には1回分ずつ分けて包装されている「分包」と，分けられておらず1回分ずつスプーンで計り取るものがあります。計り取りをする製品には🥄のアイコンを付けています。分包品でないものは開けたら湿気などが入らないようにきっちりとフタをしておくことが重要です。また，分包品も一度開けたものは一両日内に服用しましょう。

錠剤，丸剤，カプセル剤

漢方薬の味が苦手だったり粉は飲みにくいという人のために，錠剤やカプセル剤が開発されています。エキスにして錠剤にしているものや生薬の粉を錠剤にしているもの，その両方の混ざったものがありますが，それぞれ「散剤」と同じアイコンで示しています。また，丸剤というものもあって，これは「〜丸」という名前の処方の本来の形です。処方によって作り方は異なりますが，基本的には生薬を粉にして，それに蜂蜜などの賦型剤を混ぜ，練って丸めたものです。これにも🍬のアイコンを付けています。ただし，エキスを丸剤にしたものもありますが，これにはアイコンを付けていません。エキス剤のない昔は携帯に便利だった丸剤ですが，1回分の服用個数が多いことや，作製に手間が掛かるため，現代ではあまり利用されなくなりました。効き方は錠剤などと変わりないのですが，じっくりと効かせる薬には丸剤が多いようです。

液 剤

処方によっては飲みやすいドリンク剤になっているものがあります。製造法はさまざまですが，基本的には煎じたものに飲みやすいような味を付けていますので，散剤などが飲みにくい場合には利用してみるとよいでしょう。ただし，栓を開けたら飲みきってしまうようにしましょう（開栓後の保管はやめましょう）。また，沈殿物がありますのでよく振ってから飲んでください。

湯 薬

いわゆる「煎じ薬」です。作る面倒さや持ち歩きができないという点で不便さはあるのですが，「〜湯」や「〜飲」と呼ばれる処方の本来の剤型です。1日分の刻んだ生薬をつめた袋で売られています。煎じ方は，その袋をそのままマイコン煎じ器や鍋，土瓶などに入れて水を500cc加え，中火で沸騰させてとろ火で約40分から1時間煎じます。注意することとして，必ず水から煎じるということ，銅鍋や鉄鍋は使わないこと（アルミやホーローは大丈夫です），煎じ上がったらすぐに生薬を取り出すこと（入れておくと成分が戻ってしまいます）などです。なお，1日分を一度に煎じますので残った分は必ず冷蔵庫などに入れて保管するようにしてください。

製品の購入：薬局で店頭に売っているものはすぐにでも購入できますが，店頭にないものについては薬局に相談してください。ただし，商品によっては取り寄せのできるものとできないものがあります。取り寄せのできない商品でも他の薬局から取り寄せることができることがあります。どこの薬局で扱っているかなど，詳しくはメーカーのホームページをご覧いただき，直接メーカーにお尋ねください。インターネットを利用して購入するのも1つの方法でしょう。

◆ 本書で掲載した製薬企業略称一覧 （五十音順）

アスゲン（アスゲン製薬）
池田屋（池田屋安兵衛商店）
イスクラ（イスクラ産業）
一元（一元製薬）
一心堂（一心堂漢方）
井藤（井藤漢方製薬）
ウチダ（ウチダ和漢薬）
宇津（宇津救命丸製薬）
大草（大草薬品）
大杉（大杉製薬）
太田（太田胃散）
大峰堂（大峰堂薬品工業）
OJAS（OJAS PHARMA）
カイゲン（カイゲンファーマ）
カシマ（カシマ薬品商事）
北日本（北日本製薬）
救心（救心製薬）
協同（協同薬品工業）
金陽（金陽製薬）
薬日本堂
クラシエ（クラシエ薬品）
廣貫堂
皇漢堂（皇漢堂製薬）
興和
小太郎（小太郎漢方製薬）
小林（小林製薬）
剤盛堂（剤盛堂薬品）
阪本（阪本漢法製薬）
佐藤（佐藤製薬）
サラヤ
三宝（三宝製薬）
三和（三和生薬）

ジェーピーエス（ジェーピーエス製薬）
塩野義（塩野義製薬）
滋賀県（滋賀県製薬）
新生（新生薬品工業）
伸和（伸和製薬）
角野（角野製薬所）
ゼネル（ゼネル薬品工業）
全薬（全薬工業）
第一三共
　　　（第一三共ヘルスケア）
第一薬品（第一薬品工業）
大協（大協薬品工業）
大晃（大晃生薬）
太虎（太虎精堂製薬）
大正（大正製薬）
大生堂（大生堂薬品工業）
タキザワ（タキザワ漢方廠）
武田（武田薬品工業）
田尻（田尻300年製薬）
建林（建林松鶴堂）
田村（田村薬品工業）
中京（中京医薬品）
中新（中新薬業）
ツムラ
帝國（帝國漢方製薬）
東洋漢方（東洋漢方製薬）
東洋（東洋薬行）
栃本（栃本天海堂）
二反田（二反田薬品工業）
日水（日水製薬）
日邦（日邦薬品工業）

日本臓（日本臓器製薬）
日本薬（日本薬剤）
寧薬（寧薬化学工業）
ノーエチ（ノーエチ薬品）
原沢（原沢製薬工業）
日野（日野薬品工業）
本草（本草製薬）
増田（増田製薬）
松浦（松浦薬業）
萬金（萬金薬品工業）
三星（三星製薬）
明治（明治薬品）
森下（森下仁丹）
薬王（薬王製薬）
八ツ目（八ツ目製薬）
山本（山本漢方製薬）
ライオン
ロート（ロート製薬）
和漢薬（和漢薬研究所）
湧永（湧永製薬）

第1部
漢方解説
漢方薬とはどういうクスリか
―使い方と原理,注意すること―

西洋薬とは違う使い方

　クスリが病気を治療するしくみにはいくつかあります。具体的には①悪くなっているところ（患部）に直接作用して治療するもの，②患部には直接働かず，その病気の原因となっているところに働いて治療するもの，③特定の場所に働くのではなく，カラダ全体に働いてカラダ自体が持っている治癒能力（自然治癒力）を高めたり引き出したりして病気を治療するもの―に分けることができます。西洋薬（漢方薬に対して，それ以外のクスリをこう呼ぶことにします）は，主に①と②の働きで治療しています。例えば，制酸剤（中和剤）と呼ばれる胃薬は出過ぎた胃酸を直接中和して胸やけや胃の痛みを抑えていますので①の働きで治療しています。また，H_2ブロッカーという種類の胃薬は胃酸を分泌させるヒスタミンという物質が働かないようにしています。これは直接胃酸を抑えつけるのではなく，胃酸分泌の原因となる物質を抑えていますので②の働きで治療しているといえます。働き方は違いますが，どちらも胃薬としてどんな人にでも適応できます。一方，漢方薬は主に③と②の働きで治療していると考えられています。原因となるところに作用するだけでなく，根本的なカラダ全体の働きを改善しようとしていますので，西洋薬とはかなり違う使い方をする必要があるクスリなのです。

　西洋薬を利用するためには「病名」が必要です。それに応じてクスリがあるわけです。ですから，頭痛に胃薬を使うことはありません。逆に，胃薬はどんな人にでも胃薬として働きます。しかし，漢方はそうではありません。病名ではなくカラダから「どのように」力を引き出せばよいかということを考える必要があります。一見，難しいように思いますが，先人たちはその方法を長い歴史の中から見つけてきました。例えば，胃の痛みでも，疲労やストレスでカラダが疲れて下痢気味のときには人参や白朮を利用した六君子湯が，あまり虚弱ではなくおなかが冷えるが吐き気はあまりなく，胃が強く痛むときには桂皮や茴香を利用した安中散が有効であることがわかっています。このように，漢方薬は同じ「胃痛」といってもそれ以外の症状によって使い分けていく必要があります。ですから，漢方薬の場合は「病名」ではなく，その人の「状態」によってクスリを選択しなければならないのです。

　もう1つ，漢方薬には大きな特徴があります。これは，多くの漢方薬がある特定の疾患だけではなく，同時にさまざまなところに影響（よい影響です）を与えます。例えば，胃痛に使う六君子湯は下痢にも吐き気などにも利用できますし，便秘や気分の沈みにも利用できることがあります。なぜ，こんなにさまざまなことに利

用できるのでしょうか。それは，これらすべての状態が，カラダが本来持っている「ある働き」の不調から来ていると考えるためです。例えば六君子湯の場合，食べ物から私たちのエネルギー（「気」と呼びます）を作る機能が悪くなったために胃痛や下痢などのようなさまざまな症状が出ていると考えています。西洋医学的にこの働きを説明するのは難しくよくわかっていません。ですから，西洋薬にはそのようなクスリがないわけです。西洋薬が表面に出てきた雑草の「芽」を抜くものと考えたら，漢方薬はその雑草の「根っこ」を引き抜く働きをしていると考えるとわかりやすいかもしれません。この特徴を利用すると西洋薬では対処ができない症状にも使うことができます。例えば，冷えやのぼせ，イライラといった症状に有効な西洋薬はありません。それは，症状としてはあるのですが，病気として「芽」が出ていないからです。しかし，必ず「根っこ」はありますので，漢方薬で治すことができるわけです。

漢方薬の特徴

　では，漢方薬を正しく使うためには漢方医学をきちんと勉強しないといけないのでしょうか。そんなことは決してありません。もし，そんなに使い方の難しいクスリならば薬局では売っていないはずです。実は，ある簡単なことを身につければ漢方薬をとても有効に利用することができます。まずは，以下の特徴を理解してください。

1. 漢方薬の効き方にはマイルドなものと切れ味のよいものがあります。
2. マイルドなものは比較的長く飲む傾向があり，切れ味のよいものは飲むタイミングが大切で，短い期間で治療します。
3. カラダの状態は時間とともに変わることがあるので，それに応じて漢方薬は変えていく必要があります。

以下にそれぞれの特徴と関係した使い方について説明します

1．漢方薬の効き方

　漢方薬の効き方は西洋薬のように飲んで「あ，効いた！」と思えるものと「え，効いているの？」と思うものがあります。すぐに効いたとわかる漢方は切れ味のよい漢方薬なのですが，照準の合った処方を選んで使わないと症状を悪化させたり，別の症状を引き起こす可能性があります。漢方薬には副作用がないと思っている方が多いのですが，決してそうではなく，使い方を誤ると，当然，副作用が出てきま

す．特に切れ味のよい漢方薬は使い方に十分気をつける必要があります．

　一方，マイルドな漢方薬は飲んでもすぐにはよくわからないことが多いのですが，数週間後に「あ，効いてる」と思えるようになります．ただ，切れ味のよい漢方薬とは異なり，多少ピントのずれた処方でも効いているようなことがあります．もちろん，できる限り照準の合った処方の方が効果が高いのはいうまでもありません．では，どのようにすれば「照準の合った」処方を探すことができるのでしょうか．そのためには，クスリの添付文書を見てみる必要があります．例えば，『ガスター10』という胃薬の添付文書には効能効果として「胃痛，もたれ，胸やけ，むかつき」と書かれています．これを見れば胃痛に使うとよいということがよくわかります．しかし，漢方薬は少しわかりにくい書き方がされています．例えば，六君子湯の添付文書には「体力中等度以下で，胃腸が弱く，食欲がなく，みぞおちがつかえ，疲れやすく，貧血性で手足が冷えやすいものの次の諸症：胃炎，胃腸虚弱，胃下垂，消化不良，食欲不振，胃痛，嘔吐」と書かれていて，単に胃痛がするときに使ってよいのかどうか迷ってしまいます．この文書をよく読むと，前半の「体力が中程度以下で…次の諸症」というところが，このクスリを使うための条件ということがわかります．ただ，これが全部適応する人はそうそういないと思います．では，どのような人に使えばいいのか，どの条件が最も大切なのかということを考える必要があります．そんなときに，本書の「トリアージ編」を利用すると，最も気になる症状からいろいろな条件に YES，NO で答えていけば，自然と最も合う可能性の高い漢方薬を選べるようになっています．

2．服用のタイミング，期間

　特に切れ味のよい処方は，飲むタイミングを間違うと効かなくなる可能性があります．最もわかりやすいのは頓服（症状が出たときに服用すること）で利用するような漢方薬です．添付文書には「1日3回」などと書かれていても，すぐに利用しないといけないものがあります．例えば，嘔吐，下痢，こむら返りなど，今すぐ効いてほしい症状にはすぐに飲む必要があります．このような処方は早いもので十数分，遅くても2時間以内には効果が出るはずです．もし，何も変化がないようでしたらクスリが間違っています．しばらくしても症状が続く場合は，少し時間をおいてから別の漢方薬を飲んでみて様子を見ます．ここで注意したいのは，西洋薬の場合，すぐに効かなかったからといって薬を飲み直してはいけません．効かない場合は医師か薬剤師に相談してみる必要があります．いろいろなクスリを闇雲に次々と

飲むのは決してお勧めできません。副作用が強くなる恐れがあるからです。一方，漢方薬は効かないときには別の処方に変えてみるのも一つの方法です。副作用は決してないわけではないのですが，1回の服用で強い副作用が出ることはほとんどないからです。また，別の漢方薬を同時に服用したところで副作用が強くなることも，あまりありません（ただし，基本的には1種類の服用が望ましく，後ほど説明する甘草や附子の副作用には注意する必要があります）。

3. 時間とともに変わる処方

　漢方では，ほとんどの病気は時々刻々と変化すると考えています。その速度は違うのですが，毎日のように変化することもあれば，もっと長い時間をかけて変化することもあります。クスリを使って治っていけば，これも変化の一つとなります。ですので，漢方薬はずっと同じ薬を使うのではなく，その時々に応じた処方を使う必要があります。とても早く変化するものに「かぜ」があります。ひきはじめは頭が痛くて強い悪寒がして，発熱や咳があります。このときにはまだ食欲はあるのですが，数日経つと吐き気や腹痛がしてくることがあります。また，人によっては便秘になったりその他さまざまな症状に変化していきます。漢方薬はその時々に合ったものを使わないと効果がありません。もちろん，長期間変化のない病気（慢性疾患や老化に伴うものなど）もあります。ですので，漢方薬にはずっと続けてよいものと，変えていかなければならないものがあることを理解してください。

漢方薬を利用するうえでの注意点

　わが国では200以上の処方の漢方薬が売られています。そして，とても幅広い適応が漢方薬にはあります。西洋薬で十分治らないものでも漢方薬でスッキリと改善することもあります。そして，なによりカラダに優しいクスリですので，強い副作用はあまりみられません。このように，漢方薬はとても素晴らしいクスリなのですが，これも「正しく利用」することが条件です。わからないときは薬局の薬剤師や登録販売者に尋ねてみましょう。ここでは，一般的な注意点をいくつか挙げておきますので，必ず読んでください。

1. 漢方薬の飲み方

　漢方薬には飲むタイミングが重要だということは述べました。では，他に何に気

をつければよいのでしょうか。まず，飲む時間ですが，基本的に空腹時に飲むことになっています。しかし，頓服で用いる漢方薬はそのようなことは言っていられませんので，症状のあるときに飲みます。それ以外のものに関しては，食前1～2時間くらい，または食間（食後3時間くらい）に服用するのが効果的と言われています。しかし，食前に飲み忘れていても食後に気がつけば飲んでも構いません。飲む方法ですが，エキス剤の飲み方は基本的にお湯に溶かして飲みます。しかし，飲みにくい場合はそのまま水やお湯で飲むとよいでしょう。エキス剤をお湯に入れても完全には溶けませんので，最後まで飲み残しがないように気をつけましょう。一方，生薬を粉にしたもの（製品に✎を付けたもの）はお湯にはほとんど溶けませんので，そのまま水かお湯で飲んでください。飲みにくい場合は少し工夫をする必要があります。例えば，吐き気が強いときには一気に飲むと吐いてしまいますので，お湯に溶かさず冷たい水で少しずつ飲むようにします。飲み方の注意については本文中に記載していますので参考にしてください。

2. 漢方薬の副作用について

　漢方薬はカラダに優しい副作用の少ないクスリです。しかし，クスリである限り必ず何らかの思わしくない作用が出てくる可能性があります。必ず，添付文書をよく読んでください。漢方薬を飲みはじめてから，カラダの調子がかえって悪くなった，眠れない，胃もたれがする，湿疹や蕁麻疹が出るようになったなど，思ったこととは違う作用が出てきたときにはまずは中止してください。そして，医師や薬剤師に尋ねてみましょう。ただ，理解していただきたいことは，飲めば必ず副作用が出るわけではありません。むしろ，飲んで治す方が大事なこともあります。漢方薬の副作用についてはまだよくわかっていないことが多いのですが，含まれていると注意する必要のある生薬がいくつかありますので以下に紹介します。

　◆**甘草**（かんぞう）：比較的長い期間飲んでいて，手足がだるい，しびれる，つっぱる，こわばるといった症状に加えて脱力感や筋肉痛が現れて徐々に強くなるのは甘草の副作用（添付文書には「偽アルドステロン症」，「ミオパチー」と記載されています）の恐れがあります。また，もともと血圧が高い，むくみがある，心臓や腎臓に重篤な疾患がある方は購入前に必ず薬剤師に相談してください。ただ，漢方薬の7割以上の処方にこの甘草は入っています。甘草を含むすべての処方でこの症状が出るわけではなく，個人差もかなりあります。甘草が比較的多く含まれている処方には気をつけましょう（1日量で甘草が2.5 g以上）。症状の

出たときには一旦服用を中止して，医師や薬剤師に相談してみましょう。本書では甘草の含まれている処方に甘アイコンを付けています。

- ◆麻黄：胃もたれや食欲減退，不眠や動悸などがみられることがあります。高齢者は特に気をつけましょう。もともと不整脈や心疾患，高血圧，前立腺肥大がある人は購入前に薬剤師に相談してください。また，汗がダラダラと出ているような人は基本的に麻黄を含有する処方の適応ではありません。本書では麻黄の含まれている処方に麻アイコンを付けています（麻黄は麻薬とは全く関係ありませんので，注意してください）。
- ◆当帰，地黄：胃が丈夫でない人は胃もたれがしたり食欲不振になることがあります。特に胃に問題が生じているわけではないので，食後に服用すると気にならないこともあります。処方によっては，当帰や地黄が含有されていてもこのような副作用がみられないこともあります。
- ◆附子：口の渇きやしびれ，動悸，のぼせ，ほてりなどがみられることがあります。特に，湯薬（煎じ薬）を作るときにはしっかりと煮出します（できれば1時間程度）。一般に附子を含む処方は，小児に適応されることがほとんどありません。
- ◆遠志：副作用ではありませんが，糖尿病の検査値（1,5-AG：1,5-アンヒドログルシトール）に影響を与える可能性がありますので，検査をするときには注意してください。

3．子どもへの利用について

　同じ処方でも製品によって子どもに適応のあるものとないものがあります。本書では製品欄に適応の下限年齢を示しています。ただし，年齢の下限が記載されていないものでも，基本的には3カ月未満の乳児に服用させないようにします（漢方薬など市販のクスリではなく，医師の診察が望ましいためです）。錠剤やカプセル剤，丸薬は子どもの場合，気管に入れてしまう可能性もありますので注意が必要です。シロップや液剤は甘くて飲みやすくしてありますので，子どもにも使いやすいのですが，薄めたり，他のジュース類と混ぜたりすると突然苦味が強くなってしまう場合がありますので，そのまま飲むようにしましょう。子どもにあまり適応されない処方として附子の入っているものがあります。

4. 妊婦や授乳婦への利用について

　これまで副作用や危険性などについて十分に研究されていないことから，添付文書上はほとんどの処方に「妊婦または妊娠していると思われる人は医師，薬剤師または登録販売者に相談」するよう指示されています。この指示のないものについては妊婦にも安心して利用できます（当帰芍薬散や小半夏加茯苓湯，半夏厚朴湯などの一部製品）。しかし，指示されていたとしても利用できる可能性はありますので，購入前に薬剤師に相談してください。授乳婦に関しては大黄が母乳中に移行する可能性があるので服用が禁止になっています。どうしても服用の必要がある場合は，購入前に薬剤師に相談してください。

5. 長期服用について

　漢方薬は体質改善にも役立つことがあります。例えば，処方によっては長期に利用することでアレルギー体質や虚弱体質などの体質改善に使うことが可能です。ただし，長期の利用については医師や薬剤師とよく相談してください。勝手な考えで同じ漢方薬を何カ月も使い続けるのはよくありません。副作用も出やすくなりますし，効果があるとも限らないからです。治療のために用いる漢方薬は長くても1カ月程度の利用で，それまでに症状が改善したら服用を止めるのが基本です。

6. 2種類以上の漢方薬を同時に服用する

　2種類以上の漢方薬を同時に服用しても特に大きな問題が生じることは少ないのですが，効き方が変わったり，副作用が出やすくなったりします（特に甘草や附子の量が増えてしまうことがあります）。基本的に漢方薬は1種類でさまざまな症状を治療してくれるものですので，2種類以上の漢方薬を同時に服用するのは控えます。医師から漢方薬を既に処方されている場合は，市販の漢方薬を飲んでよいかどうかを主治医に確認してください。

7. 自分で煎じ薬を作りたい

　漢方薬の材料である生薬は薬局でも購入することができます。ですから，正しい知識と方法で行えば一から自分で漢方薬を作ることも可能です。ただし，量を間違えると危険な生薬もありますので，作るときには必ず薬剤師に相談してください。

処方のしくみについて

　漢方薬は西洋薬と違って長年の経験から導き出された医薬品ですので，科学的な研究はまだまだ始まったばかりです。どのような成分がカラダのどこに，どのように効いているのかは未だによくわかっていません。ですので，利用するうえで根拠となる独特の理論が長い歴史の中で作られていきました。これは，現代医学とは全く異なる（よく似ているところもありますが）考えなので，「漢方理論」として特別な理論が作り上げられてきました。この理論から漢方の働きがわかってきます。とは言え，この理論自体は漢方薬の働きを説明するために「都合よく」作られたものですので，決して真理があるわけではありません。ここが，化学や物理の理論と異なるところです。漢方薬を勉強してみたい…と考える方がすぐにぶつかるのがこの漢方理論です。しかし，なんとなく難解で，漢字ばかり出てきてすぐにいやになってしまいます。知っておかなければ漢方薬が利用できないことは決してありませんので，あまり近寄る必要がないのも事実です。しかし，漢方薬がどのように働いているかを知っておくと，さらに自分での漢方薬選びに幅が出ます。なぜ，この漢方薬はこの症状に使うのか，また，なぜこのような人にこの漢方薬が使えないのかなどが少し見えてくるかもしれません。

　本書はまずは漢方を使っていただくことを中心に考えて書かれていますので，あまり詳しい解説はしていません。そこで，本文の「処方のしくみ」に，少しだけ「なるほど」と思える程度の解説を入れました。もし，興味が出てさらに知りたいと思った方は，拙著『生薬の働きから読み解く　図解　漢方処方のトリセツ』（じほう）をぜひ読んでみてください。保険診療で利用できる148種類の漢方処方について解説したもので，より専門家向けに作られた本なので少し難しいのですが，さらに詳しく漢方理論と処方のしくみについて解説しています。

漢方薬の治療原理

　最初の方にも書きましたが，漢方薬は「自分の力で治す」ことをサポートするクスリです。では，どのようにしているのでしょうか。漢方では病気を「カラダのバランスの崩れ」と考えます。これを治すために漢方薬を構成しているさまざまな生薬が活躍します。この崩れ方は状況によって，人によって違うので，症状は同じでも異なる漢方薬を利用することになるわけです。では，何がどのように崩れると病

気になるのでしょうか。

1．病気は気・血・水のバランスの崩れ

　私たちのカラダは気・血・水の３つの要素から成り立っていると漢方では考えます。西洋医学とは全く異なる考え方です。

- ◆気：エネルギーであり，動かしたり温めたり，外敵から守ったりする性質があります。常に全身を流れていて，流れ道は決まっていません。
- ◆血：血液と似ているのですが，赤い液体で脈の中を通って全身を巡って栄養を与えます。それと同時に，カラダに潤いを与えます。気と水から作られます。
- ◆水：潤いを与えるもので加熱しないように冷やす働きがあります。血のように脈は通らないのですが，カラダの中を大きく循環しています（三焦という器官を通ると考えています）。

　この３つの要素が順調に働いているとカラダは健康なのですが，動いているものが止まったり，減ってしまったりすると病気の症状が出てきます。例えば，気が少なくなると疲労感や冷えが強くなり，血が少なくなると貧血や湿疹など皮膚のトラブルとなり，水が少なくなると乾燥してノドが渇きます。また，気が止まるとふさぎ込んでしまい，血が止まると筋肉や関節に痛みが生じ，水の流れが悪くなるとむくみや頭痛がし，痰が出たり吐いたりします。漢方薬はこの動きを元に戻し，減ってしまったものを補う働きがあるのです。

2．病気は臓腑の不調

　漢方では「肝・心・脾・肺・腎」という５つの臓と「胆・小腸・胃・大腸・膀胱・三焦」という６つの腑からカラダができていると考えています。ですから「五臓六腑」はカラダ全体を表す言葉となったわけです。西洋医学的な臓器とはかなり違う働きをするもので，「機能」に名前が付いていると考えるのが自然です。これらのおおよその働きは以下に示すとおりですが，これら臓腑を正常に動かしているのは気・血・水なので，これらが不調になると臓腑も当然不調になり病気になります（腑の働きは一部省略しました）。

- ◆肝：血の流れと感情と目をコントロールしていて，不調になると感情が高ぶり，めまいや目の充血などが起こります。ストレスにとても弱い臓器です。血流が悪くなるとすぐ不調になります。
- ◆心：血の流れと精神をコントロールしていて，不調になると精神不安や不眠，

寝汗などを生じます。また，動悸や高血圧も心の働きが乱れている証拠です。肝の働きが悪くなるとすぐに不調になります。

- ◆**脾**：胃と協力しながら消化吸収と気や水を産生しています（「脾胃の働き」と言います）。不調になると気や水が少なくなり，いろいろな病気につながります。この脾胃の不調がすべての不調につながることが多くあるのでとても重要な器官です。
- ◆**肺**：呼吸器と体表の働き（汗など），水の流れをコントロールしています。不調になると咳や痰が出て，ノドの渇きや皮膚のトラブルが発生します。体表や呼吸器から寒さなどが侵入するとすぐに不調になります。
- ◆**腎**：体温や生殖をコントロールして，膀胱と共に水の管理をしています。不調になると体温が下がり冷えて，腰の痛みやむくみ，頻尿などの排尿トラブルになります。また，性的なトラブルとも関係があります。加齢と共に機能が低下します。また，性生活の乱れも腎機能の低下につながります。

3．経絡について

　臓腑は脈の他，経絡と呼ばれる道でつながっています。ツボマッサージや鍼灸で出てくる「ツボ」はこの経絡が表面に現れているスポットを指しています。ここには気や血が流れると考えられていて，流れが悪くなると当然カラダは不調になります。何らかの理由（主に湿気と寒さ）で経絡の流れが悪くなると神経痛や関節痛などの痛みとして感じられます。

4．バランスが崩れる原因

　気・血・水や臓腑の働きが不調になるのはどういった原因からでしょうか。漢方ではその原因として外から入ってくるものと内から生じるものを考えています。外からは冬の寒さや夏の暑さがカラダを襲い，またジメジメとしたところに長くいると湿気がカラダに入り込むと考えて，これらを「邪」と呼びます。邪は体表にへばりついたり経絡に入り込んだり，場合によっては臓腑に直接侵入して気・血・水や臓腑の働きを悪くします。一方，内面からは悲しみや怒りなどの感情，思い悩みや恐怖といったストレス，無理なダイエットや暴飲暴食といった不摂生が原因となって臓腑などの働きが悪くなると考えています。ですから，日頃から正しい生活習慣を守り適切な環境で生活をすれば，病気にならないと漢方では教えているわけです。

5. バランスを回復させる生薬の働き

　漢方薬は植物や動物などさまざまな天然の素材からできています。それらは「生薬」と呼ばれますが，各生薬には気に働くもの，血に働くものなど特徴のある働きがあります。この働きをうまく組み合わせて作られたのが漢方薬です。では，生薬はどのように働いているのでしょうか。代表的なものをいくつか紹介します。

- ◆**気に働く生薬**：人参，黄耆(おうぎ)，白朮，甘草などは「脾胃の働き」を高めて気を増やす作用があります。気が少なくなって疲労感が強く元気がないようなときの処方に利用されます。また，陳皮(ちんぴ)，厚朴(こうぼく)，蘇葉(そよう)，香附子(こうぶし)，半夏(はんげ)などは気の流れをよくしてくれます。気分が落ち込んでいるときや胃腸の働きがうまくいっていないときに利用される処方に含まれます。

- ◆**血に働く生薬**：地黄，当帰，芍薬(しゃくやく)などは血を増やす働きがあります。血色が悪い，皮膚が乾燥するなどに利用する処方に用いられます。一方，川芎(せんきゅう)，牡丹皮(ぼたんぴ)，桃仁(とうにん)などは血を動かす働きがあり，月経痛や手足の冷えなどを目標とした処方に利用されます。女性の病気は血と関係することが多いため，血に働く生薬は婦人薬に多く利用されています。

- ◆**水に働く生薬**：茯苓(ぶくりょう)，沢瀉(たくしゃ)，猪苓(ちょれい)，麻黄などは水の動きをよくする働きがあります。むくみやめまい，排尿トラブルによく利用されます。また，麦門冬(ばくもんどう)，石膏(せっこう)などは潤いを与える働きがあり，ノドが渇く，空咳が出るといった症状を改善する処方に利用されます。

　外から侵入した邪などでカラダに寒さが居座ったり，熱が発生したり，湿気がへばりついたりしてもカラダのバランスは崩れます。これらにも対処できる生薬があります。

- ◆**温める生薬**：桂皮，乾姜(かんきょう)，生姜(しょうきょう)，附子などはカラダの内外を温めます。カラダが冷えてぐったりしていたり，おなかが冷えて下痢をしたりするのを改善する処方に利用されます。

- ◆**冷やす生薬**：黄連(おうれん)，黄芩(おうごん)，知母(ちも)，連翹(れんぎょう)，防風(ぼうふう)などは熱くなった臓腑や体表を冷やす働きがあります。内部の炎症や体表に湿疹ができているのを治療する処方によく配合されます。

- ◆**乾かす生薬**：蒼朮(そうじゅつ)，薏苡仁(よくいにん)などは特に経絡に入り込んだ湿気を除く働きがあり，神経痛や関節痛などの痛みを治療する処方に用いられます。

　生薬の働きについては『生薬の働きから読み解く　図解　漢方処方のトリセツ』に詳しく書かれていますので参考にしてください。

第2部
トリアージ

1 胃と消化に関するトラブル
嘔気・嘔吐

START 症状はどのカテゴリーに当てはまりますか？

ノドが渇く	はい	はい	いいえ	いいえ
下痢がある	はい	いいえ	はい	いいえ
カテゴリー	Ⅰ	Ⅱ	Ⅲ	Ⅳ

Ⅰ 消化不良ですか？
　　は　い➡胃苓湯(p67)
　　いいえ➡五苓散(p133)

Ⅱ 食べたものが消化されず吐いてしまいますか？
　　は　い➡茯苓沢瀉湯(p241)
　　いいえ➡茵蔯五苓散(p69)

Ⅲ 以下のような症状がありますか？
　　手足がとても冷たい➡A　　みぞおちが苦しい➡B　　げっぷがよく出る➡C

A 顔面蒼白で吐いていますか？
　　は　い➡四逆湯(p152)
　　いいえ➡人参湯(p227)
　　　　　■附子理中湯(p242)

B 尿量が増えた感じがしますか？
　　は　い➡人参湯(p227)
　　いいえ➡香砂六君子湯(p123)

C ➡生姜瀉心湯(p166)

Ⅳ 強い頭痛がしますか？　はい➡A　　いいえ➡B

A 悪寒や発熱などかぜのような症状がありますか？
　　は　い➡柴葛解肌湯(p135)
　　いいえ➡呉茱萸湯(p130)

B 二日酔いですか？
　　は　い　めまいがして，胃に水が溜まっている感じ ……………… 二陳湯(p225)
　　　　　　胃のあたりが苦しく，頭がボーっとする ……………… 黄連湯(p80)
　　いいえ　悪阻(つわり)などさまざまな嘔吐 ……………… 小半夏加茯苓湯(p174)
　　　　　　何を試しても吐き気が止まらない ……………… 乾姜人参半夏丸(p92)

1 胃と消化に関するトラブル

食欲不振

START どのような症状を伴いますか？
　　　　吐き気がある➡Ⅰ　　下痢をしている➡Ⅱ　　便秘気味である➡Ⅲ
　　　　いずれもない➡Ⅳ

Ⅰ　胃が痛みますか？　はい➡A　　いいえ➡B

　A　疲労感が強く手足が冷えますか？
　　　　は　い➡六君子湯(p263)
　　　　　　　■胃の痛みが強い ……………………………………… 柴芍六君子湯(p142)
　　　　　　　■頭が重く気が沈みがち ……………………………… 香砂六君子湯(p123)
　　　　いいえ➡胃の痛みが強い ……………………………………………… 安中散(p64)
　　　　　　　げっぷがよく出る ……………………………………… 生姜瀉心湯(p166)
　　　　　　　発熱やノドの渇き，めまいがある ……………………… 小柴胡湯(p168)

　B　発熱や悪寒などかぜの症状がありますか？
　　　　は　い➡柴葛解肌湯(p135)
　　　　いいえ➡平胃散(p244)

Ⅱ　暑さにあたりすぎましたか？　はい➡A　　いいえ➡B

　A　夏かぜなどで下痢をしている ………………………………… 藿香正気散(p82)
　　　体力がなく夏バテをしている ………………………………… 清暑益気湯(p187)

　B　疲労感が強いですか？
　　　　は　い➡顔色も悪く下痢が続く ……………………………… 参苓白朮散(p183)
　　　　いいえ➡食べ過ぎで気持ちが悪い …………………………………… 平胃散(p244)
　　　　　　　げっぷがよく出る ……………………………………… 生姜瀉心湯(p166)

Ⅲ　便が硬くて出にくいですか？
　　　　は　い➡おなかが張って便秘がある …………………………… 調胃承気湯(p209)
　　　　　　　高齢者など体力がない人に …………………………………… 麻子仁丸(p256)
　　　　いいえ➡大黄甘草湯(p197)

Ⅳ　元気がなく疲れやすいですか(病後や産前産後など)？　はい➡A　　いいえ➡B

　A　手足の冷えがありますか？
　　　　は　い➡貧血気味で皮膚が乾燥している …………………… 十全大補湯(p163)
　　　　　　　貧血気味で咳，寝汗などがみられる ………………… 人参養栄湯(p228)
　　　　いいえ➡補中益気湯(p249)

　B　食べ過ぎましたか？
　　　　は　い➡胃もたれがする ………………………………………………… 平胃散(p244)
　　　　　　　普段から食が細い ……………………………………… 香砂養胃湯(p122)
　　　　いいえ➡延年半夏湯(p74)

1 胃と消化に関するトラブル

胸焼け

START 食べ過ぎですか？　はい⮕ A　　いいえ⮕ B

A ⮕加味平胃散(p91)

B おなかが張って吐き気がしますか？　はい⮕ B-1　　いいえ⮕ B-2
　　B-1 ⮕茯苓飲(p240)
　　B-2 下痢をしていますか？
　　　　　　は　い⮕みぞおちが痛い……………………………半夏瀉心湯(p236)
　　　　　　　　　　げっぷがよく出る………………………生姜瀉心湯(p166)
　　　　　　いいえ⮕安中散(p64)

1 胃と消化に関するトラブル

腹部膨満感

便秘がある☞便秘(p22)

START 食べ過ぎによる食欲不振や胃もたれがありますか？　はい⮕ A　　いいえ⮕ B

A 胃酸が上がってくる感じがありますか？
　　　は　い⮕加味平胃散(p91)
　　　いいえ⮕平胃散(p244)

B 吐き気がありますか？　はい⮕ B-1　　いいえ⮕ B-2
　　B-1 げっぷがよく出ますか？
　　　　　　は　い⮕茯苓飲(p240)
　　　　　　いいえ⮕四逆湯(p152)
　　B-2 ⮕補気建中湯(p248)

1 胃と消化に関するトラブル

胃痛

> **START** 症状はどのカテゴリーに当てはまりますか？

嘔気・嘔吐	ある	ある	ない	ない
食欲不振	ある	ない	ある	ない
カテゴリー	Ⅰ	Ⅱ	Ⅲ	Ⅳ

Ⅰ 症状はどのカテゴリーに当てはまりますか？

消化不良	ある	ある	ない	ない
疲労感	ある	ない	ある	ない
カテゴリー	A	B	C	D

A 精神的につらい感じがありますか？
　　は　い ➡ 香砂六君子湯 (p123)
　　いいえ ➡ 六君子湯 (p263)

B 食後に下痢をしやすいですか？
　　は　い ➡ 平胃散 (p244)
　　いいえ ➡ 柴芍六君子湯 (p142)

C ➡ 小柴胡湯 (p168)

D ➡ 安中散 (p64)

Ⅱ 冷えや疲労感はありますか？　はい ➡ A　　いいえ ➡ B

A 全身の冷えが強いですか？
　　は　い ➡ 附子理中湯 (p242)
　　いいえ ➡ 人参湯 (p227)

B ➡ 二陳湯 (p225)

Ⅲ 胸がつかえるような感じがありますか？
　　は　い ➡ 肩こりや脚の冷えがある ……………………………… 延年半夏湯 (p74)
　　　　　　　普段から胃が弱い ……………………………………… 香砂養胃湯 (p122)
　　いいえ ➡ 平胃散 (p244)
　　　　　　　■食べ過ぎて胃が痛い ………………………………… 加味平胃散 (p91)

Ⅳ カラダに冷えがありますか？
　　は　い ➡ 芍薬甘草附子湯 (p162)
　　いいえ ➡ 四逆散 (p151)

1 胃と消化に関するトラブル

消化不良

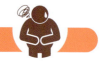

START 吐き気や下痢がありますか？
　　　　どちらかといえば吐き気が強い⮕Ⅰ
　　　　どちらかといえば下痢症状が強い⮕Ⅱ
　　　　どちらもあまり感じない⮕Ⅲ

Ⅰ 腹痛がありますか？
　　　は　い⮕柴芍六君子湯(p142)
　　　いいえ⮕六君子湯(p263)
　　　　　　■頭が重く気分がふさぎがち……………………………香砂六君子湯(p123)

Ⅱ 発熱がありますか？　はい⮕A　　いいえ⮕B

A ⮕黄芩湯(p76)

B 疲労感が強いですか？
　　は　い⮕参苓白朮散(p183)
　　いいえ⮕みぞおちが支える感じ………………………………半夏瀉心湯(p236)
　　　　　　食べ過ぎで胃がもたれる…………………………………**平胃散**(p244)

Ⅲ ⮕加味平胃散(p91)

2 腸とおなかに関するトラブル

腹痛

下痢を伴う☞下痢(p20)
嘔気や嘔吐を伴う☞嘔気・嘔吐(p14)
月経痛☞月経痛(p49)

START 全身の冷えや悪寒がありますか？　はい➡A　　いいえ➡B

A 貧血気味で疲れていますか？
　　　は　い➡黄耆建中湯(p75)
　　　いいえ➡芍薬甘草附子湯(p162)

B おなかが冷える感じがありますか？　はい➡B-1　　いいえ➡B-2
　B-1　➡大建中湯(p199)
　B-2　脇腹の辺りに痛みがありますか？
　　　は　い➡柴胡疎肝湯(p141)
　　　いいえ➡芍薬甘草湯(p161)

2 腸とおなかに関するトラブル

下腹部痛

下痢を伴う☞下痢(p20)
月経と関係があると思われる☞月経痛(p49)

START 全身または手足の冷えがありますか？　はい➡A　　いいえ➡B

A 下半身は冷えて上半身は熱っぽい感じがありますか？　はい➡A-1　いいえ➡A-2
　A-1　手先や足先がとても冷たいですか？
　　　は　い➡当帰四逆加呉茱萸生姜湯(p217)
　　　　　　■当帰四逆湯(p218)
　　　いいえ➡五積散(p128)
　A-2　➡当帰芍薬散(p219)(加人参)

B 症状はどのカテゴリーに当てはまりますか？

頭痛, 肩こり, めまいがある	はい	はい	いいえ	いいえ
便秘気味	はい	いいえ	はい	いいえ
カテゴリー	B-1	B-2	B-3	B-4

　B-1　➡通導散(p213)
　B-2　➡桂枝茯苓丸(p117)／甲字湯(p121)
　　　　　■湿疹や皮膚のトラブルがある ………… 桂枝茯苓丸料加薏苡仁(p118)
　B-3　➡大黄牡丹皮湯(p198)
　B-4　常に疲れている ……………………………………… 当帰建中湯(p216)
　　　　　おなかが冷える感じがする ……………………… 大建中湯(p199)
　　　　　下痢気味 ………………………………………………… 桂枝加芍薬湯(p110)

2 腸とおなかに関するトラブル

下痢

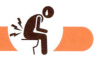

START 症状はどのカテゴリーに当てはまりますか？

吐き気がありますか	はい	はい	いいえ	いいえ
腹痛は強いですか	はい	いいえ	はい	いいえ
カテゴリー	Ⅰ	Ⅱ	Ⅲ	Ⅳ

Ⅰ ノドが渇きますか？　はい➡ A　　いいえ➡ B

- **A** 残便感があり，何度も下痢を繰り返しますか？
  - は　い➡黄芩湯(p76)
  - いいえ➡腹痛はあまり強くないこともある ……………………… 胃苓湯(p67)
  - 　　　　めまいやふらつきがある ……………………………… 五苓散(p133)

- **B** ➡人参湯(p227)
  - ■冷えが強い ……………………………………………… 附子理中湯(p242)
  - ■頭痛や発熱がある ……………………………………… 桂枝人参湯(p116)

Ⅱ 手足の冷えがありますか？　はい➡ A　　いいえ➡ B

- **A** 冷えは強いですか？
  - は　い➡四逆湯(p152)
  - いいえ➡六君子湯(p263)

- **B** 暑い時期に下痢をしていますか？
  - は　い➡藿香正気散(p82)
  - いいえ➡おなかがゴロゴロ鳴る ………………………………… 半夏瀉心湯(p236)
  - 　　　　■胸焼け，げっぷが多い ………………………………… 生姜瀉心湯(p166)
  - 　　　　ノドが渇く ………………………………………………… 柴苓湯(p144)
  - 　　　　ノドは渇かない …………………………………………… 桂枝人参湯(p116)

Ⅲ 残便感があり，何度も下痢を繰り返しますか？　はい➡ A　　いいえ➡ B

- **A** 体力がなく普段からおなかをこわしやすいですか？
  - は　い➡小建中湯(p167)
  - いいえ➡桂枝加芍薬湯(p110)
  - 　　　　■普段は便秘傾向がある ……………………………… 桂枝加芍薬大黄湯(p109)

- **B** ➡真武湯(p182)

Ⅳ 消化不良や食欲不振がありますか？　はい➡**A**　いいえ➡**B**

A　疲労感が強い，または疲れやすいですか？
　　　は　い➡暑さにあたって下痢をしている ………………………… 清暑益気湯(p187)
　　　　　　冷やして下痢をしている …………………………………… 胃風湯(p66)
　　　　　　下痢が慢性化している ……………………………………… 参苓白朮散(p183)
　　　いいえ➡おなかがゴロゴロ鳴る …………………………………… 半夏瀉心湯(p236)
　　　　　　過食などが原因と思われる ………………………………… 平胃散(p244)

B　発熱，首の痛みなどがありますか？
　　　は　い➡葛根黄連黄芩湯(p83)
　　　いいえ➡甘草瀉心湯(p93)

漢方薬コラム

● **漢方薬に飲み合わせはあるのですか？**

　西洋薬と漢方薬の飲み合わせについてはよくわかっていないことが多いようです。今後，さらに研究が進めばはっきりとしたことがわかる可能性もあります。今のところ，わかっている副作用については添付文書に書かれていますが，特に気をつけていただきたいのは医師からもらっている薬との飲み合わせです。これについては主治医にきちんと漢方薬を飲んでいることを話して副作用が出ないように気をつけてください。また，薬局で売っている薬（西洋薬）との飲み合わせについてはほとんどないと考えられていますが，例えば，総合感冒薬と葛根湯を同時に飲むようなことは控えましょう。同じようなことに効きそうなのですが，西洋薬と漢方薬では原理が全く異なるので，決して効果は倍増しません。漢方薬の効果を十分に発揮させるためにも，同時にいろいろな薬を飲まないのが賢い使い方です。なお，2種類以上の漢方薬を同時に飲むことも可能ですが，医師が適切な診断をして出された場合を除いて，自分で判断するのは難しいです。さまざまな症状を一つのクスリで治療してくれるのが漢方薬の最大の特徴ですので，複数のクスリを同時に飲みたいときにはまずは薬剤師に相談してみましょう。

2 腸とおなかに関するトラブル
便秘

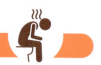

START 症状はどのカテゴリーに当てはまりますか？

肩こりがある	はい	はい	いいえ	いいえ
のぼせがある	はい	いいえ	はい	いいえ
カテゴリー	Ⅰ	Ⅱ	Ⅲ	Ⅳ

Ⅰ 不安感がありますか？　はい➡A　いいえ➡B

　A 不眠や頭重感もありますか？
　　　は　い➡三黄瀉心湯(p146)／三黄散(p145)
　　　いいえ➡桃核承気湯(p214)

　B 肥満体型ですか？
　　　は　い➡防風通聖散(p246)
　　　いいえ➡応鐘散(p77)

Ⅱ 肥満体型で腹痛がありますか？
　　　は　い➡大柴胡湯(p200)
　　　いいえ➡通導散(p213)

Ⅲ 肌が乾燥気味で，便は硬くて出にくいですか？　はい➡A　いいえ➡B

　A ➡麻子仁丸(p256)

　B 軽い便秘ですか？
　　　は　い➡大黄甘草湯(p197)
　　　いいえ➡調胃承気湯(p209)

Ⅳ 腹痛がありますか？　はい➡A　いいえ➡B

　A 体力がない方ですか，または子どもですか？
　　　は　い➡小建中湯(p167)
　　　いいえ➡桂枝加芍薬大黄湯(p109)

　B 便はコロコロと乾燥して出にくいですか？
　　　は　い➡高齢者や体力のない人 ……………………………… 麻子仁丸(p256)
　　　　　　　皮膚がカサカサして血色がよくない ……………………… 潤腸湯(p165)
　　　いいえ➡下腹部に痛みがある ……………………………… 大黄牡丹皮湯(p198)
　　　　　　　痔などで排便時に痛みがある ……………………………… 乙字湯(p81)

2 腸とおなかに関するトラブル

痔

START どの症状が最も気になりますか？
　　　　　痛み・排便痛➡Ⅰ　　痔出血➡Ⅱ　　膿が出る➡Ⅲ

Ⅰ　便秘気味ですか？　　はい➡A　　いいえ➡B

　A　食欲不振や腹部膨満感がありますか？　はい➡A-1　　いいえ➡A-2
　　　A-1　あまり便秘は強くない ……………………………………………… 大黄甘草湯 (p197)
　　　　　　常に便秘をしていることが多い ………………………………… 調胃承気湯 (p209)
　　　　　　固い便が出にくい ………………………………………………………… 麻子仁丸 (p256)
　　　A-2　腹痛またはのぼせがありますか？
　　　　　　は　い➡精神的に不安定になりやすい ………………………… 桃核承気湯 (p214)
　　　　　　　　　　下腹部に痛みがある ………………………………… 大黄牡丹皮湯 (p198)
　　　　　　いいえ➡脱肛や出血のあることも ………………………………… 乙字湯 (p81)
　　　　　　　　　　特に排便痛が強い ……………………………………… 秦艽防風湯 (p179)
　　　　　　　　　　体力があまりない ……………………………………… 千金内托散 (p193)

　B　咳がよく出ますか？
　　　　は　い➡麻杏甘石湯 (p254)
　　　　　　　■特に咳が強い …………………………………………………………… 五虎湯 (p126)
　　　　いいえ➡めまいやふらつきがある …………………………… 当帰芍薬散 (p219) (加人参)
　　　　　　　貧血気味で顔色が悪い ……………………………………………… 当帰建中湯 (p216)
　　　　　　　疲労感がある ………………………………………………………… 紫根牡蛎湯 (p153)

Ⅱ　便秘気味ですか？　　はい➡A　　いいえ➡B

　A　のぼせやすいですか？
　　　　は　い➡三黄瀉心湯 (p146) ／三黄散 (p145)
　　　　いいえ➡乙字湯 (p81)

　B　➡芎帰膠艾湯 (p101)

Ⅲ　カラダは弱い方 (虚弱体質) ですか？
　　　　は　い➡千金内托散 (p193)
　　　　いいえ➡排膿散及湯 (p230)

3 体表のトラブル
皮膚炎・湿疹

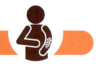

にきび☞にきび(p25)
化膿している☞化膿した皮膚のトラブル(p25)

START かゆみが強いですか？　はい➡ A　　いいえ➡ B

A　冷えやノドの渇きがありますか？
　　　冷える➡ A-1　　ノドが渇く➡ A-2　　どちらもない➡ A-3

A-1　イライラしやすいですか？
　　は　い➡のぼせや不眠がある……………………………………黄連阿膠湯(p78)
　　　　　更年期障害，月経不順などがある……加味逍遙散加川芎地黄(p90)
　　いいえ➡皮膚は乾燥してかゆみが強い………………………当帰飲子(p215)
　　　　　冷えや疲労感が強い………………………………………真武湯(p182)

A-2　顔や手足がほてりますか？　はい➡ A-2a　　いいえ➡ A-2b
　A-2a　ノドの渇きが強いですか？
　　は　い➡皮膚はカサカサしている……………………三物黄芩湯(p148)
　　　　　ノドの渇きが特に強い……………………白虎加人参湯(p239)
　　　　　のぼせる………………………………………白虎加桂枝湯(p238)
　　いいえ➡黄連解毒湯(p79)
　A-2b　ジクジクとしてかゆみがとても強い……………………消風散(p175)
　　皮膚の炎症が強い……………………………………梔子柏皮湯(p154)
　　尿量が少なく便秘気味………………………………………茵蔯蒿湯(p68)

A-3　ジクジクした湿疹がありますか？　はい➡ A-3a　　いいえ➡ A-3b
　A-3a　特に顔や頭部に多く出ていますか？
　　は　い➡顔や頭部に多く出る………………………………清上防風湯(p186)
　　　　　特に頭部に多く便秘気味………………………治頭瘡一方(p207)
　　いいえ➡全身に湿疹がある……………………………五物解毒散(p131)
　A-3b　赤みのある湿疹……………………………………………温清飲(p71)
　　子どもの湿疹………………………………………………柴胡清肝湯(p140)
　　顔にできる湿疹……………………………………………荊芥連翹湯(p106)

B　手足のほてりや関節痛・神経痛がありますか？
　　　手足のほてり➡ B-1　　関節痛・神経痛➡ B-2　　どちらもない➡ B-3

B-1　唇の乾く感じがありますか？
　　は　い➡温経湯(p70)
　　いいえ➡三物黄芩湯(p148)

B-2　ノドの渇きやむくみがありますか？
　　は　い➡越婢加朮湯(p73)
　　いいえ➡麻杏薏甘湯(p255)

B-3　子どもの湿疹………………………………………………柴胡清肝湯(p140)
　　疲れやすくよく腹痛がある…………………………………黄耆建中湯(p75)
　　皮膚はカサカサしている……………………………………紫根牡蛎湯(p153)
　　頭痛や悪寒がある……………………………………………升麻葛根湯(p176)

3 体表のトラブル

化膿した皮膚のトラブル（床ずれなど）

にきび☞にきび(p25)
あまり化膿していない☞皮膚炎・湿疹(p24)

START 汗や寝汗をよくかきますか？ はい➡A いいえ➡B

A 下痢や消化不良を起こしやすいですか？
　　　は　い➡とても体力がなくて肌がカサカサしている ………… 帰耆建中湯(p97)
　　　　　　　発汗が強い …………………………………………… 黄耆建中湯(p75)
　　　いいえ➡桂枝加黄耆湯(p107)

B 皮膚が乾燥していますか？ はい➡B-1 いいえ➡B-2
　　B-1 かゆみが強い ……………………………………………… 当帰飲子(p215)
　　　　　痛みが強い ……………………………………………… 紫根牡蠣湯(p153)
　　B-2 湿疹や蕁麻疹がありますか？
　　　　　は　い➡体力があまりなく発熱がある ………………… 荊防敗毒散(p119)
　　　　　　　　　体力が比較的ある ………………………… 十味敗毒湯(p164)
　　　　　いいえ➡慢性化していないものに ……………………… 排膿散(p229)／
　　　　　　　　　　　　　　　　　　　　　　　排膿散及湯(p230)／排膿湯(p231)
　　　　　　　　　　体力がなく，疲労が溜まっている ………… 千金内托散(p193)

3 体表のトラブル

にきび

START 便秘気味ですか？ はい➡A いいえ➡B

A 肥満気味ですか？
　　　は　い➡防風通聖散(p246)
　　　いいえ➡比較的軽い便秘 ……………………………………… 大黄甘草湯(p197)
　　　　　　　常習的な便秘 ………………………………………… 調胃承気湯(p209)
　　　　　　　体力があまりなくて硬い便が出にくい …………… 麻子仁丸(p256)

B 足の冷えや月経不順がありますか？ はい➡B-1 いいえ➡B-2
　　B-1 ➡桂枝茯苓丸(p117)／甲字湯(p121)
　　　　　■手あれが気になる ……………………… 桂枝茯苓丸料加薏苡仁(p118)
　　B-2 のぼせやすく顔が赤い感じがありますか？
　　　　　は　い➡清上防風湯(p186)
　　　　　いいえ➡荊芥連翹湯(p106)

第2部 トリアージ

3 体表のトラブル

かゆみ

化膿した湿疹や皮膚炎がある ☞ 化膿した皮膚のトラブル (p25)
化膿していない湿疹や皮膚炎がある ☞ 皮膚炎・湿疹 (p24)

START 疲れやすくてノドの渇きや頻尿などがありますか？　はい➡A　　いいえ➡B

A のぼせる感じがありますか？
　　　は　い➡六味丸 (p272)
　　　いいえ➡八味地黄丸 (p233)
　　　　■ノドが渇き空咳がよく出る ………………………………… 味麦地黄丸 (p257)
　　　　■腰のしびれが強い ……………………………………………… 牛車腎気丸 (p129)

B 皮膚が乾燥していますか？　はい➡B-1　　いいえ➡B-2
　B-1 のぼせやすいタイプですか？
　　　　は　い➡温清飲 (p71)
　　　　いいえ➡当帰飲子 (p215)
　B-2 陰部のかゆみですか？
　　　　は　い➡排尿痛がみられる ………………………………… 竜胆瀉肝湯 (p265)
　　　　　　　　ノドの渇きが強い …………………………………… 白虎加桂枝湯 (p238)
　　　　いいえ➡桂麻各半湯 (p120)

3 体表のトラブル

蕁麻疹

START かゆみの強さはどの程度ですか？
　　　　耐えがたいくらいかゆい➡Ⅰ　　耐えがたいほどではないがかゆい➡Ⅱ
　　　　あまりかゆくない➡Ⅲ

Ⅰ 皮膚が赤くなりノドが渇きますか？
　　　は　い➡消風散 (p175)
　　　いいえ➡全身に蕁麻疹が出て熱感がある ………………………… 温清飲 (p71)
　　　　　　　顔と手足に蕁麻疹が出る ………………………………… 桂麻各半湯 (p120)

Ⅱ やや便秘気味ですか？
　　　は　い➡茵蔯蒿湯 (p68)
　　　いいえ➡ノドが渇く …………………………………………………… 白虎加人参湯 (p239)
　　　　　　　化膿性の湿疹がみられる ……………………………… 十味敗毒湯 (p164)

Ⅲ むくんだ感じがありますか
　　　は　い➡茵蔯五苓散 (p69)
　　　いいえ➡香蘇散 (p124)

3 体表のトラブル
皮膚のトラブル

START どのような症状が気になりますか？
　　　　皮膚のかさつき➡Ⅰ　　手荒れ➡Ⅱ　　しみ➡Ⅲ　　しもやけ➡Ⅳ
　　　　手足のほてり➡Ⅴ

Ⅰ　皮膚の色（血色）が悪いですか？　はい➡A　　いいえ➡B

　A　月経不順や更年期障害がありますか？（男性はいいえ）
　　　　　は　い➡イライラしやすい……………………………… 加味逍遙散加川芎地黄(p90)
　　　　　　　　貧血気味で冷えがある ………………………………………… 四物湯(p159)
　　　　　　　　かゆみも強い……………………………………………………… 温清飲(p71)
　　　　　いいえ➡尿が出にくく，ときに血が混じる …………… 猪苓湯合四物湯(p212)
　　　　　　　　やや便秘がちで咳がよく出る …………………………… 滋陰降火湯(p149)

　B　関節痛や神経痛がありますか？
　　　　　は　い➡麻杏薏甘湯(p255)
　　　　　いいえ➡かゆみが強い ………………………………………………… 当帰飲子(p215)
　　　　　　　　便秘気味である …………………………………………………… 潤腸湯(p165)

Ⅱ　手足のほてりがありますか？
　　　　は　い➡三物黄芩湯(p148)
　　　　いいえ➡桂枝茯苓丸料加薏苡仁(p118)

Ⅲ　冷え性ですか？　はい➡A　　いいえ➡B

　A　めまいやふらつきがありますか？
　　　　　は　い➡当帰芍薬散(p219)(加人参)
　　　　　いいえ➡四物湯(p159)

　B　➡桂枝茯苓丸料加薏苡仁(p118)

Ⅳ　冷え性ですか？　はい➡A　　いいえ➡B

　A　めまいやふらつきがありますか？　はい➡A-1　　いいえ➡A-2
　　　A-1　➡当帰芍薬散(p219)(加人参)
　　　A-2　特に手足が冷えますか？
　　　　　　は　い➡当帰四逆加呉茱萸生姜湯(p217)
　　　　　　　　　■当帰四逆湯(p218)
　　　　　　いいえ➡皮膚がカサカサする ……………………………… 四物湯(p159)
　　　　　　　　　唇が乾燥して手足がほてる ………………………… 温経湯(p70)

　B　➡桂枝茯苓丸(p117)／甲字湯(p121)

第2部 トリアージ

Ⅴ 月経や更年期と関係あると思われますか？　はい⇒A　　いいえ⇒B（男性は B）

A　⇒温経湯(p70)

B　排尿困難や頻尿がみられますか？
　　　は　い⇒六味丸(p272)
　　　　　　■のぼせや口渇が強い……………………………………知柏地黄丸(p208)
　　　いいえ⇒皮膚がカサカサして荒れている………………………三黄瀉心湯(p146)
　　　　　　口渇がとても強い……………………………………白虎加人参湯(p239)

3 体表のトラブル

多汗・寝汗

START　どちらの症状がより気になりますか？
　　　　多汗⇒Ⅰ　　寝汗⇒Ⅱ

Ⅰ　排尿の回数は少ないと思いますか？　はい⇒A　　いいえ⇒B

A　特に上半身に汗をよくかきますか？
　　　は　い⇒桂枝加黄耆湯(p107)
　　　いいえ⇒防已黄耆湯(p245)

B　⇒人参養栄湯(p228)

Ⅱ　食欲不振がありますか？　はい⇒A　　いいえ⇒B

A　手足が冷えますか？
　　　は　い⇒咳が出る……………………………………………人参養栄湯(p228)
　　　　　　疲労感が強い…………………………………………十全大補湯(p163)
　　　いいえ⇒補中益気湯(p249)

B　カラダがだるく，すぐ疲れますか？
　　　は　い⇒腹痛がみられることも……………………………黄耆建中湯(p75)
　　　　　　とても疲れていてぐったりしている………………帰耆建中湯(p97)
　　　いいえ⇒桂枝加黄耆湯(p107)

4 目・耳・鼻・口・ノドに関するトラブル
目のトラブル

START どの症状が気になりますか？
　　　　かすみ目➡Ⅰ　　目の痛み➡Ⅱ　　目の疲れ➡Ⅲ　　目の充血➡Ⅳ
　　　　目のかゆみ➡Ⅴ　　ものもらい➡Ⅵ

Ⅰ 目の疲れを感じますか？
　　は　い➡過労による視力障害 ………………………………… 滋腎明目湯 (p156)
　　　　　　口や目の乾きが気になる ……………………………… 杞菊地黄丸 (p125)
　　いいえ➡腰痛，手足の冷えがある ………………………………八味地黄丸 (p233)
　　　　　　腰のしびれ，手足の冷えがある ……………………… 牛車腎気丸 (p129)
　　　　　　咳がよく出る …………………………………………… 味麦地黄丸 (p257)

Ⅱ 目の充血がありますか？
　　は　い➡目やにがよく出る ……………………………………… 洗肝明目湯 (p191)
　　　　　　口渇や目のかゆみがある ……………………………… 越婢加朮湯 (p73)
　　いいえ➡過労で目が痛い ………………………………………… 滋腎明目湯 (p156)
　　　　　　目が痛くて頭痛がする …………………………………清上蠲痛湯 (p185)

Ⅲ 目がかすんでいますか？
　　は　い➡目の痛みも感じる ……………………………………… 滋腎明目湯 (p156)
　　　　　　めまいや頭重感がある ………………………………… 杞菊地黄丸 (p125)
　　いいえ➡桂枝加竜骨牡蛎湯 (p112)

Ⅳ 目の痛みがありますか？
　　は　い➡目やにがよく出る ……………………………………… 洗肝明目湯 (p191)
　　　　　　口渇や目のかゆみがある ……………………………… 越婢加朮湯 (p73)
　　いいえ➡皮膚のかゆみを伴う ……………………………………梔子柏皮湯 (p154)
　　　　　　発熱や頭痛がある ……………………………………… 升麻葛根湯 (p176)

Ⅴ ➡越婢加朮湯 (p73)

Ⅵ ➡応鐘散 (p77)

4 目・耳・鼻・口・ノドに関するトラブル
耳鳴り・耳の閉塞感

●耳鳴り

START　血圧が高い方ですか？　はい➡A　　いいえ➡B

A　足腰の冷えがありますか？
　　　は　い➡八味地黄丸(p233)
　　　　　　■腰のしびれが強い……………………………牛車腎気丸(p129)
　　　いいえ➡顔色が悪く疲れている……………………七物降下湯(p157)
　　　　　　　便秘気味で顔がほてる………………三黄瀉心湯(p146)／三黄散(p145)

B　肩こりがありますか？　はい➡B-1　　いいえ➡B-2
　　B-1　貧血気味ですか？
　　　　　は　い➡当帰芍薬散(p219)（加人参）
　　　　　いいえ➡香蘇散(p124)
　　B-2　過労気味，または高齢者ですか？
　　　　　は　い➡滋腎通耳湯(p155)
　　　　　いいえ➡苓桂朮甘湯(p269)

●耳の閉塞感
　　➡苓桂味甘湯(p270)

4 目・耳・鼻・口・ノドに関するトラブル
鼻血

START　悪寒や発熱がありますか？　はい➡A　　いいえ➡B

A　関節が痛みますか？
　　　は　い➡麻黄湯(p252)
　　　いいえ➡升麻葛根湯(p176)

B　不眠やのぼせがありますか？　はい➡B-1　　いいえ➡B-2
　　B-1　夜に動悸や胸苦しさを感じて寝苦しいですか？
　　　　　は　い➡黄連阿膠湯(p78)
　　　　　いいえ➡不安で落ち着けない…………三黄瀉心湯(p146)／三黄散(p145)
　　　　　　　　　顔が赤くイライラしやすい………………………黄連解毒湯(p79)
　　B-2　➡小建中湯(p167)

4 目・耳・鼻・口・ノドに関するトラブル

鼻水・鼻づまり

START どちらの症状がより気になりますか？
　　　　　鼻水➡Ⅰ　　鼻づまり➡Ⅱ

Ⅰ　頭痛や首の痛みなどがありますか？　はい➡A　　いいえ➡B

　A　➡葛根湯(p84)

　B　冷えが強く元気がないですか？
　　　　は　い➡麻黄附子細辛湯(p253)
　　　　いいえ➡小青竜湯(p170)
　　　　　　■ノドが渇き咳が出る………………………………小青竜湯加杏仁石膏(p172)

Ⅱ　咳がよく出ますか？　はい➡A　　いいえ➡B

　A　寒気がしますか？
　　　　は　い➡熱が高く関節が痛む………………………………………麻黄湯(p252)
　　　　　　　　首の痛みや頭痛がある………………………………………葛根湯(p84)
　　　　　　　　寒さが強くノドが痛い………………………………麻黄附子細辛湯(p253)
　　　　いいえ➡鼻水がよく出る………………………………………………小青竜湯(p170)
　　　　　　■鼻水がよく出てノドが渇く……………………小青竜湯加杏仁石膏(p172)
　　　　　　　不安感や不眠がある………………………………………………四逆散(p151)

　B　鼻をかむと濃い鼻汁が出ますか？
　　　　は　い➡辛夷清肺湯(p178)
　　　　いいえ➡比較的急性の鼻づまり………………………………葛根湯加川芎辛夷(p86)
　　　　　　　　鼻づまりが長びき耳も痛い…………………………………荊芥連翹湯(p106)

4 目・耳・鼻・口・ノドに関するトラブル

ノドの痛み

START 咳がよく出ますか？　はい⇒A　　いいえ⇒B

A 　ノドに何か詰まった感じがありますか？　はい⇒A-1　　いいえ⇒A-2
- **A-1** 　喘息のような咳が出ますか？
  - は　い⇒柴朴湯(p143)
  - いいえ⇒半夏厚朴湯(p235)
- **A-2** 　激しい乾いた咳が出ますか？
  - は　い⇒麦門冬湯(p232)
  - いいえ⇒甘草湯(p94)

B 　ノドの痛みが強いですか？　はい⇒B-1　　いいえ⇒B-2
- **B-1** 　ノドの渇きがありますか？
  - は　い⇒ノドが腫れている……………………小柴胡湯加桔梗石膏(p169)
  - 　　　　黄色い痰が出る……………………………………桔梗石膏(p98)
  - いいえ⇒痰がよく出る…………………………………………桔梗湯(p99)
  - 　　　　痰はあまり出なくて痛みが強い……………………駆風解毒湯(p104)
- **B-2** 　痛みが慢性的に続いていますか？
  - は　い⇒鼻づまりが気になる……………………………荊芥連翹湯(p106)
  - 　　　　神経質な子どもの扁桃腺炎など………………柴胡清肝湯(p140)
  - いいえ⇒痛みの初期…排膿散(p229)／排膿散及湯(p230)／排膿湯(p231)
  - 　　　　感染症やかぜによる咽喉痛……………………升麻葛根湯(p176)

4 目・耳・鼻・口・ノドに関するトラブル

ノドの不快感

START 　どの症状が最も気になりますか？
　　　　　ノドが詰まった感じがする⇒Ⅰ　　声がかれる⇒Ⅱ

Ⅰ 　手足の冷えがありますか？
- は　い⇒苓桂味甘湯(p270)
- いいえ⇒神経質でありストレスを感じている……………………半夏厚朴湯(p235)
- 　　　　不安を感じると咳が出る……………………………………柴朴湯(p143)

Ⅱ 　ノドが痛みますか？
- は　い⇒咳はあまり出ない………………………………………………甘草湯(p94)
- 　　　　咳をし過ぎてノドが痛い……………………………………麦門冬湯(p232)
- いいえ⇒声を出し過ぎた…………………………………………響声破笛丸(p103)

4 目・耳・鼻・口・ノドに関するトラブル
咳，痰

START 症状はどのカテゴリーに当てはまりますか？

手足の冷えやノドや口の渇きはありますか？	冷えがある		ノド・口の渇きがある		どちらもない	
息苦しさやゼロゼロという咳が出ますか？	ある	ない	ある	ない	ある	ない
カテゴリー	I	II	III	IV	V	VI

I 痰は白くてサラサラしていますか？
　　は　い⇒胃腸が弱く水ばなも出る …………………………… 苓甘姜味辛夏仁湯 (p266)
　　　　　　元気がなく寒気がする ………………………………… 麻黄附子細辛湯 (p253)
　　いいえ⇒蘇子降気湯 (p196)

II 空咳が出ますか？
　　は　い⇒苓桂味甘湯 (p270)
　　いいえ⇒疲労倦怠感が強い ……………………………………… 人参養栄湯 (p228)
　　　　　　神経質で手足が冷える ………………………………… 四逆散 (p151)

III 水のようなサラサラの鼻水が出ますか？　はい⇒A　　いいえ⇒B

　A ⇒小青竜湯加杏仁石膏 (p172)
　　　■小青竜湯加石膏 (p173)

　B 乾いた咳が続き痰が切れにくいですか？
　　　は　い⇒竹葉石膏湯 (p205)
　　　いいえ⇒麻杏甘石湯 (p254)
　　　　　　　■激しい咳が出る ………………………………………… 五虎湯 (p126)
　　　　　　　黄色い痰がよく出る …………………………………… 桔梗石膏 (p98)

IV 空咳が出ますか？
　　は　い⇒頻尿や排尿困難がある ………………………………… 味麦地黄丸 (p257)
　　　　　　痰はとても切れにくい ………………………………… 滋陰降火湯 (p149)
　　いいえ⇒柴胡桂枝乾姜湯 (p138)

V 咳の状態は次のどれに当てはまりますか？
　　湿った咳が出る⇒A　　激しい咳が出る⇒B　　どちらでもない⇒C

　A サラサラした鼻水が出る ………………………………………… 小青竜湯 (p170)
　　　吐き気やめまいのすることがある ……………………………… 柴朴湯 (p143)

　B 発熱，関節の痛みがある ………………………………………… 麻黄湯 (p252)
　　　激しい空咳が出る ………………………………………………… 麦門冬湯 (p232)

　C 痰はとても粘い ……………………………………………………… 神秘湯 (p181)
　　　息切れや動悸がある ……………………………………………… 木防已湯 (p258)

Ⅵ ノドの痛みはありますか？　はい⇒A　　いいえ⇒B

A　激しい咳が出る …………………………………………………… 甘草湯(p94)
　　　ノドの痛みが強い …………………………………………………… 桔梗湯(p99)

B　痰は切れにくいですか？
　　　　は　い⇒痰がたくさん出る ………………………………………… 清肺湯(p189)
　　　　　　　咳が長引いている ………………………………………… 滋陰至宝湯(p150)
　　　　　　　胸の痛みがある ………………………………………… 柴陥湯(p136)
　　　　いいえ⇒痰が多く咳で眠れない ………………………………… 竹茹温胆湯(p204)
　　　　　　　胃腸が弱い ……………………………………………………… 参蘇飲(p180)
　　　　　　　嗄声やノドの不快感がある ……………………………… 半夏厚朴湯(p235)
　　　　　　　かゆみがある ………………………………………………… 桂麻各半湯(p120)

目・耳・口・鼻・ノド

漢方薬コラム

●**薬局で買う漢方薬と病院でもらう漢方薬の違いは？**

　基本的に漢方薬はすべて薬局で買える一般用医薬品（OTC医薬品）なのですが，保険が適用できる148処方に関してはその形状や包装，内容を変えていることが多くあります。一般に同じ処方でも，医療用の処方より薬局の店頭で売っている処方の方が成分量（生薬量）が少ないことが多いようです。これは，医師が処方する場合，正しく診断がされていてそれに対する治療薬として出されますが，自分の判断で購入するクスリの場合は何か間違っていたときに量が多いと副作用も強く出る可能性があるということで，そうなっていると思われます。ただ，このことに関してはあまり研究が進んでいるわけではなく，いろいろな意見があるようです。実際，店頭で売られている製品の中には「満量処方」などと表記して，医療用漢方薬と量が同じと謳っている商品もあります。

4 目・耳・鼻・口・ノドに関するトラブル
歯・口・唇のトラブル

●口内炎

START 胃腸の調子がよくないですか（胃痛，腹痛，下痢など）？　はい➡A　　いいえ➡B

A　たびたび下痢をしますか？　はい➡A-1　　いいえ➡A-2
　　A-1　肩こりや背中の痛みがありますか？
　　　　　　は　い➡葛根黄連黄芩湯(p83)
　　　　　　いいえ➡甘草瀉心湯(p93)
　　A-2　おなかがゴロゴロ鳴りますか？
　　　　　　は　い➡みぞおちの支えがある …………………………… 半夏瀉心湯(p236)
　　　　　　　　　　■口臭も気になる …………………………… 甘草瀉心湯(p93)
　　　　　　いいえ➡吐き気がある …………………………………… 黄連湯(p80)

B　湿疹や皮膚炎がありますか？　はい➡B-1　　いいえ➡B-2
　　B-1　のぼせる感じがありますか？
　　　　　　は　い➡黄連解毒湯(p79)
　　　　　　いいえ➡茵蔯蒿湯(p68)
　　B-2　炎症があって痛みが強いですか？
　　　　　　は　い➡甘草湯(p94)
　　　　　　いいえ➡甘露飲(p96)

●口臭

START げっぷがよく出たり吐き気を感じたりしますか？
　　　　は　い➡生姜瀉心湯(p166)
　　　　いいえ➡甘草瀉心湯(p93)

●ドライマウス（口の乾き）
　　体力がなく風邪気味 ……………………………………… 柴胡桂枝乾姜湯(p138)
　　のぼせと熱感がある ……………………………………… 白虎加人参湯(p239)

●歯周病・歯肉炎
　　➡排膿散(p229)／排膿散及湯(p230)／排膿湯(p231)
　　➡甘露飲(p96)

●歯痛
　　➡立効散(p264)

5 頭に関するトラブル

頭痛

かぜをひいていると思う☞かぜ(p59)

START 冷えがありますか，または血圧が高いですか？
　　　　カラダや手足の冷えがある⇨Ⅰ　血圧が高い方である⇨Ⅱ　どちらでもない⇨Ⅲ

Ⅰ どのように冷えていますか？
　　手足が特に冷えて吐き気がある⇨A　　下半身から脚が特に冷える⇨B
　　体幹（どちらかといえば下半身）が冷えている⇨C

　A ⇨呉茱萸湯(p130)

　B めまいがしますか？
　　　は　い⇨胃腸が弱い ……………………………………… 半夏白朮天麻湯(p237)
　　　　　　のぼせやすい ……………………… 桂枝茯苓丸(p117)／甲字湯(p121)
　　　いいえ⇨当帰四逆加呉茱萸生姜湯(p217)

　C 上半身は温かく感じますか？
　　　は　い⇨五積散(p128)
　　　いいえ⇨温経湯(p70)

Ⅱ 便秘気味ですか？　はい⇨A　　いいえ⇨B

　A 月経と関係していると思いますか（男性はいいえ）？
　　　は　い⇨月経痛が強い ……………………………………… 通導散(p213)
　　　　　　精神的に不安定 …………………………………… 桃核承気湯(p214)
　　　いいえ⇨大柴胡湯(p200)

　B 神経痛や顔面痛などがありますか？
　　　は　い⇨続命湯(p194)
　　　いいえ⇨釣藤散(p210)

Ⅲ めまいがしますか？　はい⇨A　　いいえ⇨B

　A ふらつきやのぼせがある …………………………………… 苓桂朮甘湯(p269)
　　　雨が降りそうなときの頭痛に ……………………………………… 五苓散(p133)

　B 少し悪寒がしますか？
　　　は　い⇨何となく頭痛がするときに ……………………………… 桂枝湯(p115)
　　　　　　かなり常習的な頭痛 ……………………………… 川芎茶調散(p192)
　　　いいえ⇨顔面の痛みを伴うことも ………………………… 清上蠲痛湯(p185)

5 頭に関するトラブル

頭が重たい

START 便秘気味ですか，または疲れやすいですか？
便秘気味である⮕Ⅰ　疲れやすい，または疲れている⮕Ⅱ　どちらでもない⮕Ⅲ

Ⅰ　血圧が高く精神的に不安定ですか？
は　い⮕三黄瀉心湯（p146）／三黄散（p145）
いいえ⮕比較的軽度な便秘 ………………………………………… 大黄甘草湯（p197）
便秘でおなかが張るような感じ ……………………………… 調胃承気湯（p209）
硬い便が出にくい ……………………………………………… 麻子仁丸（p256）

Ⅱ　すぐに手足が冷える方ですか？　はい⮕A　いいえ⮕B

A　貧血気味ですか？
は　い⮕当帰芍薬散（p219）（加人参）
いいえ⮕腰痛がある ……………………………………………… 八味地黄丸（p233）
腰痛や目のかすみがある ……………………………… 杞菊地黄丸（p125）

B　血圧が高い方ですか？
は　い⮕七物降下湯（p157）
いいえ⮕香蘇散（p124）

Ⅲ　下半身の冷えがありますか？　はい⮕A　いいえ⮕B

A　胃腸が弱くめまいがありますか？
は　い⮕半夏白朮天麻湯（p237）
いいえ⮕桂枝茯苓丸（p117）／甲字湯（p121）

B　⮕沢瀉湯（p203）

5 頭に関するトラブル

めまい

月経と関係しているめまい ☞ 血の道症 (p50)

START 症状はどのカテゴリーに当てはまりますか？

頭痛や頭重感	ある	ある	ない	ない
むくみ	ある	ない	ある	ない
カテゴリー	Ⅰ	Ⅱ	Ⅲ	Ⅳ

Ⅰ 手足が冷えますか？　はい➡A　いいえ➡B

A 女性の場合，月経不順がみられることがある ……………… 当帰芍薬散 (p219) (加人参)
　　頻尿気味 ……………………………………………………………… 八味地黄丸 (p233)

B 特に頭痛が気になりますか？
　　は　い➡吐き気やノドの渇きがある ……………………………… 五苓散 (p133)
　　　　　　脳卒中の後遺症 ………………………………………………… 続命湯 (p194)
　　いいえ➡下痢やノドの渇きがある ………………………………… 柴苓湯 (p144)
　　　　　　手足がほてる ………………………………………………… 杞菊地黄丸 (p125)

Ⅱ 脚が冷えますか？　はい➡A　いいえ➡B

A 月経不順または肩こりがありますか？
　　は　い➡桂枝茯苓丸 (p117) ／甲字湯 (p121)
　　　　　　■肌荒れが気になる …………………………… 桂枝茯苓丸料加薏苡仁 (p118)
　　いいえ➡口渇はなく尿量は少ない ………………………………… 苓桂朮甘湯 (p269)
　　　　　　胃腸は虚弱気味 …………………………………………… 半夏白朮天麻湯 (p237)

B 血圧が高い方ですか？
　　は　い➡慢性的な頭痛がある ……………………………………… 釣藤散 (p210)
　　　　　　女性の場合，月経痛や月経不順がある ……………………… 通導散 (p213)
　　　　　　のぼせやすく，便秘気味 ………………………………… 桃核承気湯 (p214)
　　いいえ➡回転性のめまいがある …………………………………… 沢瀉湯 (p203)
　　　　　　気分がすぐれずかぜ気味 ………………………………… 香蘇散 (p124)

Ⅲ 冷えが強いですか？
　　は　い➡真武湯 (p182)
　　いいえ➡顔面がむくむ感じがある …………………………………… 連珠飲 (p271)

Ⅳ のぼせる感じがありますか？　はい⇒A　　いいえ⇒B

A　イライラしやすいですか？
　　　は　い⇒黄連解毒湯(p79)
　　　いいえ⇒桂枝加竜骨牡蛎湯(p112)

B　不安感やノドが塞がった感じがありますか？
　　　は　い⇒咳や吐き気がある……………………………………………半夏厚朴湯(p235)
　　　　　　　咳が出る………………………………………………………柴朴湯(p143)
　　　いいえ⇒滋腎通耳湯(p155)

頭

漢方薬コラム

● **添付文書の効能効果に書かれていない使い方ができますか？**

　添付文書に書かれている効能効果は国に届け出たもので，基本的にこの範囲で使用している限り医薬品として何か問題があれば国が保証しましょうというものです。しかし，書かれている効能効果だけで漢方薬のすべてを表すことができないことは，本書を読んでいただいていればわかると思います。場合によっては意外なことに使われることもありますが，これは，漢方理論を学ぶとなるほど！と納得させられるものがほとんどです。本書では，そのような使い方のヒントを本文中に書いています。ただし，気をつけていただきたいのは，本来の効能効果とは異なったことを目的として利用した場合，効果の保証などはできないので，あくまでご自身の責任で行っていただく必要があります。

6 排尿，陰部に関するトラブル
排尿トラブル

START どのような症状がありますか？
尿が濁る➡I　　排尿時に痛みがある➡II　　残尿感がある➡III
尿が出にくい➡IV　　頻尿➡V

I 疲労倦怠感が強いですか？　はい➡A　　いいえ➡B

A ➡清心蓮子飲(p188)

B 陰部にかゆみや熱感がありますか？
　　は　い➡竜胆瀉肝湯(p265)
　　いいえ➡五淋散(p132)

II 尿が濁った感じがありますか？　はい➡A　　いいえ➡B

A ➡Iへ

B ノドの渇きや不眠がありますか？
　　は　い➡猪苓湯(p211)
　　　■慢性的に血尿がみられる……………………………猪苓湯合四物湯(p212)
　　いいえ➡五淋散(p132)

III 尿が濁った感じがありますか？　はい➡A　　いいえ➡B

A ➡Iへ

B 排尿時に痛みがありますか？　はい➡B-1　　いいえ➡B-2
　　B-1 ➡IIへ
　　B-2 手のひらや足裏にほてりを感じますか？
　　　　は　い➡手足がほてり皮膚がかさつく……………………六味丸(p272)
　　　　　　　　腰痛と下半身のむくみがある………………………八味地黄丸(p233)
　　　　いいえ➡五淋散(p132)

IV 排尿時に痛みがありますか？　はい➡A　　いいえ➡B

A 疲労倦怠感が強いですか？
　　は　い➡口や舌の渇きがある……………………………………清心蓮子飲(p188)
　　　　　　腰痛と下半身のむくみがある…………………………八味地黄丸(p233)
　　いいえ➡猪苓湯(p211)
　　　■慢性的に血尿がみられる……………………………猪苓湯合四物湯(p212)

B 手足のほてりがありますか？
　　は　い➡六味丸(p272)
　　　■ノドの渇きと全身の熱感がある………………………知柏地黄丸(p208)
　　　■目のかすみが気になる……………………………………杞菊地黄丸(p125)
　　　■空咳や息切れがある………………………………………味麦地黄丸(p257)
　　いいえ➡脚のしびれとむくみがある………………………牛車腎気丸(p129)
　　　　　　むくみが強い……………………………………………………分消湯(p243)

Ⅴ 尿が出にくいですか？　はい⮕A　　いいえ⮕B

A　⮕Ⅳへ

B　残尿感がありますか？　はい⮕B-1　　いいえ⮕B-2
　　　B-1　尿の濁りがありますか？
　　　　　　は　い⮕陰部のかゆみや発熱がある ……………………… 竜胆瀉肝湯(p265)
　　　　　　　　　　口や舌の渇きがある ……………………………… 清心蓮子飲(p188)
　　　　　　　　　　過労やストレスがある ……………………………… 五淋散(p132)
　　　　　いいえ⮕八味地黄丸(p233)
　　　B-2　⮕補陽還五湯(p251)

6 排尿，陰部に関するトラブル

陰部のトラブル

●陰部そう痒感

START　ノドが渇いてのぼせますか？
　　　　　は　い⮕白虎加桂枝湯(p238)
　　　　　いいえ⮕竜胆瀉肝湯(p265)

●インポテンツ

START　手足や末端が冷たいですか？　はい⮕A　　いいえ⮕B

A　⮕当帰四逆加呉茱萸生姜湯(p217)

B　胃腸はあまり強くない方ですか？
　　　は　い⮕疲れていて元気があまりない ……………………… 桂枝加竜骨牡蛎湯(p112)
　　　　　　　舌や口が渇き，排尿トラブルがある ……………………… 清心蓮子飲(p188)
　　　いいえ⮕元気で高血圧の傾向がある ……………………… 柴胡加竜骨牡蛎湯(p137)

7 筋肉・神経や関節のトラブル
肩こり・肩の痛み

START 月経痛や月経不順がありますか，または更年期と関係があると思いますか？
　　　　　はい⇒Ⅰ　　いいえ⇒Ⅱ（男性はⅡ）

Ⅰ 症状はどのカテゴリーに当てはまりますか？

月経痛が強い	はい	はい	いいえ	いいえ
脚や全身の冷えがある	はい	いいえ	はい	いいえ
カテゴリー	A	B	C	D

A 特に下半身が冷えてのぼせますか？
　　は　い⇒桂枝茯苓丸(p117)／甲字湯(p121)
　　　　　■湿疹が気になる……………………………桂枝茯苓丸料加薏苡仁(p118)
　　いいえ⇒当帰芍薬散(p219)（加人参）

B 便秘気味ですか？
　　は　い⇒精神的に不安定になりやすい………………………………桃核承気湯(p214)
　　　　　やや肥満傾向……………………………………………………通導散(p213)
　　いいえ⇒折衝飲(p190)

C ⇒加味逍遙散(p89)
　　■皮膚がカサカサしていて血色が悪い………………加味逍遙散加川芎地黄(p90)
　　■下痢をしやすい………………………………………………………逍遙散(p177)

D ⇒香蘇散(p124)

Ⅱ 便秘気味ですか？　はい⇒A　　いいえ⇒B

A 精神的に不安定になりやすいですか？　はい⇒A-1　　いいえ⇒A-2
　　A-1 ⇒三黄瀉心湯(p146)／三黄散(p145)
　　A-2 肥満傾向がありますか？
　　　　は　い⇒腹が張って苦しい………………………………………大柴胡湯(p200)
　　　　　　　　湿疹や吹き出物ができやすい……………………防風通聖散(p246)
　　　　いいえ⇒応鐘散(p77)

B 頭痛や頭重感・耳鳴りなどがありますか？
　　頭痛がする⇒B-1　　頭重感・耳鳴りがある⇒B-2　　いずれもない⇒B-3
　　B-1 悪寒がしますか？
　　　　は　い⇒葛根湯(p84)
　　　　　　　　■特に肩が痛い……………………………………桂枝加葛根湯(p108)
　　　　いいえ⇒血圧が高い方である……………………………………釣藤散(p210)
　　　　　　　　冷えると頭痛がして吐き気がある…………………呉茱萸湯(p130)
　　B-2 倦怠感はありますか？
　　　　は　い⇒虚弱で血圧は高い………………………………………七物降下湯(p157)
　　　　　　　　腰の冷えと頻尿がある……………………………………八味地黄丸(p233)
　　　　　　　　■足腰のしびれがある………………………………………牛車腎気丸(p129)

　　　　　　いいえ➡桂枝茯苓丸(p117)／甲字湯(p121)
　　　　　　　■湿疹がある……………………………桂枝茯苓丸料加薏苡仁(p118)
　B-3　肩を上げると痛みがありますか？
　　　　　は　い➡温めると痛みが改善する……………………………独活葛根湯(p222)
　　　　　　　　　肩こりはあまりない…………………………………………二朮湯(p224)
　　　　　いいえ➡葛根黄連黄芩湯(p83)

7 筋肉・神経や関節のトラブル

筋肉痛，打ち身・捻挫

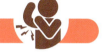

肩こり☞肩こり・肩の痛み(p42)

START　打ち身や捻挫の痛みですか？　はい➡A　　いいえ➡B

　A　　傷んでから時間が経っている………………………………………治打撲一方(p206)
　　　　内出血が強い…………………………………………………………………通導散(p213)

　B　　関節痛や神経痛もありますか？　はい➡B-1　　いいえ➡B-2
　B-1　あちらこちらに痛みが移りますか？
　　　　　は　い➡背中が冷たく感じる………………………………………清湿化痰湯(p184)
　　　　　　　　　夜や冷えたときに痛む………………………………………疎経活血湯(p195)
　　　　　いいえ➡冷えると痛みが強くなる……………………………………麻杏薏甘湯(p255)
　　　　　　　　　かなり慢性化している…………………………………………薏苡仁湯(p259)
　B-2　こむら返りですか？
　　　　　は　い➡芍薬甘草湯(p161)
　　　　　　　　■冷え性，または寒気がする……………芍薬甘草附子湯(p162)
　　　　　いいえ➡首や肩の痛みがある……………………………………………葛根湯(p84)
　　　　　　　　　運動後などの筋肉痛………………………………………芍薬甘草湯(p161)

7 筋肉・神経や関節のトラブル
腰痛・下肢痛

月経と関係する痛みと思われる☞月経痛(p49)

START 症状はどのカテゴリーに当てはまりますか？

足腰や体幹の冷えがある	はい	はい	いいえ	いいえ
肩がこりやすい	はい	いいえ	はい	いいえ
カテゴリー	Ⅰ	Ⅱ	Ⅲ	Ⅳ

Ⅰ 脚のしびれや頻尿がありますか？
　　は　い➡八味地黄丸(p233)
　　　　　■特に脚のしびれが強い……………………………………牛車腎気丸(p129)
　　いいえ➡当帰芍薬散(p219) (加人参)

Ⅱ 特にどこの冷えが強く感じられますか？
　　腰➡A　　手足の末端➡B　　全身➡C

　A 上半身は熱っぽく感じますか？
　　　は　い➡五積散(p128)
　　　いいえ➡腰が冷たく感じて痛い………………………………苓姜朮甘湯(p267)
　　　　　　　手足のほてりがある……………………………………温経湯(p70)
　　　　　　　汗をよくかいてむくみがある………………………防已黄耆湯(p245)

　B ➡当帰四逆加呉茱萸生姜湯(p217)
　　　■当帰四逆湯(p218)

　C ➡芍薬甘草附子湯(p162)

Ⅲ 便秘気味ですか？
　　は　い➡強い月経痛の可能性………………………………………通導散(p213)
　　　　　　精神不安がある………………………………………………桃核承気湯(p214)
　　いいえ➡筋肉や関節の痛みにも使える……………………………芍薬甘草湯(p161)
　　　　　　月経に伴う腰痛………………………………………………折衝飲(p190)

Ⅳ 関節痛もありますか？　はい➡A　　いいえ➡B

　A 貧血気味で血色がよくないですか？
　　　は　い➡当帰建中湯(p216)
　　　いいえ➡味麦地黄丸(p257)

　B 筋肉や関節の痛みにも使える……………………………………芍薬甘草湯(p161)
　　　関節を伸ばすと痛い………………………………………………独活湯(p223)
　　　夜や冷えたときに痛む……………………………………………疎経活血湯(p195)

7 筋肉・神経や関節のトラブル
神経痛

START どこが主に痛みますか？
　　　　腰から脚にかけて痛む（坐骨神経痛）➡ I　　足腰以外にも痛みを感じている➡ II

I 下半身の冷えがありますか？　はい➡ A　　いいえ➡ B

A 手足の先が冷たくなりますか？
　　は　い➡当帰四逆加呉茱萸生姜湯(p217)
　　いいえ➡手のひらや足裏はほてることがある……………………………八味地黄丸(p233)
　　　　　　上半身には熱感がある……………………………………………五積散(p128)
　　　　　　尿量が多い…………………………………………………………苓姜朮甘湯(p267)

B 貧血気味ですか？
　　は　い➡当帰建中湯(p216)
　　いいえ➡体質に関係なく利用できる…………………………………芍薬甘草湯(p161)
　　　　　　夜や冷えたときに痛む…………………………………………疎経活血湯(p195)

II 関節にも痛みや炎症がありますか？　はい➡ A　　いいえ➡ B

A 他に以下のような症状がありますか？
　　手足の冷え➡ A-1　　頭痛➡ A-2　　筋肉痛➡ A-3　　皮膚のかさつき➡ A-4
　A-1　➡桂枝加朮附湯(p111)
　　　　■めまいや動悸のすることも………………………………桂枝加苓朮附湯(p113)
　A-2　寒気もある……………………………………………………………桂枝湯(p115)
　　　　顔面に痛みがある……………………………………………………続命湯(p194)
　A-3　背中が冷たい…………………………………………………………清湿化痰湯(p184)
　　　　夜や冷えたときに痛む………………………………………………疎経活血湯(p195)
　　　　手に湿疹などがある…………………………………………………麻杏薏甘湯(p255)
　A-4　関節は熱をもっている感じ…………………………………………桂枝芍薬知母湯(p114)

B 冷えがありますか？
　　は　い➡腰から下が特に冷える………………………………………苓姜朮甘湯(p267)
　　　　　　カラダ全体に冷えがある……………………………………芍薬甘草附子湯(p162)
　　　　　　手足が冷えてかぜのような症状………………………………麻黄附子細辛湯(p253)
　　いいえ➡特に胸の辺りの痛みに………………………………………柴胡疎肝湯(p141)
　　　　　　女性に利用されることが多い…………………………………折衝飲(p190)
　　　　　　顔面に痛みがある………………………………………………清上蠲痛湯(p185)

7 筋肉・神経や関節のトラブル
関節痛

START いずれの症状が最も近いですか？
　　　　悪寒や頭痛がしてかぜ気味➡Ⅰ　　　　むくんでいる➡Ⅱ
　　　　筋肉や神経にも痛みが感じられる➡Ⅲ　いずれでもない➡Ⅳ

Ⅰ　吐き気や胃の不快感がありますか？　はい➡A　　いいえ➡B

　A　上半身に熱感がありますか？
　　　　は　い➡五積散(p128)
　　　　いいえ➡柴胡桂枝湯(p139)

　B　強い発熱や悪寒がありますか？
　　　　は　い➡麻黄湯(p252)
　　　　いいえ➡疲労感が強く，関節痛は強くない……………………桂枝湯(p115)
　　　　　　　　手足が冷える……………………………………桂枝加朮附湯(p111)
　　　　　　　　■めまいやむくみがみられる…………………桂枝加苓朮附湯(p113)

Ⅱ　汗をよくかきますか？　はい➡A　　いいえ➡B

　A　水太りで疲れやすいですか？
　　　　は　い➡防已黄耆湯(p245)
　　　　いいえ➡越婢加朮湯(p73)

　B　手足に冷えを感じますか？
　　　　は　い➡桂枝加苓朮附湯(p113)
　　　　いいえ➡九味檳榔湯(p105)

Ⅲ　背中が冷たく感じますか？　はい➡A　　いいえ➡B

　A　➡清湿化痰湯(p184)

　B　夜から朝にかけて痛みが強いですか？
　　　　は　い➡疎経活血湯(p195)
　　　　いいえ➡冷えると痛みが強くなる……………………………麻杏薏甘湯(p255)
　　　　　　　　かなり慢性化している…………………………………薏苡仁湯(p259)

Ⅳ　手足の冷えがありますか？
　　　　は　い➡桂枝加朮附湯(p111)
　　　　　　　　■めまいやむくみがみられる…………………桂枝加苓朮附湯(p113)
　　　　いいえ➡関節は熱をもっている………………………………桂枝芍薬知母湯(p114)
　　　　　　　　貧血気味で痛みは慢性化している……………………大防風湯(p202)
　　　　　　　　手足を伸ばすと痛い………………………………………独活湯(p223)

7 筋肉・神経や関節のトラブル

むくみ

START ノドの渇きがありますか？　はい➡A　　いいえ➡B

A 口渇，頻尿があり疲れやすいですか？　はい➡A-1　　いいえ➡A-2
　A-1 手足のほてりがありますか？
　　　　は　い➡六味丸(p272)
　　　　　　■目の疲れがある……………………………………杞菊地黄丸(p125)
　　　　　　■のぼせや顔のほてりが強い……………………知柏地黄丸(p208)
　　　　いいえ➡下半身の冷えがある………………………………八味地黄丸(p233)
　　　　　　■脚のしびれが強い…………………………………牛車腎気丸(p129)
　　　　　　排尿困難や血尿がみられる……………………………猪苓湯(p211)
　A-2 悪心や下痢がありますか？
　　　　は　い➡めまいがする………………………………………五苓散(p133)
　　　　　　二日酔い・蕁麻疹がある………………………………茵蔯五苓散(p69)
　　　　　　腹痛があり口が苦い……………………………………柴苓湯(p144)
　　　　いいえ➡汗がよく出る……………………………………越婢加朮湯(p73)
　　　　　　水ばなや咳が出る…………………………小青竜湯加石膏(p173)

B 動悸や息切れがありますか？　はい➡B-1　　いいえ➡B-2
　B-1 冷えがありますか？　はい➡B-1a　　いいえ➡B-1b
　　B-1a 肩こりや頭重感がありますか？
　　　　　は　い➡当帰芍薬散(p219)（加人参）
　　　　　いいえ➡サラサラした痰や鼻水が出る…苓甘姜味辛夏仁湯(p266)
　　　　　　めまい・下痢がある………………………………真武湯(p182)
　　B-1b 咳がよく出ますか？
　　　　　は　い➡木防已湯(p258)
　　　　　いいえ➡脚が重く関節が痛い……………………九味檳榔湯(p105)
　　　　　　肥満・便秘気味…………………………………防風通聖散(p246)
　B-2 尿量は少ない感じがありますか？　はい➡B-2a　　いいえ➡B-2b
　　B-2a 汗をよくかく……………………………………防已黄耆湯(p245)
　　　　　おなかが張る感じがある……………………………分消湯(p243)
　　B-2b 咳や痰がよく出ますか？
　　　　　は　い➡小青竜湯(p170)
　　　　　いいえ➡体力がなく胃腸が弱い……………………補気建中湯(p248)

7 筋肉・神経や関節のトラブル

しびれ

START 主に脚がしびれていますか？　はい➡A　いいえ➡B

A 手足がほてりますか？
　　は　い➡六味丸（p272）
　　いいえ➡牛車腎気丸（p129）
　　　　　■空咳がよく出る……………………………………味麦地黄丸（p257）

B 言葉がもつれたり顔面にしびれがありますか？
　　は　い➡続命湯（p194）
　　いいえ➡補陽還五湯（p251）

漢方薬コラム

●漢方薬に塗り薬はありますか？

　漢方薬にも塗り薬はあります。薬局で売られている処方で有名なものを2つ挙げておきました。どちらも年齢や体力，性別，妊娠などとは関係なく使うことができます。ただし，目や口の中には利用できませんので注意してください。

紫雲膏：紫色の軟膏で，あかぎれや汗疹，ただれ，火傷，痔の痛みなどに利用できます。組織の再生を促す働きがあり，床ずれや狭い範囲の火傷にはとても有効です。ただし，化膿している場合は抗生剤が含まれる軟膏か，神仙太乙膏を利用してみます。

神仙太乙膏：切り傷やかゆみ，虫刺されなどに利用できます。紫雲膏と同様に火傷にも利用されます。化膿しているときにも利用できます。

8 女性特有のトラブル

月経異常

月経痛 ☞ 月経痛 (p49)
月経に伴う不快な症状 ☞ 血の道症 (p50)
更年期障害 ☞ 血の道症 (p50)

START 出血量が多い（月経過多）
　　　　　唇が乾く ……………………………………………………………… 温経湯 (p70)
　　　　　冷え性である ………………………………………………………… 芎帰膠艾湯 (p101)

8 女性特有のトラブル

月経痛

START 冷えがありますか？
　　　　　体幹の冷えが強い➡Ⅰ　　手足・体幹に冷えがある➡Ⅱ　　強い冷えはない➡Ⅲ

Ⅰ　　手足がほてる ………………………………………………………………… 温経湯 (p70)
　　　　主に下半身が冷える ……………………………………………………… 五積散 (p128)

Ⅱ　　めまいやふらつきがありますか？　はい➡A　　いいえ➡B

　A　➡当帰芍薬散 (p219)（加人参）

　B　のぼせて顔が赤くなりますか？
　　　　は　い➡特に下半身に冷えがある ……………… 桂枝茯苓丸 (p117)／甲字湯 (p121)
　　　　　　　　桂枝茯苓丸 (p117)で痛みがよくならないとき ……………… 折衝飲 (p190)
　　　　いいえ➡冷えて頭痛がする …………………… 当帰四逆加呉茱萸生姜湯 (p217)
　　　　　　　　■当帰四逆湯 (p218)
　　　　　　　　貧血気味で疲れやすい …………………………………… 当帰建中湯 (p216)

Ⅲ　　便秘気味ですか？　はい➡A　　いいえ➡B

　A　精神的に不安定になりやすいですか？
　　　　は　い➡桃核承気湯 (p214)
　　　　いいえ➡下腹部が痛み熱感がある ……………………………… 大黄牡丹皮湯 (p198)
　　　　　　　　食欲がありやや肥満気味 ……………………………………… 通導散 (p213)

　B　経血が少ない ………………………………………………………………… 牛膝散 (p127)
　　　　下腹部が特に痛む ……………………………………………………… 折衝飲 (p190)

8 女性特有のトラブル

血の道症（月経・出産・更年期に伴う不快な症状）

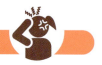

START どの症状が最も気になりますか？
　　　　　不安感やイライラ感➡Ⅰ　　のぼせ➡Ⅱ　　めまい➡Ⅲ　　足腰や全身の冷え➡Ⅳ
　　　　　産後の問題➡Ⅴ

Ⅰ　不安感とイライラ感のどちらが強いですか？
　　　不安感➡A　　イライラ感➡B　　どちらも➡C

　A　産後の不安感ですか？
　　　　は　い➡芎帰調血飲第一加減(p102)
　　　　いいえ➡加味逍遙散(p89)
　　　　　　　■皮膚のかさつきが気になる……………加味逍遙散加川芎地黄(p90)

　B　すぐに怒ったり物に当たったりするタイプですか？
　　　　は　い➡抑肝散(p260)
　　　　　　　■胃腸が弱い……………………………抑肝散加陳皮半夏(p262)
　　　　　　　■イライラして眠りにくい………………抑肝散加芍薬黄連(p261)
　　　　いいえ➡黄連解毒湯(p79)

　C　のぼせますか？
　　　　は　い➡肥満タイプで便秘気味………………………………桃核承気湯(p214)
　　　　　　　めまいがする………………………………………女神散(p226)
　　　　　　　便秘気味………………三黄瀉心湯(p146)／三黄散(p145)
　　　　いいえ➡疲れやすく肩こりや月経困難がある………………逍遙散(p177)
　　　　　　　動悸，不眠がある…………………………柴胡加竜骨牡蛎湯(p137)

Ⅱ　肩こりがしますか？　　はい➡A　　いいえ➡B

　A　便秘気味ですか？
　　　　は　い➡疲れやすくイライラする……………………………加味逍遙散(p89)
　　　　　　　経血が多い，鼻血が出やすい…………三黄瀉心湯(p146)／三黄散(p145)
　　　　いいえ➡桂枝茯苓丸(p117)／甲字湯(p121)

　B　貧血気味ですか？
　　　　は　い➡皮膚がかさついてかゆい………………………………温清飲(p71)
　　　　　　　ふらつきや動悸がある……………………………………連珠飲(p271)
　　　　いいえ➡めまいや精神不安がある………………………………女神散(p226)
　　　　　　　湿疹がよく出て不眠気味………………………………黄連解毒湯(p79)

Ⅲ　月経痛がありますか？　　はい➡A　　いいえ➡B

　A　貧血気味ですか？
　　　　は　い➡当帰芍薬散(p219) (加人参)
　　　　いいえ➡のぼせや脚の冷えがある……………桂枝茯苓丸(p117)／甲字湯(p121)
　　　　　　　便秘気味……………………………………………………通導散(p213)

B 動悸がしますか？
　　　は　い ➡ のぼせ気味でイライラしやすい ……………………… 黄連解毒湯(p79)
　　　　　　　のぼせて動悸がする ……………………………………… 連珠飲(p271)
　　　いいえ ➡ のぼせて精神不安がある ………………………………… 女神散(p226)
　　　　　　　やや抑鬱気味で頭が重い ………………………………… 香蘇散(p124)

Ⅳ 月経痛はありますか？
　　　は　い ➡ 疲れやすくめまいがする ………………………… 当帰芍薬散(p219)(加人参)
　　　　　　　胃腸の調子がよくない …………………………………… 五積散(p128)
　　　　　　　唇が乾き手足がほてる …………………………………… 温経湯(p70)
　　　いいえ ➡ 動悸や寝汗がみられる ……………………………… 柴胡桂枝乾姜湯(p138)
　　　　　　　肌の色が悪くかさつく …………………………………… 四物湯(p159)

Ⅴ 産後に悪露の出が悪い ……………………………………… 芎帰調血飲第一加減(p102)
　　産後の悪露がなかなか止まらない ………………………………… 折衝飲(p190)

9 冷え・のぼせ

冷え性

月経痛や月経不順がある ☞ 血の道症 (p50)
更年期障害と思う ☞ 血の道症 (p50)
手足が特に冷える ☞ 手足の冷え (p52)

START 不安やイライラがありますか？　はい➡A　　いいえ➡B

A ➡加味逍遙散 (p89)
　　　■肩こりがあり肌が乾燥している ……………………… 加味逍遙散加川芎地黄 (p90)
　　　■加味逍遙散 (p89) で下痢をする ………………………………………… 逍遙散 (p177)

B 下痢やめまいがありますか？　はい➡B-1　　いいえ➡B-2
　　B-1 ➡真武湯 (p182)
　　B-2 寝汗をよくかいて湿疹がみられますか？
　　　　　は　い➡黄耆建中湯 (p75)
　　　　　いいえ➡小建中湯 (p167)

9 冷え・のぼせ

手足の冷え

START 次のどの症状を伴っていますか？
　　　　下痢や嘔気➡Ⅰ　　めまい➡Ⅱ　　どちらもない➡Ⅲ

Ⅰ 頭痛や悪寒がありますか？
　　　は　い➡体力が消耗している ……………………………………… 四逆湯 (p152)
　　　　　　　特に脚が冷たく痛い …………………… 当帰四逆加呉茱萸生姜湯 (p217)
　　　いいえ➡人参湯 (p227)
　　　　　　■冷えが特に強い ………………………………………… 附子理中湯 (p242)

Ⅱ 肩こり (女性では月経不順・月経痛) がありますか？　はい➡A　　いいえ➡B

A 貧血気味ですか？
　　　は　い➡当帰芍薬散 (p219) (加人参)
　　　いいえ➡桂枝茯苓丸 (p117) ／甲字湯 (p121)
　　　　　　■のぼせやすく湿疹が多い ………………… 桂枝茯苓丸料加薏苡仁 (p118)

B 普段から胃腸が弱い …………………………………………… 半夏白朮天麻湯 (p237)

Ⅲ 疲労倦怠感がありますか？　はい➡A　　いいえ➡B

A ノドの渇きはありますか？
　　　は　い➡八味地黄丸 (p233)
　　　　　　■腰のしびれとむくみがある …………………………… 牛車腎気丸 (p129)
　　　いいえ➡悪寒などかぜのような症状がある …………… 麻黄附子細辛湯 (p253)
　　　　　　強い倦怠感と貧血がある ……………………………… 十全大補湯 (p163)
　　　　　　強い倦怠感と咳や不眠がある ………………………… 人参養栄湯 (p228)

| B | 腰から下が冷たくなる ………………………………………… 苓姜朮甘湯 (p267) |
| | 下腹部痛やしもやけがある ……………………………………… 当帰四逆湯 (p218) |

9 冷え・のぼせ
足腰の冷え

START のぼせる感じがありますか？　はい➡A　　いいえ➡B

- **A** 咳がよく出ますか？　はい➡A-1　　いいえ➡A-2
  - **A-1** ➡蘇子降気湯 (p196)
  - **A-2** 下腹部痛や月経不順がありますか？
    - は　い➡桂枝茯苓丸 (p117)／甲字湯 (p121)
      - ■湿疹が気になる ……………………… 桂枝茯苓丸料加薏苡仁 (p118)
    - いいえ➡苓桂朮甘湯 (p269)

- **B** めまいや立ちくらみがありますか？　はい➡B-1　　いいえ➡B-2
  - **B-1** 貧血気味ですか？
    - は　い➡当帰芍薬散 (p219) (加人参)
    - いいえ➡半夏白朮天麻湯 (p237)
  - **B-2** 胃の痛みがありますか？
    - は　い➡延年半夏湯 (p74)
    - いいえ➡冷えて脚が痛い ……………………… 当帰四逆加呉茱萸生姜湯 (p217)
      - 手足がほてり唇が乾燥する ……………………………… 温経湯 (p70)

9 冷え・のぼせ
のぼせ

月経や更年期と関係している☞血の道症 (p50)

START 便秘気味ですか？　はい➡A　　いいえ➡B

- **A** 血圧は高い方ですか？　はい➡A-1　　いいえ➡A-2
  - **A-1** 不眠やイライラがありますか？
    - は　い➡三黄瀉心湯 (p146)／三黄散 (p145)
    - いいえ➡防風通聖散 (p246)
  - **A-2** 比較的軽い便秘 ………………………………………… 大黄甘草湯 (p197)
    - 常習的な便秘 …………………………………………… 調胃承気湯 (p209)
    - 体力があまりなくて硬い便が出にくい …………………… 麻子仁丸 (p256)

- **B** 疲れやすいですか，または疲れていますか？
  - は　い➡目の疲れがある ………………………………………… 杞菊地黄丸 (p125)
    - 血圧が高い方である …………………………………… 七物降下湯 (p157)
    - 不眠や精神不安がある …………………………… 桂枝加竜骨牡蛎湯 (p112)
  - いいえ➡苓桂味甘湯 (p270)

10 子どものトラブル

夜尿症

START 寒がりますか？　はい⇒A　　いいえ⇒B

A 神経質なタイプですか？　はい⇒A-1　　いいえ⇒A-2
- **A-1** カラダが弱くてすぐにおなかをこわしますか？
  - は　い⇒小建中湯(p167)
  - いいえ⇒桂枝加竜骨牡蛎湯(p112)
- **A-2** ⇒苓姜朮甘湯(p267)

B 普段から排尿回数が多い感じがしますか？
- は　い⇒六味丸(p272)
- いいえ⇒越婢加朮湯(p73)

10 子どものトラブル

夜泣き

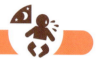

START 疳の虫(すぐに怒りだす，ものを投げる，大声で叫ぶなど)がありますか？
はい⇒A　　いいえ⇒B

A ⇒抑肝散(p260)
- ■おなかをすぐにこわしたり，吐いたりする ……………… 抑肝散加陳皮半夏(p262)
- ■チック症状がみられることもある ………………………… 抑肝散加芍薬黄連(p261)

B おねしょをしますか？(乳児の場合)泣き声などあまり元気がないですか？
はい⇒B-1　　いいえ⇒B-2
- **B-1** 体質が弱くてすぐにおなかをこわしますか？
  - は　い⇒小建中湯(p167)
  - いいえ⇒桂枝加竜骨牡蛎湯(p112)
- **B-2** 寝ていても驚いて目を覚ましたりしますか？
  - は　い⇒柴胡加竜骨牡蛎湯(p137)
  - いいえ⇒甘麦大棗湯(p95)

10 子どものトラブル

疳の虫

START 皮膚炎や扁桃腺炎などの炎症を起こしやすい体質ですか？　はい⇒A　　いいえ⇒B

A ⇒柴胡清肝湯(p140)

B 夜泣きが激しく，叫んだり暴れたりしますか？
- は　い⇒抑肝散(p260)
  - ■おなかをこわしやすい ……………………………… 抑肝散加陳皮半夏(p262)
  - ■夜泣きがとても強い ………………………………… 抑肝散加芍薬黄連(p261)
- いいえ⇒甘麦大棗湯(p95)

11 精神的なトラブル

いらいら

月経や更年期と関係あるかも ☞ 血の道症 (p50)

START すぐ人や物にやつ当たりするタイプですか？ はい➡A いいえ➡B

A ➡抑肝散 (p260)
- 普段から胃腸が弱い ……………………………………… 抑肝散加陳皮半夏 (p262)
- 不安をよく感じる ………………………………………… 抑肝散加芍薬黄連 (p261)

B 冷え性ですか？
　　は　い➡加味逍遙散 (p89)
　　　　　- 皮膚がかさつく …………………………………… 加味逍遙散加川芎地黄 (p90)
　　いいえ➡ストレスによるイライラ ……………………………………… 柴胡疏肝湯 (p141)
　　　　　顔が赤く湿疹などが見られる ……………………………………… 黄連解毒湯 (p79)
　　　　　血圧の高い傾向があり，頭痛がする ……………………………… 釣藤散 (p210)

11 精神的なトラブル

不安

START 症状は月経と関係していると思いますか，または更年期と関係していると思いますか？
　　はい➡A　　いいえ➡B (男性は B)

A 便秘気味ですか？ はい➡A-1 いいえ➡A-2
　A-1 月経痛が強いですか？
　　　　は　い➡桃核承気湯 (p214)
　　　　いいえ➡顔が赤くなり頭重感がある ……三黄瀉心湯 (p146) ／ 三黄散 (p145)
　　　　　　　血圧が高い方である ………………………… 柴胡加竜骨牡蛎湯 (p137)
　A-2 皮膚の血色が悪くかさつきますか？
　　　　は　い➡精神的に疲れて眠れない ……………………………… 加味帰脾湯 (p88)
　　　　　　　- 加味帰脾湯 (p88) で下痢をする場合 ……………… 帰脾湯 (p100)
　　　　　　　イライラ感がある ………………………… 加味逍遙散加川芎地黄 (p90)
　　　　いいえ➡のぼせてイライラ感がある ……………………………… 加味逍遙散 (p89)
　　　　　　　- のぼせはなく，冷え性 ……………………………… 逍遙散 (p177)

B 強い動悸 (鼓動が聞こえるなど) がありますか？ はい➡B-1 いいえ➡B-2
　B-1 便秘気味で血圧が高い方ですか？
　　　　は　い➡柴胡加竜骨牡蛎湯 (p137)
　　　　いいえ➡のぼせて胸苦しい ………………………………………… 苓桂甘棗湯 (p268)
　　　　　　　咳や発熱のみられることも …………………………………… 四逆散 (p151)
　B-2 ノドが詰まった感じや呼吸が苦しいことがありますか？
　　　　は　い➡咳や吐き気のあることも ……………………………… 半夏厚朴湯 (p235)
　　　　　　　喘息のような咳が出る ………………………………………… 柴朴湯 (p143)
　　　　いいえ➡ときに動悸のすることも ……………………………… 加味帰脾湯 (p88)
　　　　　　　夜に目がさえて眠れない ………………………………… 酸棗仁湯 (p147)

11 精神的なトラブル

不眠

不安が強くて眠れない☞不安(p55)

START　眠れない原因は何だと思いますか？
　　　　興奮して眠れない➡Ⅰ
　　　　何となくイライラして眠れない➡Ⅱ
　　　　月経や更年期と関係あると思う➡Ⅲ
　　　　咳が出て眠れない➡Ⅳ
　　　　その他の原因で眠れない➡Ⅴ

Ⅰ　イライラしている感じもありますか？　はい➡A　　いいえ➡B

A　➡Ⅱへ

B　いやな夢をよく見ますか？
　　　は　い➡性的なこと(性的な夢や夢精)が伴っている ……… 桂枝加竜骨牡蛎湯(p112)
　　　　　　動悸や息切れ，口の渇きなどがある ………………… 柴胡桂枝乾姜湯(p138)
　　　いいえ➡悩みが強くて眠れない ……………………………… 甘麦大棗湯(p95)
　　　　　　不安や動悸を感じる ……………………………… 柴胡加竜骨牡蛎湯(p137)

Ⅱ　不安感も強いですか？　はい➡A　　いいえ➡B

A　月経や更年期と関係していると思いますか？
　　　は　い➡のぼせがある ………………………………………… 加味逍遙散(p89)
　　　　　　胃腸が弱い …………………………………………… 加味帰脾湯(p88)
　　　いいえ➡便秘気味 ……………………………………… 柴胡加竜骨牡蛎湯(p137)
　　　　　　顔が赤くのぼせ気味 ……………………………………… 黄連解毒湯(p79)

B　「キレやすい」タイプですか？
　　　は　い➡抑肝散(p260)
　　　　　　■月経や更年期と関係している ………………… 抑肝散加芍薬黄連(p261)
　　　いいえ➡甘草瀉心湯(p93)

Ⅲ　イライラした感じもありますか？　はい➡A　　いいえ➡B

A　➡Ⅱへ

B　便秘気味ですか？
　　　は　い➡顔が赤くのぼせる ………………………… 三黄瀉心湯(p146)／三黄散(p145)
　　　　　　血圧が高い傾向がある …………………………… 柴胡加竜骨牡蛎湯(p137)
　　　いいえ➡疲労感が強い ……………………………………………… 逍遙散(p177)
　　　　　　冷えがあって唇が乾燥する ………………………………… 温経湯(p70)
　　　　　　寝汗をかいて不快な夢をよく見る …………………… 柴胡桂枝乾姜湯(p138)

Ⅳ 食欲不振がありますか？　はい🡪A　　いいえ🡪B

A 体力がなく，ぐったりしていますか？
　　は　い🡪人参養栄湯(p228)
　　いいえ🡪大柴胡湯去大黄(p201)

B かぜが長引いている感じですか？
　　は　い🡪咳が出て眠れない ………………………………………… 竹茹温胆湯(p204)
　　　　　　動悸や口の渇きなどがある ……………………… 柴胡桂枝乾姜湯(p138)
　　いいえ🡪四逆散(p151)

Ⅴ 胃腸が弱いタイプですか？　はい🡪A　　いいえ🡪B

A 血色が悪く疲労が溜まっていますか？
　　は　い🡪加味帰脾湯(p88)
　　　　　　■加味帰脾湯で下痢をする人に ……………………………… 帰脾湯(p100)
　　いいえ🡪病後の不眠など ………………………………………………… 温胆湯(p72)
　　　　　　動悸がして眠れない ……………………………………… 加味温胆湯(p87)

B 疲労が溜まってかえって眠れない ………………………………………… 酸棗仁湯(p147)
　　動悸や胸苦しさで眠れない ………………………………………………… 黄連阿膠湯(p78)
　　手足がほてって眠れない …………………………………………………… 三物黄芩湯(p148)

11 精神的なトラブル

抑鬱

START 息苦しさやノドの詰まりを感じますか？　はい🡪A　　いいえ🡪B

A 喘息のような咳が出たり吐き気があったりしますか？
　　は　い🡪柴朴湯(p143)
　　いいえ🡪半夏厚朴湯(p235)

B 胸がつかえて食欲不振や吐き気などがありますか？
　　は　い🡪香砂六君子湯(p123)
　　いいえ🡪香蘇散(p124)

11 精神的なトラブル
動悸・息切れ

START　動悸や息切れ以外に最も気になる症状はどれですか？
　　　　めまいやふらつき➡I　　全身の冷え➡II
　　　　疲れやすい➡III　　　　息切れとともに咳が出る➡IV
　　　　動悸だけで息切れはあまりない➡V

I　貧血気味ですか？
　　は　い➡連珠飲 (p271)
　　いいえ➡苓桂朮甘湯 (p269)

II　咳や鼻水が出ますか？
　　は　い➡苓甘姜味辛夏仁湯 (p266)
　　いいえ➡柴胡桂枝乾姜湯 (p138)

III　ノドが渇いて頻尿や排尿困難がありますか？
　　は　い➡味麦地黄丸 (p257)
　　いいえ➡手足がほてることも ……………………………………… 炙甘草湯 (p160)
　　　　　下半身の倦怠感が強い ……………………………………… 九味檳榔湯 (p105)

IV　頻尿や排尿困難がありますか？
　　は　い➡味麦地黄丸 (p257)
　　いいえ➡口の乾きや尿量減少がある ………………………………… 木防已湯 (p258)
　　　　　冷えがある ……………………………………………… 苓甘姜味辛夏仁湯 (p266)

V　下痢がありますか？　はい➡A　　いいえ➡B

　A　発熱や悪寒がありますか？
　　　は　い➡桂枝人参湯 (p116)
　　　いいえ➡真武湯 (p182)

　B　精神不安などがありますか？
　　　は　い➡下から突き上げるような強い動悸 …………………… 苓桂甘棗湯 (p268)
　　　　　　胃腸が弱く不眠の傾向 ……………………………………… 帰脾湯 (p100)
　　　いいえ➡のぼせて顔が紅潮する …………………………………… 黄連解毒湯 (p79)
　　　　　　肥満気味 …………………………………………………… 防風通聖散 (p246)
　　　　　　手足の冷えとのぼせがある ……………………………… 苓桂味甘湯 (p270)

12 こんなときに
かぜ

START　症状はどのカテゴリーに当てはまりますか？

頭痛または咳	頭痛がある		咳が出る		頭痛も咳もない	
嘔気・食欲不振	ある	ない	ある	ない	ある	ない
カテゴリー	Ⅰ	Ⅱ	Ⅲ	Ⅳ	Ⅴ	Ⅵ

Ⅰ　ひどい下痢をしていますか？
　　　は　い➡手足がとても冷える……………………………………四逆湯(p152)
　　　　　　発熱と腹痛がある………………………………………黄芩湯(p76)
　　　いいえ➡かぜをこじらせた……………………………………柴胡桂枝湯(p139)
　　　　　　強い関節痛や肩の痛みと嘔気…………………………柴葛解肌湯(p135)

Ⅱ　悪寒，寒気がしますか？　はい➡A　　いいえ➡B

　　A　首・肩・関節が痛みますか？
　　　　　は　い➡汗が出ず，強い関節の痛みと咳……………………麻黄湯(p252)
　　　　　　　　　汗が出ず，肩・首の痛みが強い…………………葛根湯(p84)
　　　　　　　　　やや発汗がある……………………………………桂枝湯(p115)
　　　　　いいえ➡体表が熱っぽく感じる………………………………升麻葛根湯(p176)
　　　　　　　　　肩・首の痛みが強い………………………………桂枝加葛根湯(p108)

　　B　頭痛が特に強い……………………………………………………川芎茶調散(p192)
　　　　手足の冷えと関節痛がある………………………………………五積散(p128)

Ⅲ　➡小柴胡湯(p168)

Ⅳ　悪寒，寒気がしますか？　はい➡A　　いいえ➡B

　　A　汗が出ず，強い関節の痛み………………………………………麻黄湯(p252)
　　　　手足が冷える………………………………………………………麻黄附子細辛湯(p253)

　　B　サラサラした鼻水が出ますか？　はい➡B-1　　いいえ➡B-2
　　　B-1　➡小青竜湯(p170)
　　　　　■咳が強くノドが渇く……………………………小青竜湯加杏仁石膏(p172)
　　　B-2　痰のからんだ咳が出ますか？
　　　　　　は　い➡空咳が出る………………………………………竹葉石膏湯(p205)
　　　　　　　　　激しい咳が出る………………………………………五虎湯(p126)
　　　　　　　　　粘い痰が出る………………………………………麻杏甘石湯(p254)
　　　　　　いいえ➡体表がかゆい………………………………………桂麻各半湯(p120)
　　　　　　　　　胃腸が弱い…………………………………………参蘇飲(p180)

Ⅴ　下痢を伴う夏かぜですか？
　　　は　い➡藿香正気散(p82)
　　　いいえ➡気分がふさがり食欲不振がある………………………香蘇散(p124)
　　　　　　体力が低下している………………………………………補中益気湯(p249)

Ⅵ　冷えと下痢がある …………………………………………………… 桂枝人参湯(p116)
　　冷えと口渇・口乾がある ………………………………………… 柴胡桂枝乾姜湯(p138)
　　冷えとめまいがある ………………………………………………………… 真武湯(p182)

12 こんなときに
二日酔い

START　どのような症状がありますか？
　　　　　吐き気が強い⇒Ⅰ　　めまいが強い⇒Ⅱ　　下痢をしている⇒Ⅲ

Ⅰ　ノドが渇きますか？　はい⇒A　　いいえ⇒B

　A　皮膚のかゆみや蕁麻疹がありますか？
　　　は　い⇒茵蔯五苓散(p69)
　　　いいえ⇒五苓散(p133)

　B　胃の痛みがありますか？
　　　は　い⇒黄連湯(p80)
　　　いいえ⇒二陳湯(p225)

Ⅱ　吐き気や頭痛もありますか？
　　　は　い⇒五苓散(p133)
　　　いいえ⇒黄連解毒湯(p79)

Ⅲ　ノドが渇きますか？
　　　は　い⇒五苓散(p133)
　　　いいえ⇒半夏瀉心湯(p236)

12 こんなときに
暑気あたり

START　どのような症状がありますか？
　　　　　どちらかといえば吐き気が強い⇒Ⅰ
　　　　　どちらかといえば下痢がひどい⇒Ⅱ
　　　　　吐き気や下痢はあまりなくノドが渇く⇒Ⅲ

Ⅰ　おなかが張る感じがありますか？
　　　は　い⇒胃苓湯(p67)
　　　いいえ⇒五苓散(p133)

Ⅱ　だるさが強く眠気が強いですか？
　　　は　い⇒清暑益気湯(p187)
　　　いいえ⇒ノドの渇きや吐き気もある ……………………………… 柴苓湯(p144)
　　　　　　　夏かぜをひいた ………………………………………… 藿香正気散(p82)

Ⅲ　空咳が出て痰が絡みますか？
　　　は　い⇒竹葉石膏湯(p205)
　　　いいえ⇒白虎加人参湯(p239)

12 こんなときに
疲労倦怠

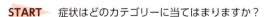

START 症状はどのカテゴリーに当てはまりますか？

食欲不振	はい	はい	いいえ	いいえ
貧血気味	はい	いいえ	はい	いいえ
カテゴリー	I	II	III	IV

I 咳が出て不眠などがありますか？
　　　は　い➡人参養栄湯 (p228)
　　　いいえ➡十全大補湯 (p163)

II 暑さが原因だと思いますか？　はい➡ A　　いいえ➡ B

A 吐き気や頭痛，悪寒などがありますか？
　　　は　い➡藿香正気散 (p82)
　　　いいえ➡清暑益気湯 (p187)

B 高い熱がありますか？
　　　は　い➡強い悪寒がする ………………………………… 柴葛解肌湯 (p135)
　　　　　　　吐き気やめまいがする ……………………………… 小柴胡湯 (p168)
　　　いいえ➡食欲が低下している ……………………………… 補中益気湯 (p249)
　　　　　　　下痢が続いている ……………………………… 参苓白朮散 (p183)

III 妊娠や出産 (流産) が原因だと思いますか？　はい➡ A　　いいえ➡ B (男性は B)

A めまいがありますか？
　　　は　い➡めまいやむくみがある ……………………… 当帰芍薬散 (p219) (加人参)
　　　いいえ➡四物湯 (p159)

B ➡柴根牡蛎湯 (p153)

IV 特に下半身にだるさを感じますか？　はい➡ A　　いいえ➡ B

A 頻尿や腰痛がありますか？
　　　は　い➡八味地黄丸 (p233)
　　　いいえ➡九味檳榔湯 (p105)

B ➡小建中湯 (p167)
　　■汗をよくかきぐったりしている ……………………………… 帰耆建中湯 (p97)

12 こんなときに
肥満

START 便秘気味ですか？
は　い⮕中年太りタイプ………………………………………**防風通聖散**(p246)
　　　　がっしりして上腹部が張っている………………………大柴胡湯(p200)
いいえ⮕水太りで下半身がむくむ……………………………**防已黄耆湯**(p245)
　　　　がっしりして上腹部が張っている……………………大柴胡湯去大黄(p201)

12 こんなときに
こんなときにも

● **しゃっくり**
　　⮕半夏瀉心湯(p236)
　　⮕呉茱萸湯(p130)
　　⮕柿蒂湯(p158)(呉茱萸湯(p130)でも止まらないとき)

● **胸の痛み**
　　⮕柴陥湯(p136)(咳が出ると胸が痛い)
　　⮕人参湯(p227)(食べると胸が痛い)

● **中耳炎の痛み**
　　⮕小柴胡湯加桔梗石膏(p169)

第3部
処方解説

- 胃 消化
- 腸 おなか
- 体表
- 目・耳・鼻 口・ノド
- 頭
- 陰部 排尿
- 関節 神経
- 女性
- のぼせ 冷え
- 子ども
- 精神
- こんなときに

あんちゅうさん
安中散 🚺 [医] [甘]

消化 胃

腹部は力がなくて，胃痛または腹痛があって，ときに胸やけやげっぷ，胃もたれ，食欲不振，吐き気，嘔吐などを伴うものの**神経性胃炎，慢性胃炎，胃腸虚弱**

○	**ストレスや冷たい物の摂りすぎで胃が痛くなる(特に空腹時)** **普段から胃が弱く，胸焼けや食欲不振を起こしやすい**
×	**二日酔いや強い吐き気☞五苓散(p133)，黄連解毒湯(p79)** **脂っこいものを食べ過ぎたとき，飲酒時の胃の不快感☞平胃散(p244)**

処方のしくみ
桂皮(けいひ) **延胡索**(えんごさく) **牡蛎**(ぼれい) **茴香**(ういきょう) **縮砂**(しゅくしゃ) **甘草**(かんぞう) **良姜**(りょうきょう)

胃が冷えて腹部の気の流れが悪くなっています。これが胃痛の原因です。
➔良姜・茴香が胃を温めて，縮砂・桂皮が気の流れをよくし，延胡索が痛みを取ってくれます。
胃の働きが悪くなると気や胃酸が逆流してげっぷ，吐き気，胸やけが生じます。
➔牡蛎が胃酸を中和してくれます。
胃と関係のある脾の働きも低下して食欲不振や下痢が起こっています。
➔甘草が脾の働きを高めてくれます。

利用のしかた
- この処方は本来，生薬をそのまま粉にして服用する「散剤」です。エキス剤との効果の違いはよくわかっていませんが，エキスは濃縮されているため服用量は少なくてすみます。一方，牡蛎(カキの殻)などはそのまま飲むほうが胃酸の中和には有効かもしれません。生薬末にエキスを加えた商品は両方の利点を期待したものでしょう。
- 安中散と書かれた製品には茯苓を含むものがありますが，利用法はほぼ同じです(**安中散加茯苓**(p65)参照)。
- 湯薬はエキス剤と同様に利用できます。
- やせ型で甘いものを好む人に適応が多いようです。

注意すること
- 胃は冷えて痛みます。温めるとよくなることが多いので，冷たい食事は避けましょう。
- 口内炎などが同時にある場合は胃が熱をもっている可能性がありますので，**黄連湯**(p80)や**黄連解毒湯**(p79)を利用します。
- 吐き気が強い場合には，**小半夏加茯苓湯**(p174)や**二陳湯**(p225)を利用します。

製品

散剤	安中散料エキス(クラシエ，三和④，ツムラ②，東洋漢方②，東洋②，松浦)，温中止痛湯(ウチダ)，オースギ漢方胃腸薬(大杉)，JPS 漢方顆粒-1 号(ジェーピーエス)，ストレージタイプⅠ(武田②)，タケダ漢方胃腸薬 A 末💧(武田⑦)，安中散料エキス🥢(一元，ウチダ，三和④，東洋漢方②)，安中散🍃🥢(ウチダ)
錠剤・カプセル・丸	安中散料エキス錠(三和⑤，ジェーピーエス⑤)，アンチュン N(小太郎⑤)，ホノミアンピ錠(剤盛堂⑤)，タケダ漢方胃腸薬 A💧(武田⑦)，錠剤安中散🍃(一元※)
湯薬	安中散料🍃(タキザワ，東洋漢方)

安中散加茯苓 あんちゅうさんかぶくりょう

腹部は力がなくて，神経過敏で胃痛または腹痛があって，ときに胸やけやげっぷ，胃もたれ，食欲不振，吐き気，嘔吐などを伴うものの**神経性胃炎，慢性胃炎，胃腸虚弱**

○	利用法は基本的に安中散(p64)と同じ
×	安中散と同じ

処方のしくみ 桂皮 延胡索 牡蛎 茴香 縮砂 甘草 良姜 茯苓

安中散(p64)と同じしくみです。脾の働きが悪くなると胃内に水分が溜まり，吐き気や食欲不振が起こります。
→茯苓が消化管の水を除いてくれます。
→茯苓には精神を落ち着かせる作用もあります。

利用のしかた
■安中散(p64)の適応で，胃に水が溜まっている感じ（チャプチャプと音がする）がする場合に利用してみます。
■安中散の適応で，精神的なことが原因で胃痛が起こっていると考えられる場合に利用してみます。

注意すること
• 安中散(p64)と同じです。

製品	
散剤	太田漢方胃腸薬Ⅱ(太田⑦)，JPS漢方胃腸薬N(ジェーピーエス)，ニタンダ安中散(二反田②)
錠剤・カプセル・丸	太田漢方胃腸薬Ⅱ(太田⑦)，安中散加茯苓エキス錠(クラシエ⑦)

胃風湯（いふうとう）

消化 胃

顔色悪くて食欲なく，疲れやすいものの**急・慢性胃腸炎，冷えによる下痢**

○	おなかを冷やしたときの水のような下痢 元気がなく，貧血気味のときの下痢 少し下血を伴う下痢
×	吐き気があり強い腹痛がある下痢☞黄芩湯(p76)，五苓散(p133) 体力のある人で，突発的な下痢☞五苓散(p133)

処方のしくみ 桂皮（けいひ） 芍薬（しゃくやく） 川芎（せんきゅう） 当帰（とうき） 人参（にんじん） 白朮（びゃくじゅつ） 茯苓（ぶくりょう） 粟（あわ）

おなかを冷やしたため，脾胃が冷えて働きが悪くなっています。脾の働きが悪くなると下痢をします。

➡人参・白朮で脾の働きを高め，粟で胃の働きを調えています。

脾の働きが弱いので水が胃に溜まります。

➡茯苓・白朮で胃の水を除きます。

下痢が続いて気や血ができないため貧血や下血が生じます。

➡当帰・芍薬で血を補い，桂皮・川芎で流れをよくします。

利用のしかた

■何か原因はよくわからないけど下痢をしている場合に使ってみます。
■子どもの下痢に適応が多いようです。
■普段から胃が弱く顔色のあまりよくない人に適応します。

注意すること

- 胃は冷えているので温めるようにしましょう。
- 強い腹痛を伴う下痢には適応しないので，黄芩湯(p76)などを利用してみます。

製品

散剤	フラーリンⅠ粒(剤盛堂)
錠剤・カプセル・丸	フラーリンⅠ錠(剤盛堂⑤)

胃苓湯（いれいとう） [医] [甘]

水様性の下痢，嘔吐があり，口渇，尿量減少を伴うものの**食あたり，暑気あたり，冷え腹，急性胃腸炎，腹痛**

○	消化不良で水のような下痢がある 暑さにあたりすぎたときや，おなかを冷やしたときの下痢
×	元気がなくて弱い下痢がずっと続いている☞胃風湯(p66)

処方のしくみ　桂皮（けいひ）　蒼朮（そうじゅつ）　沢瀉（たくしゃ）　猪苓（ちょれい）　茯苓（ぶくりょう）　白朮（びゃくじゅつ）　厚朴（こうぼく）　陳皮（ちんぴ）　大棗（たいそう）　甘草（かんぞう）　生姜（しょうきょう）
(芍薬（しゃくやく）　縮砂（しゅくしゃ）　黄連（おうれん）)

五苓散(p133)と平胃散(p244)を合わせた処方です。
冷えが胃に入って水の流れが悪くなり，胃に水が溜まって吐き気がします。
➔蒼朮・沢瀉・猪苓・茯苓で水の流れをよくし，桂皮で冷えを温めています。
脾胃の働きが弱っていて下痢をしています(暑気あたりで胃の働きは悪くなります)。
➔白朮・大棗・甘草・生姜で脾胃の働きを高め，厚朴・陳皮で胃の気の流れをよくします。

利用のしかた

■尿量は減ってむくむ傾向にあり，同時にノドがよく渇きます。
■ガスが溜まっておなかが張っているときにも利用できます。
■芍薬・縮砂・黄連の入っている製品もあります。

注意すること

- 暑気あたりで特に下痢が強い場合には，清暑益気湯(p187)や藿香正気散(p82)を利用してみます。
- 脾の冷えや胃の熱が原因なので，冷たい物やアルコール，脂っこいものは避けましょう。

製品

散剤	健腸(建林)，フラーリンA粒🖌(剤盛堂)
錠剤・カプセル・丸	胃苓湯エキス錠(大峰堂⑤，クラシエ⑤)，フラーリンA錠(剤盛堂⑤)

いんちんこうとう
茵蔯蒿湯 🚹 [医]

口渇があり，尿量少なく，便秘するものの**蕁麻疹，口内炎，湿疹・皮膚炎，皮膚のかゆみ**

○	ノドが渇くときの口内炎 頭によく汗をかく湿疹，蕁麻疹
×	腹痛や下痢のあるとき ノドの渇きがみられないとき

処方のしくみ　茵蔯蒿（いんちんこう）　山梔子（さんしし）　大黄（だいおう）

本来は黄疸を治療する処方ですが，皮膚のかゆみや炎症に応用しています。
胃に熱があると体表に熱が伝わり，かゆくなったり炎症(口内炎や湿疹)が起きます。
➔山梔子で熱を除きます。
胃の熱は胆や腸にも伝わり胆汁が漏れて黄疸になり，便秘になります(腸の熱で便が乾いて硬くなります)。
➔茵蔯蒿で胆の熱を除き，大黄で腸の熱を除きます。

利用のしかた

■ノドの渇きが必ずあり，場合によっては便秘をしていることがあります。
■陰部のかゆみに利用することもあります。
■本来は黄疸の治療薬ですが，黄疸の症状がなくても利用できます。

注意すること

- 胃の熱が原因なので，熱性の強いアルコールや脂っこいものは避けましょう。
- 下痢をする場合には，茵蔯五苓散(p69)を利用してみます。
- 重篤な黄疸が出ているときには，医師の診断を受けてください。

製品

散剤	茵蔯蒿湯エキス(クラシエ④，三和④，松浦)，茵蔯蒿湯エキス細粒🥄(三和④)
錠剤・カプセル・丸	茵蔯蒿湯エキス錠(三和⑤)，錠剤茵蔯蒿湯💧(一元⑦)
湯薬	茵蔯蒿湯🌿(ウチダ※，東洋漢方④)

茵蔯五苓散
いんちんごれいさん

ノドが渇いて，尿量が少ないものの嘔吐，蕁麻疹，二日酔い，むくみ

○	二日酔いによる吐き気や下痢，ノドの渇き 顔などがむくみ，尿量が減少している
×	冷たいものを食べ過ぎて吐き気がする☞呉茱萸湯(p130) ノドの渇きがあまりなく，手足が冷えて吐き気や下痢がある☞人参湯(p227)

処方のしくみ　沢瀉　茯苓　猪苓　蒼朮(白朮)　桂皮　茵蔯蒿

五苓散(p133)に茵蔯蒿を加えた処方で，五苓散がむくみや吐き気を改善し，茵蔯蒿が原因を解決します。
お酒の飲み過ぎなどで胃に熱がこもり，胃の働きが弱っています。
➲茵蔯蒿は胃から胆に伝わった熱を除きます。
胃が弱って水が胃やカラダ全体に溜まっています。
➲茯苓・沢瀉・猪苓・蒼朮(白朮)で水の流れをよくして，桂皮で全体の気の流れをよくして水の流れを補助します。

利用のしかた

- 製品によっては蒼朮の代わりに白朮が使われていますが，蒼朮はむくみをとる働きが，白朮は胃の働きを高める効果が高いと考えられます。
- 茵蔯蒿湯(p68)の適応で下痢をしているときに利用できます。
- 黄疸がみられるときにも利用できます。

注意すること

- 尿量が多い場合はカラダが冷えている可能性があるので利用しません。
- 便秘をしている場合には，茵蔯蒿湯(p68)を利用します。
- 重篤な黄疸が出ているときには，医師の診断を受けてください。

製品	
散剤	茵蔯五苓散エキス(小太郎，東洋漢方②)，茵蔯五苓散料エキス顆粒(東洋漢方②)
湯薬	茵蔯五苓湯(ウチダ※)，茵蔯五苓散料(東洋漢方④)

うんけいとう
温経湯 🧍 [医] [甘]

手足がほてり，唇がかわくものの**月経不順，月経困難，こしけ（おりもの），更年期障害，不眠，神経症，湿疹・皮膚炎，足腰の冷え，しもやけ，手あれ（手の湿疹・皮膚炎）**

○	更年期で下腹部の冷えが気になる 手足のほてりがあるときの皮膚炎や湿疹，しもやけ 下半身を冷やしたために起きたおりものの異常
×	下腹部に冷えはなく，肩こりや月経痛が強い☞桂枝茯苓丸（p117） 冷えがないおりものの異常☞竜胆瀉肝湯（p265）

体表

処方のしくみ 半夏 麦門冬 当帰 川芎 芍薬 人参 桂皮 阿膠 牡丹皮 甘草 呉茱萸 生姜

子宮や性器を巡る経絡（任脈・衝脈）が冷えたため，下半身の冷えやおりものの異常がみられます。
➔呉茱萸・桂皮・生姜で経絡を温めます（経絡を温めるので「温経湯」と呼ばれます）。
冷えによって気や血の流れが悪くなり，熱が偏るため唇が乾燥したり手足がほてります。
➔川芎・牡丹皮で血の流れを，半夏・桂皮で気の流れをよくします。
冷えによって気や血の産生が少なくなるため，皮膚が荒れて月経不順が起こります。
➔当帰・芍薬・阿膠・麦門冬で血を補い，人参・甘草で気を補います。

利用のしかた

■一般的には女性に適応され，冷えを温めることで月経を正常にして更年期障害を改善する働きがあります。
■唇がかわき皮膚が乾燥して，手足にほてりがある場合によく効きます。また，上半身に熱感を感じることがよくあります。
■阿膠の代わりにゼラチンを使っている製品もありますが，ゼラチンは阿膠の主要成分ですので，効果に大きな違いはないと考えられます。
■更年期障害や月経異常に伴う頭痛にも利用できます。

女性

冷え のぼせ

注意すること

- 冷えがない場合やのぼせが強い場合には利用しません。
- 長期に利用する場合には甘草の副作用（むくみなど）に気をつけましょう。
- 味があまりよくない処方なので，服用しにくい場合には錠剤を利用します。

製品

散剤	温経湯エキス（クラシエ②，東洋※，松浦），JPS 漢方顆粒-71 号（ジェーピーエス），温恵（建林⑦），温経湯エキス🖌（一元，東洋※）
錠剤・カプセル・丸	温経湯エキス錠（ジェーピーエス⑤，日邦⑤，ロート⑦），錠剤温経湯💧（一元※）
湯薬	温経湯🍃（ウチダ※，東洋漢方※，栃本）

うんせいいん
温清飲 🧍 [医]

皮膚はカサカサして色つやが悪く，のぼせるものの**月経不順，月経困難，血の道症，更年期障害，神経症，湿疹・皮膚炎**

○	カサカサしてかゆい皮膚疾患（湿疹など） 月経不順や更年期障害による不眠，イライラ
×	冷えがある皮膚疾患（乾燥肌やかゆみなど）☞当帰飲子（p215）

処方のしくみ 当帰（とうき） 地黄（じおう） 芍薬（しゃくやく） 川芎（せんきゅう） 黄芩（おうごん） 山梔子（さんしし） 黄連（おうれん） 黄柏（おうばく）

黄連解毒湯（p79）と四物湯（p159）を合わせた処方です。
体内に熱が発生して，心の陽気が強くなりすぎるためにイライラや不眠が生じます。
➔黄芩・黄連・黄柏・山梔子で熱を冷まします。
熱が血に入ると血は少なくなり，流れが悪くなるため皮膚疾患がみられます。
➔地黄・当帰・芍薬が血を補い，川芎が血の流れを改善します。

利用のしかた

- 男女を問わず皮膚の色つやが悪くかゆみがあり，患部が熱っぽい皮膚疾患に利用されます。
- 女性の場合は月経や更年期が関係していることが多く，特に精神的なイライラで眠れないときに効果があります。
- 月経時に出血が多い場合にも利用できます。
- 子どものアトピーなどの体質改善にも利用されます。

注意すること

- 苦い処方なので，服用しにくい場合にはエキスをそのまま冷水で服用するか錠剤を利用します。
- 服用すると胃に不快感がある場合は，食後に服用してください。

製品

散剤	温清飲エキス（ウチダ※，クラシエ，小太郎②，三和※，ツムラ②，松浦），モリ ウーセイン（大杉※），JPS 漢方顆粒-80 号（ジェーピーエス），ストレージタイプ SK（武田②），温清飲エキス🖌（一元※，ウチダ⑦，三和※，東洋※）
錠剤・カプセル・丸	温清飲エキス錠（クラシエ※，三和※，ジェーピーエス⑤，日邦⑤），ウンセイン N（小太郎⑤），メグリモア（森下⑤），錠剤温清飲💧（一元⑦）
湯薬	温清飲🌿（ウチダ※，タキザワ※，栃本※）

体表
女性

うんたんとう
温胆湯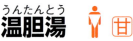

胃腸が虚弱なものの**不眠症，神経症**

○	胃腸が弱い人の不眠 病後の不眠やイライラ
×	胃の不快感が強く腹部膨満感がある☞茯苓飲(p240) 貧血気味で不眠がある☞酸棗仁湯(p147)

処方のしくみ　半夏　茯苓　生姜　陳皮　竹茹　枳実　甘草　(黄連　酸棗仁)

脾胃の働きが悪くて胃に水が溜まり，そこに熱が生じたため不安や不眠を起こしています。
➡陳皮・竹茹・枳実で胃の気の流れをよくして，半夏・茯苓・生姜で胃の水を除きます。
➡甘草は脾の働きを高めます。
➡黄連は胃に生じた熱を冷まします。
➡酸棗仁は心の働きを調えて，不眠を改善します。

利用のしかた

- いつも胃の不調を訴えている人の不眠に効果があります。
- 長期入院や大きな病気をした後は胃の働きが悪いため，不眠がある場合にはこの処方を利用してみます。
- 黄連・酸棗仁が入っていない製品（小太郎）と入っている製品（イスクラ，東洋漢方）があります。不眠が強い場合には入っている処方から利用してみるとよいでしょう。

注意すること

- 吐き気などが強い場合には利用しません。
- かぜが治ってからも咳や痰が出て眠りにくい場合には竹茹温胆湯(p204)，特に精神的に不安定な場合には加味温胆湯(p87)を利用してみます。

製品

散剤	温胆湯エキス（イスクラ，小太郎）
湯薬	温胆湯（東洋漢方※）

精神

越婢加朮湯 (えっぴかじゅつとう)

むくみがあり，ノドが渇き，汗が出て，ときに尿量が減少するものの**むくみ，関節の腫れや痛み，関節炎，湿疹・皮膚炎，夜尿症，目のかゆみ・痛み**

○	むくんで関節が痛い 目のかゆみや痛み 夜尿症
×	悪寒がして関節が痛む☞麻黄湯(p252)，五積散(p128)

処方のしくみ　麻黄　石膏　生姜　甘草　白朮　大棗

脾胃が悪いため湿がカラダに溜まります。
➡白朮・甘草・生姜・大棗で脾胃の働きを高めます。
湿が肺の働きを悪くして全身の水代謝が悪くなりむくみが生じ，また夜尿症などを起こします。
➡麻黄・石膏で肺の働きを高めて水代謝をよくします。
湿は上半身に溜まり，目のかゆみや上半身の湿疹などを引き起こします。

利用のしかた
- ノドの渇きと尿量の減少があります。
- 足首や足指などにむくみがあり，関節は伸ばすと痛いことが多いようです。

注意すること
- 麻黄が含まれているので，服用すると寝にくい人は夜には服用しないようにします。
- 神経痛もある場合には，麻杏薏甘湯(p255)を利用してみます。

製品	
散剤	越婢加朮湯エキス顆粒(松浦/クラシエ)
錠剤・カプセル・丸	越婢加朮湯エキス錠(ジェーピーエス※)，錠剤越婢加朮湯♦(一元⑦)

延年半夏湯

消化 胃

みぞおちに抵抗感があって，肩がこり，足が冷えるものの**慢性胃炎**，**胃痛**，**食欲不振**

○	肩こりを伴う胃の痛み，食欲不振 胃の不快感があって，足首だけが冷えるとき
×	食べ過ぎで胃が痛む ☞ 加味平胃散 (p91)

処方のしくみ　半夏　柴胡　土別甲　桔梗　檳榔子　人参　生姜　枳実　呉茱萸

胸のあたりに水（痰）が溜まって，気の流れが悪くなるため胃がつかえた感じがあります。
➡半夏・生姜・呉茱萸で溜まっている痰を温めて除き，人参・柴胡・枳実・檳榔子・土別甲・桔梗で気の流れをよくします。

利用のしかた
■胸がつかえた感じがあります。
■左肩の肩こりが特に強い場合によく効果が出るようです。

注意すること
• 手足の先が冷たくなるときの胃の痛みには，人参湯(p227)を利用してみます。

製品	
散剤	延年半夏湯エキス細粒 G (小太郎)

薬物療法の最新情報！

月刊 薬事

大型特集続々登場！

3月号 心不全のキードラッグを使いこなす！

4月号 もう一度、基本から理解する
電解質・酸塩基平衡異常

5月号 マルチプロブレムの高齢者薬物治療

※特集タイトル、内容、および時期については変更となる場合がございます。

 毎月1回 1日発行

 A4変型判

1冊 2,000円（税別・送料別）

年間購読料（12冊） 24,000円（税別・送料当社負担）

バックナンバーを試しにお読みいただけます！

じほう試読　検索

株式会社じほう　http://www.jiho.co.jp/

〒101-8421 東京都千代田区猿楽町1-5-15 猿楽町SSビル／TEL 03-3233-6333　FAX 0120-657-769
〒541-0044 大阪市中央区伏見町2-1-1 三井住友銀行高麗橋ビル／TEL 06-6231-7061　FAX 0120-189-015

かかりつけ薬剤師も読んでる！

Rx Info 調剤と情報

監修 日本薬剤師会

大型特集続々登場！

- **3月号** 小児のアトピー性皮膚炎
- **4月号** 「妊婦・授乳婦×くすり」の ベネフィット・リスク
- **5月号** 耐性菌を防ぐ上手な抗菌薬の使い方

※特集タイトル、内容、および時期については変更となる場合がございます。

 毎月1回 1日発行

 A4変型判

1冊
1,560円 (税別・送料別)

年間購読料（12冊）
18,720円 (税別・送料当社負担)

バックナンバーを試しにお読みいただけます！

 じほう試読 検索

株式会社じほう　http://www.jiho.co.jp/

〒101-8421 東京都千代田区猿楽町1-5-15 猿楽町SSビル／TEL 03-3233-6333　FAX 0120-657-769
〒541-0044 大阪市中央区伏見町2-1-1 三井住友銀行高麗橋ビル／TEL 06-6231-7061　FAX 0120-189-015

黄耆建中湯（おうぎけんちゅうとう） [医] [甘]

疲労しやすいものの**虚弱体質，病後の衰弱，寝汗，湿疹・皮膚炎，皮膚のただれ，腹痛，冷え症**

○	とても疲れやすい人の体質改善 寝汗をよくかき，皮膚にトラブルが多い 汗をかくと冷えて下痢をする
×	赤ら顔で湿疹や皮膚炎がある☞黄連解毒湯(p79)

処方のしくみ　桂皮（けいひ）　生姜（しょうきょう）　大棗（たいそう）　芍薬（しゃくやく）　甘草（かんぞう）　黄耆（おうぎ）　膠飴（こうい）

体力がないところに胃腸が冷えて，気ができなくなっています。
➡桂皮で温めて，黄耆が脾の働きを高め，大棗・生姜・甘草・膠飴で胃の調子を整えて気の産生を高めます。
体表の気も弱くなって発汗が止まらなくなります。
➡黄耆・芍薬が発汗を抑えます。

利用のしかた

■疲れやすく，下痢または便秘の傾向があり，汗や寝汗がよく出る場合に利用されます。
■虚弱で皮膚疾患の多い子どもの体質改善にも利用されます。
■膠飴(麦芽飴)の入っている製品(ウチダ，小太郎)と入っていない製品で基本的な効果に大きな違いはないと考えられますが，胃弱や下痢気味の場合は入っているものを利用してみます。
■小建中湯(p167)に黄耆を加えた処方です。

注意すること

- 煎じ薬を作るときは膠飴以外をまず煎じて，生薬をすべて引き上げた後に膠飴を溶かし入れます。

製品

散剤	黄耆建中湯エキス(小太郎，三和④，東洋漢方②，松浦)，療方補気升陽顆粒(クラシエ)，黄耆建中湯エキス🖌(三和④，東洋※)
錠剤・カプセル・丸	黄耆建中湯エキス錠(三和⑤)
湯薬	黄耆建中湯🌿(ウチダ※)

黄芩湯（おうごんとう）

腹痛，みぞおちのつかえがあり，ときに寒気，発熱などがあるものの**下痢**，**胃腸炎**

○	急性の腹痛と下痢 かぜをひいたときの腹痛と下痢 消化不良を伴う下痢
×	長く続いている下痢☞小建中湯(p167) 冷えが強い下痢☞人参湯(p227)

処方のしくみ　黄芩（おうごん）　芍薬（しゃくやく）　甘草（かんぞう）　大棗（たいそう）

体内に熱が発生して，それが腸に入ったため下痢が起こっています。
➡黄芩で体内の熱を冷やし，芍薬で腸の動きを整えます。
胃にも熱が入るため，吐き気や消化不良なども起こります。
➡甘草・大棗で胃の働きを高めます。

利用のしかた
- 下痢をしてもスッキリせず，残便感や腹痛が続くような下痢に利用します。
- 感染症の下痢などにも利用されることがあります。
- 頓服で利用できます。

注意すること
- 長期にわたって利用することはあまりありません。
- よく似た名前の黄連湯(p80)は全く異なる処方なので気をつけてください。

製品

湯薬	黄芩湯（ウチダ※）

応鐘散 (おうしょうさん)

便秘，便秘に伴うのぼせ・肩こり

○	肩こりや肩こりを伴う便秘 ものもらいや目の炎症
×	下痢をしている☞桂枝茯苓丸(p117)

処方のしくみ　大黄(だいおう)　川芎(せんきゅう)

便秘により上半身の気血の流れが悪くなって，肩こりや目の炎症などが起こっています。
➡大黄で腸の動きをよくして便通を調えて，川芎で気血の流れを改善します。

利用のしかた

- 肩こりには葛根湯(p84)と同時に服用すると，さらに効果が上がります。
- 川芎は頭痛にも効くので，頭痛のする便秘に利用してみます。

注意すること

- 妊婦や虚弱な人にはあまり利用しません。
- 下痢をしている場合には利用しません。

製品

散剤	黄快顆粒 (北日本④)，黄快 (北日本※)
錠剤・カプセル・丸	黄快錠 (北日本※)

第3部 処方解説

黄連阿膠湯（おうれんあきょうとう）

冷えやすくのぼせ気味で胸苦しく，不眠の傾向のあるものの**鼻血，不眠症，カサカサした湿疹・皮膚炎，皮膚のかゆみ**

○	イライラしやすい人の皮膚炎や湿疹 のぼせて鼻血が出た イライラして眠れない
×	手足がほてり皮膚が荒れている ☞ 黄連解毒湯(p79)

処方のしくみ　黄連（おうれん）　芍薬（しゃくやく）　黄芩（おうごん）　阿膠（あきょう）　卵黄（らんおう）

胸のあたりで気の流れが悪くなって，のぼせてイライラしたり，心が熱を帯びて不眠が生じます。
➡**黄連・黄芩**で熱を冷まします。
熱が血に入ると出血したり，体表に湿疹が出たりします。
➡**阿膠**で出血を抑えます。
熱で血が少なくなり，皮膚はカサカサになります。
➡**芍薬**で血を補い調えます。

利用のしかた
- 基本的に冷えやのぼせ（手足は冷たく，頭の方はのぼせる），胸の苦しさがあります。
- 鼻血には頓服で利用します。
- 高齢者や病後の出血（血便や血尿など）にも効果があります。

注意すること
- 鶏卵が入っていますので，卵アレルギーがある人は利用を控えてください。
- 数回服用しても鼻血が止まらない場合には，医師の診断を受けてください。
- よく似た名前の**黄連解毒湯**(p79)は全く異なる処方ですので気をつけてください。

製品

散剤	黄連阿膠湯エキス顆粒（クラシエ④）

黄連解毒湯（おうれんげどくとう） 🚺 [医]

のぼせぎみで顔色赤く，イライラして落ち着かない傾向のあるものの**鼻出血，不眠症，神経症，胃炎，二日酔い，血の道症，めまい，動悸，更年期障害，湿疹・皮膚炎，皮膚のかゆみ，口内炎**

○	二日酔いでのぼせやめまいがある 口内炎，胃炎 皮膚炎で熱感とかゆみがあって赤くなっているもの
×	虚弱でとても疲れやすい 冷え性 便秘をしている☞調胃承気湯(p209)

処方のしくみ 黄連（おうれん） 黄柏（おうばく） 黄芩（おうごん） 山梔子（さんしし）

体内に熱が発生して，熱が体表に及んで湿疹や炎症が起こっています。
熱は心に及ぶと不眠やイライラなどが，胃に及ぶと胃炎や口内炎が起こります。
➔黄連・黄芩で上半身の熱を，黄柏・山梔子で下半身の熱を取り，全体として熱を除きます。

利用のしかた

■適用範囲の広い薬で，炎症があって充血した感じの場合によく効きます。
■冷えがなく，イライラして眠れない場合に利用してみます。
■更年期や月経時のイライラにも利用できます。
■飲酒は体内に熱を生じますので，二日酔いで吐き気や熱感のある場合に利用できます。

注意すること

- 全体として冷やす生薬ばかりなので，冷えのある人には適応できません。
- 皮膚に熱感があり，乾燥してカサカサしている場合には，温清飲(p71)を利用してみます。
- 苦くて服用しにくい場合，エキス剤などは冷たい水で服用します。
- よく似た名前の黄連湯(p80)は全く異なる処方ですので気をつけてください。

製品

散剤	黄連解毒湯エキス(一元，クラシエ，小太郎，三和④，ツムラ②，松浦，湧永②)，清熱瀉火(ウチダ)，オースギコーミン(大杉)，JPS 漢方顆粒-3 号(ジェーピーエス)，黄連解毒湯エキス🖌(ウチダ，三和④，東洋※)，黄連解毒湯エキス顆粒💧🖌(東洋漢方④)
錠剤・カプセル・丸	黄連解毒湯エキス錠(大峰堂⑦，三和⑤，ジェーピーエス⑤)，オウゲイン N(小太郎⑤)，黄解 A 錠💧(一元※)，オウゲ EP 錠💧(剤盛堂⑤)，黄連解毒丸🍃(ウチダ⑦)
湯薬	黄連解毒湯🍃(ウチダ※，タキザワ)

黄連湯 おうれんとう

消化 胃

胃部の停滞感や重圧感，食欲不振があり，ときに吐き気や嘔吐のあるものの**胃痛**，**急性胃炎**，**二日酔い**，**口内炎**

○	吐き気や胃に不快感のあるときの口内炎 二日酔いで吐き気がある
×	冷たいものを食べ過ぎて吐き気がする ☞呉茱萸湯(p130)

処方のしくみ　黄連　甘草　乾姜　人参　桂皮　大棗　半夏

胃に熱があり気の流れが悪くなったため，吐き気や胃の痛みが生じます。
➡黄連で胃の熱を除き，桂皮・半夏で気の流れを調えます。
脾は逆に冷えて働きが悪くなり，下痢や食欲不振を起こします。
➡乾姜・人参で冷えた脾を温めて働きを高め，甘草・大棗で胃の働きをサポートします。

利用のしかた
■ストレスなどによる吐き気や胃の不快感の改善に利用できます。
■口臭が気になる場合に利用してみます。

注意すること
- 下痢が強い場合には，半夏瀉心湯(p236)を利用してみます。
- 胃の不快感が少なくて口内炎のある場合には，黄連解毒湯(p79)を利用してみます。
- エキス剤が苦くて服用しにくい場合には，冷たい水で服用します。
- よく似た名前の黄芩湯(p76)や黄連解毒湯(p79)とは全く異なる処方ですので気をつけてください。

製品
散剤	快峰(太虎)，黄連湯エキス散（ウチダ）
湯薬	黄連湯（ウチダ※，タキザワ）

乙字湯（おつじとう） [医] [甘]

大便がかたく，便秘傾向のあるものの**痔核（いぼ痔），きれ痔，便秘，軽度の脱肛**

○	便秘気味のいぼ痔や切れ痔 陰部のかゆみ
×	貧血気味で疲れやすい人の痔☞当帰建中湯（p216） 下痢をしている☞当帰建中湯（p216）

処方のしくみ 当帰（とうき） 柴胡（さいこ） 黄芩（おうごん） 甘草（かんぞう） 升麻（しょうま） 大黄（だいおう）

下半身に熱が生じて肛門付近の血の流れが悪くなり，痔になっています。
➡大黄・黄芩で腸の熱を除き，当帰で血の流れをよくします。
血流悪化により肛門が下がり，脱肛やいぼ痔になっています。
➡柴胡・升麻で肛門の下がりを改善して，甘草で全体の働きを調和して炎症を抑えます。

利用のしかた

■痔によるさまざまな症状（痛みや軽い出血など）に利用できます。
■一般には出血が少なく，あまり重篤ではない痔に利用します。

注意すること

- 痔の出血が強い場合には，芎帰膠艾湯（p101）を利用してみます。
- 頑固ないぼ痔には，桂枝茯苓丸（p117）と併せて利用してみます。
- 痔がひどい場合には医師の診断を受けてください。

製品

散剤	乙字湯エキス（クラシエ，三和④，ツムラ②，東洋漢方②，二反田②，松浦），モリ　タイヂーン（大杉），JPS 漢方顆粒-4 号（ジェーピーエス），プリザ漢方内服薬（大正），南陽（建林），乙字湯エキス🖌（一元，ウチダ④，三和④）
錠剤・カプセル・丸	乙字湯エキス錠（大峰堂⑤，クラシエ⑤，三和⑤，ジェーピーエス⑤），錠剤乙字湯（一元※），オツジンS・小太郎漢方ぢ内服薬（小太郎⑤），モリ　ヂーネン（日邦⑦）
湯薬	乙字湯🍃（ウチダ※，タキザワ，東洋漢方）

かっこうしょうきさん
藿香正気散 [甘]

消化 胃

おなか 腸

感冒，暑さによる食欲不振，急性胃腸炎，下痢，全身倦怠

○	夏かぜや暑さが原因の吐き気や下痢 冷たいものなどを食べたり飲んだりして下痢をした
×	胃腸症状のないかぜ（悪寒や発熱がある）☞葛根湯（p84），麻黄湯（p252） 冷えて腹痛がする下痢，嘔吐☞人参湯（p227）

処方のしくみ 白朮（びゃくじゅつ） 半夏（はんげ） 茯苓（ぶくりょう） 厚朴（こうぼく） 陳皮（ちんぴ） 桔梗（ききょう） 白芷（びゃくし） 蘇葉（そよう） 藿香（かっこう） 大腹皮（だいふくひ） 大棗（たいそう） 生姜（しょうきょう） 甘草（かんぞう）

暑さで胃の気の流れが悪くなり，下痢や悪心・食欲不振が生じています。
➡甘草・大棗・生姜で胃の働きを高めて，陳皮・厚朴・藿香・蘇葉で胃の気の流れをよくします。
胃の働きが低下して水が胃に溜まり，吐き気が起こります。
➡半夏・茯苓・大腹皮・陳皮・厚朴・白朮で悪心や下痢を抑えます。

利用のしかた

- 夏に暑さに負けて起きた下痢や吐き気，その他の胃腸症状に頓服で利用できます。
- 冬でも下痢や嘔吐のあるかぜに利用できます。
- 冷房でカラダを冷やしすぎて下痢をしている場合にも利用してみます。
- 下痢は水のような便になることが多いようです。

注意すること

- 独特の香りがする処方で，人によっては服用しにくく感じます。
- 暑さでぐったりして下痢をしている場合には，清暑益気湯（p187）を利用します。
- 下痢や嘔吐のある場合には，十分に給水（水分補給液やスポーツドリンク）することを心がけてください。

製品

散剤	藿香正気散（料）エキス（クラシエ，小太郎，松浦），勝湿顆粒（イスクラ），カッコーサンN（小太郎⑤），救長（建林）
液剤	JPS 藿香正気散液（ジェーピーエス※）

こんなときに

葛根黄連黄芩湯
かっこんおうれんおうごんとう

下痢，急性胃腸炎，口内炎，舌炎，肩こり，不眠

○	発熱と下痢が同時にある 下痢を伴う口内炎や肩こり
×	消化器症状のないかぜ（悪寒，発熱）☞ 葛根湯(p84)，麻黄湯(p252) 冷えがある下痢 ☞ 人参湯(p227)

処方のしくみ　葛根　黄連　黄芩　甘草

体表に邪があると同時に体内に発生した熱で気の流れが悪くなって，下痢や発熱，肩こりなどがみられます。
➡葛根・甘草で体表の邪を除き発熱を抑えます。
➡黄連・黄芩で熱を冷まして炎症を抑えると同時に，気の流れをよくして下痢を改善します。

利用のしかた
- 下痢は出てもスッキリせず，残便感や腹痛が残ります。
- 胸のつかえや首・肩の痛みを感じることが多く，吐き気がみられることもあります。
- 比較的元気な子どもの下痢に利用してみます。
- 二日酔いで胸がつかえて下痢をしている場合にも利用できます。

注意すること
- 必ず消化器症状のあることが利用の指標です。
- 下痢のない口内炎には，黄連解毒湯(p79)を利用してみます。

製品

散剤	葛根黄連黄芩湯エキス（救心，小太郎）
湯薬	葛根黄連黄芩湯 （ウチダ※）

葛根湯 かっこんとう

感冒の初期（汗をかいていないもの），鼻かぜ，鼻炎，頭痛，肩こり，筋肉痛，手や肩の痛み

○	かぜのひき始めで首や肩が痛み，悪寒がする 肩こり，寝違え，首の痛み（かぜをひいていなくても利用できる）
×	吐き気や腹痛など消化器症状を伴うかぜ ☞ 小柴胡湯 (p168) 体力が低下していて寒さが強く感じられるかぜ ☞ 麻黄附子細辛湯 (p253) かぜをひいているが汗がよく出る ☞ 桂枝湯 (p115)

処方のしくみ　葛根　麻黄　大棗　桂皮　芍薬　甘草　生姜

体表に邪があって中に侵入しようとしているため悪寒がします。
➡麻黄・桂皮で発汗して邪を追い出します。
寒さが経絡に入り込み，肩や首の痛みを生じています。
➡葛根・芍薬・甘草で痛みを除きます。
脾胃の働きが悪いため体表の気が少なくなっていて，邪が入りやすくなっています。
➡大棗・生姜・甘草で胃の働きを高めて気の産生を促進します。

利用のしかた

- 基本的に発汗させる処方ですので，温かいものを食べるなどしてカラダを温めましょう。ただし，発汗しすぎは禁物です。
- 眠気の起こらないかぜ薬です。ただし，夜に服用すると眠れない場合は日中に服用して十分に休養しましょう。
- かぜをひいたかなと思ったらすぐに服用することが大切で，数日経ってから服用してもあまり効きません。
- 製品は種類がとても多いですが効き方に大きな違いはありません。使いやすいものを選びましょう。
- 製品によっては小児から利用できます。また「小児用」の製剤も売られています。

注意すること

- 3日くらい服用してもかぜが治らない場合には別の処方を考えるか，医師に相談しましょう。
- 肩こりなどの場合でも数日内には治りますが，改善しない場合には桂枝茯苓丸 (p117) や桃核承気湯 (p214) を利用してみます。
- 鼻づまりにも利用できますが，葛根湯加川芎辛夷 (p86) のほうがよく効く場合が多いようです。

製品

散剤	葛根湯エキス(井藤，大峰堂②，カイゲン，北日本④，クラシエ0・④，廣貫堂②，小太郎，阪本0・②，佐藤②，三宝，三和④，滋賀県，第一三共④，第一薬品，田村，建林，ツムラ②，東洋漢方②，東洋②，二反田②，日邦②，寧薬②，本草，増田②，松浦，山本⑦)，解表舒筋(ウチダ)，ハイ・カッコー(大杉)，風治散(和漢薬②)，葛根湯KIDS(クラシエ)，ホノミキシュ粒(剤盛堂)，JPS漢方顆粒-5号(ジェーピーエス)，カコナール葛根湯顆粒・カコナール2葛根湯顆粒(第一三共②)，葛根湯エキス🥄(一元，ウチダ，三和④，東洋漢方②，東洋※)，ホノミキシュ粒🥄(剤盛堂)
錠剤・カプセル・丸	葛根湯エキス錠(大峰堂⑤，クラシエ⑤，小太郎⑤，三和⑤，ジェーピーエス⑤，伸和⑤，日邦⑤，本草⑤)，カッコーンV(小太郎⑤)，ホノミキシュ錠(剤盛堂⑤)，錠剤葛根湯🍃(一元※)，葛根湯カプレット(小太郎⑤)
液剤	葛根湯(内服)液(カシマ※，金陽※，クラシエ※，廣貫堂※，ジェーピーエス⑦・※，滋賀県※，大協※，ツムラ※，日本薬※，日野※，本草※)，葛根湯シロップ(大生堂※，本草※)，カイゲンかぜ内服液(カイゲン※)，ストナ葛根湯2(佐藤※)，アルシン葛根湯液WS・スパーク葛根湯内服液(滋賀県※)，カコナミン葛根湯液2・カコナミン内服液S(新生※)，プリドミン葛根湯内服液(田村※)，カコナール・カコナール2・ルルかぜ内服液(第一三共※)，ビューンかぜ漢方内服液2(中京※)，カゼコール内服液(日邦※)，カッコリン(萬金※)，漢方濃縮煎剤葛根湯(松浦※)，ピュアドリップ葛根湯(湧永※)
湯薬	葛根湯🍃(池田屋※，ウチダ※，角野，タキザワ，東洋漢方②)

かっこんとうかせんきゅうしんい
葛根湯加川芎辛夷

[医] [甘] [麻]

鼻づまり，蓄膿症(副鼻腔炎)，慢性鼻炎

○	鼻づまりや慢性鼻炎 蓄膿症
×	胃の調子がよくない☞四逆散(p151)

処方のしくみ

葛根(かっこん)　麻黄(まおう)　桂皮(けいひ)　芍薬(しゃくやく)　大棗(たいそう)　生姜(しょうきょう)　甘草(かんぞう)　川芎(せんきゅう)　辛夷(しんい)

体表に邪があり，それとカラダが戦うために発熱をしています。
➔麻黄・桂皮で発汗して邪を除きます。
熱が体内から体表に出て，鼻に炎症を起こしています。
➔川芎・辛夷で炎症を除いて鼻づまりを改善します。
脾胃が弱くて邪が入りやすくなっています。
➔大棗・生姜・甘草・芍薬で脾胃の働きを高めます。

目・耳・鼻
口・ノド

利用のしかた

■基本的には葛根湯(p84)なので，悪寒や発熱，首や肩の痛みなどかぜの症状を伴っていることがあります(なくても利用できます)。
■汗をかきますが，カラダを冷やさないように気をつけましょう。
■かぜをひいていなければ，カラダを温める必要はあまりありません。
■服用しても眠気は起こりません。逆に眠りにくくなることがありますので，そのときは寝る前の服用は避けて日中に服用します。

注意すること

• 鼻づまりには数日で改善しますが，効果がみられない場合には荊芥連翹湯(p106)や辛夷清肺湯(p178)を利用してみます。
• 服用して食欲が落ちる場合には，食後に服用してみます。

製品

散剤	葛根湯加川芎辛夷エキス(クラシエ，三和④，ツムラ②，松浦)，太陽爽鼻湯(ウチダ)，モリチクノーン(大杉)，JPS 漢方顆粒-62 号(ジェーピーエス)，ビスカイナ顆粒(東洋漢方②)，葛根湯加川芎辛夷エキス🖌(一元，ウチダ，三和④，東洋※)，ビスカイナ顆粒🖌(東洋漢方②)
錠剤・カプセル・丸	葛根湯加川芎辛夷エキス錠(大峰堂⑤，クラシエ⑤，三和⑤，ジェーピーエス⑤，伸和⑤，日邦⑤)，オオクサ鼻優 S(大草⑤)，小太郎漢方鼻炎薬 A・ノーザ A(小太郎⑤)，フジビトール B 錠(湧永⑤)，ノンパース A💧(一元⑦)
湯薬	葛根湯加川芎辛夷🌿(ウチダ※，タキザワ)

加味温胆湯 (かみうんたんとう)

胃腸が虚弱なものの**神経症，不眠症**

○	普段から胃が弱い人の不眠 かぜをひいたり病気をした後に不眠になった
×	胃腸は弱くなく，かなりイライラが強くて眠れない ☞ 黄連解毒湯(p79)，抑肝散(p260)

処方のしくみ

半夏（はんげ）・茯苓（ぶくりょう）・陳皮（ちんぴ）・竹茹（ちくじょ）・生姜（しょうきょう）・枳実（きじつ）・甘草（かんぞう）・遠志（おんじ）・玄参（げんじん）・人参（にんじん）・地黄（じおう）・酸棗仁（さんそうにん）・大棗（たいそう）

脾胃の働きが弱って，カラダの中心に湿が溜まっています。
➡人参・甘草・生姜・大棗・枳実で脾胃の働きを高めて，半夏・茯苓・陳皮で湿を除きます。
湿が気の流れを悪くするため心が熱をもち，眠れなくなります。
➡竹茹で熱を冷やして遠志・酸棗仁で心を落ち着かせます。
熱により血が少なくなり，さらに不眠が起こります。
➡地黄・玄参で血を増やして潤いを増やします。

利用のしかた

- 病後に何か原因かわからないけれど眠れないという場合によく効きます。
- ストレスなどを外に発散できず，内にこもってしまうタイプの人に適応が多いようです。
- 気分がふさがってしまったときにも効果のみられることがあります。

注意すること

- 不眠のタイプによって処方を変えてみる必要があります。
- すぐには効かないことが多いので，数週間は続けてみます。

製品

散剤	加味温胆湯エキス顆粒(クラシエ)，雲胆(建林)

加味帰脾湯（かみきひとう） 🚺 [医] [甘]

心身が疲れ，血色が悪く，ときに熱感を伴うものの**貧血，不眠症，精神不安，神経症**

○	**血色がよくなくて，不安やそれに伴う不眠がある** **イライラして眠れない**
×	**血圧が高い傾向がある☞柴胡加竜骨牡蛎湯(p137)** **赤ら顔でイライラが強い☞三黄瀉心湯(p146)，黄連解毒湯(p79)**

処方のしくみ　人参（にんじん）　白朮（びゃくじゅつ）（蒼朮（そうじゅつ））　茯苓（ぶくりょう）　酸棗仁（さんそうにん）　竜眼肉（りゅうがんにく）　黄耆（おうぎ）　当帰（とうき）　遠志（おんじ）　柴胡（さいこ）　山梔子（さんしし）　甘草（かんぞう）　木香（もっこう）　大棗（たいそう）　生姜（しょうきょう）　（牡丹皮（ぼたんぴ））

帰脾湯(p100)に柴胡・山梔子(および牡丹皮)を加えた処方です。
脾胃の働きが悪く気や血が十分に作られていないため，血色が悪くなります。
➡人参・白朮・黄耆・竜眼肉で脾の働きを，甘草・大棗・生姜・木香で胃の働きを高めます。
➡当帰・竜眼肉で血の産生を高めます。
血の不足で肝や心が過熱してイライラや不安，不眠が生じています。
➡柴胡・山梔子・牡丹皮で肝を，茯苓・酸棗仁・遠志で心を調えます。

利用のしかた

■普段から胃が悪いと訴える人に，比較的効果がある処方です。
■更年期や月経に伴う不安やイライラにも利用できます。
■この処方には習慣性がありません。また，他の催眠薬との併用も問題がないと考えられています。
■牡丹皮が含まれる製品(松鶴湯A)もありますが，基本的な効果に違いはありません。

注意すること

• 服用すると下痢をする場合には，**帰脾湯**(p100)を利用してみます。
• 疲労が蓄積した不眠には，**酸棗仁湯**(p147)を利用してみます。

製品

散剤	加味帰脾湯エキス(クラシエ②，松浦)，JPS漢方顆粒-74号(ジェーピーエス)，加味帰脾湯エキス✎(一元，東洋漢方②)
錠剤・カプセル・丸	加味帰脾湯エキス錠(ジェーピーエス⑤，ロート⑤)，ユクリズム(ロート⑤)
湯薬	加味帰脾湯🍃(タキザワ)，松鶴湯A🍃(建林)

精神

加味逍遙散（かみしょうようさん） [医] [甘]

のぼせ感があり，肩がこり疲れやすく，精神不安やいらだちなどの精神神経症状，ときに便秘の傾向のあるものの**冷え症，虚弱体質，月経不順，月経困難，更年期障害，血の道症，不眠症**

○	月経や更年期と関係のある冷えやのぼせ，頭痛，不眠，イライラなど 皮膚の炎症や湿疹が気になり，頭痛やイライラがあるとき
×	イライラしてすぐに怒りだしたり，ものに当たったりしてしまう☞抑肝散(p260) あまり冷えが感じられず，のぼせとイライラがある☞黄連解毒湯(p79)

処方のしくみ 当帰（とうき） 芍薬（しゃくやく） 白朮（びゃくじゅつ）(蒼朮（そうじゅつ）) 茯苓（ぶくりょう） 柴胡（さいこ） 牡丹皮（ぼたんぴ） 山梔子（さんしし） 甘草（かんぞう） 生姜（しょうきょう） 薄荷（はっか）

逍遙散(p177)に牡丹皮・山梔子を加えた処方です。
脾胃の働きが低下して血の産生が少なくなって，月経不順や冷え性，肩こりが生じます。
➔白朮(蒼朮)・茯苓・甘草・生姜で脾胃の働きを高め，当帰・芍薬で血を補います。
肝の血の巡りが悪く，肝や心が熱をもつためイライラしたり不眠になります。
➔柴胡・薄荷で血の流れをよくして，牡丹皮・山梔子で熱を冷まします。

利用のしかた

■月経や更年期にあらわれる不快な症状に，まず利用してみるとよい処方です。
■主に女性に適応が多いですが，皮膚疾患や頭痛，不眠などは男性でも適応できます。
■本来は生薬を粉にした散剤ですが，現在はほぼエキス剤で販売されています。効果の違いはよくわかっていませんが，薄荷などはエキス剤にすると少し成分が減る可能性もあります。
■市販の便秘薬ですぐに腹痛がするような便秘に効果のある場合があります。また，歯茎の出血や鼻血が治ることもあります。

注意すること

- 効果が出るまでに比較的時間がかかるので，数週間は続けます。
- 服用すると吐き気がしたり下痢をする場合には，逍遙散(p177)を利用してみます。
- 皮膚のカサつきが気になる場合には，加味逍遙散加川芎地黄(p90)を利用してみます。
- 月経痛や冷え性があり，めまいやむくみがみられる場合には，当帰芍薬散(p219)を利用してみます。

製品

散剤	加味逍遙散料エキス(クラシエ※，小太郎④，三和※，ツムラ②，東洋※，松浦)，明華順心(ウチダ⑦)，サン・コーミン(大杉※)，療方調律顆粒(クラシエ)，JPS 漢方顆粒-7 号(ジェーピーエス)，清心(建林)，加味逍遙散料エキス(一元※，ウチダ⑦，三和※，東洋漢方※，東洋※)，ホノミチョウケイ粒(剤盛堂)，加味逍遙散(ウチダ※)
錠剤・カプセル・丸	加味逍遙散料エキス錠(大峰堂⑤，クラシエ※，小太郎⑤，三和※，ジェーピーエス⑤，伸和⑤，ツムラ⑤，日邦⑤)，カミセーヌ N(小太郎⑤)，ホノミチョウケイ錠(剤盛堂⑤)，レディシトル T(ジェーピーエス⑤)，錠剤加味逍遙散(一元※)
液剤	漢方濃縮煎剤加味逍遙散(松浦※)
湯薬	加味逍遙散料(ウチダ※，タキザワ※，東洋漢方※，栃本※)

加味逍遙散加川芎地黄 [甘]

（かみしょうようさんかせんきゅうじおう）

皮膚があれてカサカサし，ときに色つやが悪く，胃腸障害はなく，肩がこり，疲れやすく精神不安やいらだちなどの精神神経症状，ときにかゆみ，便秘の傾向のあるものの**湿疹・皮膚炎，しみ，冷え症，虚弱体質，月経不順，月経困難，更年期障害，血の道症**

○	貧血気味の女性にみられる湿疹や皮膚炎などの皮膚トラブル 月経や更年期と関係する皮膚のトラブル
×	胃腸が弱くて食欲をすぐになくす

処方のしくみ　当帰（とうき）　芍薬（しゃくやく）　白朮（びゃくじゅつ）　茯苓（ぶくりょう）　柴胡（さいこ）　川芎（せんきゅう）　地黄（じおう）　甘草（かんぞう）　牡丹皮（ぼたんぴ）　山梔子（さんしし）　生姜（しょうきょう）　薄荷（はっか）

加味逍遙散（p89）に理血薬の川芎・地黄を加えた処方です。四物湯（p159）が加わった形でもあるので，加味逍遙散合四物湯とも呼ばれます。

脾胃の働きが低下して気が作られないため，冷え性になっています。

➡白朮・茯苓・甘草・生姜で脾胃の働きを高めます。

気ができないと血ができず，皮膚が荒れます。

➡地黄・当帰・芍薬で血を補い，川芎で血の巡りをよくします。

肝の血の巡りが悪く，肝や心が熱をもつためイライラしたり不眠になります。

➡柴胡・薄荷で血の流れをよくして，牡丹皮・山梔子で熱を冷まします。

利用のしかた

- 月経周期と関係がある皮膚のトラブルに利用します。また，更年期になってできたしみや肝斑などにも利用してみます。
- 手足がほてることが多いようです。
- 加味逍遙散（p89）と同様に，頭痛や肩こり，不眠，イライラ，冷え性にも利用できます。

注意すること

- 服用後に胃もたれを起こす場合がありますが，胃の働きには特に問題はありません。しかし，これで食欲がなくなる場合には，加味逍遙散（p89）を利用してみます。
- 下痢をすることがあります。

製品

錠剤・カプセル・丸	カミセーヌC（小太郎⑤）

体表　女性　冷え のぼせ　精神

加味平胃散(かみへいいさん) 甘

胃がもたれて食欲がなく，ときに胸やけがあるものの急・慢性胃炎，食欲不振，消化不良，胃腸虚弱，腹部膨満感

消化胃

○	食べ過ぎで胸焼けや胃痛がする 消化不良になって腹部膨満感がある げっぷがよく出る
×	ストレスなどで普段から胃痛がする☞六君子湯(p263) カラダがとても冷えていて胃痛がある☞人参湯(p227)，附子理中湯(p242)

処方のしくみ
蒼朮(そうじゅつ)　厚朴(こうぼく)　陳皮(ちんぴ)　甘草(かんぞう)　生姜(しょうきょう)　大棗(たいそう)　神麴(しんきく)　麦芽(ばくが)　山査子(さんざし)

平胃散(p244)に消化促進作用のある神麴・麦芽・山査子を加えた処方です。
食べ過ぎなどで脾胃の気の流れが悪くなっています。
➡陳皮・厚朴で脾胃の気の流れをよくします。
脾の働きが悪く消化不良になっています。
➡蒼朮・甘草・生姜・大棗で脾胃の働きを高め，神麴・麦芽・山査子で消化不良を改善します。

利用のしかた
- 食べ過ぎなど急性の胃の不快感に利用します。
- 下痢をしていることもあります。
- 平胃散(p244)の適応する人で，食べ過ぎや食後に腹部膨満感を感じる場合に利用します。

注意すること
- 下痢や嘔吐が強い場合には，胃苓湯(p67)を利用してみます。
- 甘いものや脂っこいもの，アルコールは控えましょう。

製品
散剤	加味平胃散エキス(小太郎，松浦)

乾姜人参半夏丸

吐き気・嘔吐が続きみぞおちのつかえを感じるものの**つわり，胃炎，胃腸虚弱**

○	つわり 吐き気がなかなか止まらない
×	二日酔いなどのときの吐き気☞五苓散(p133)，黄連湯(p80) 食べ過ぎたときの吐き気☞加味平胃散(p91)

処方のしくみ　　乾姜　人参　半夏

胃は冷えると吐き気を催します。
➡乾姜で胃を温めます。
脾の働きが悪くなると胃の気が逆上して吐き気が生じます。
➡人参で脾の働きを高め，半夏で気の流れを調えます。

利用のしかた

- 小半夏加茯苓湯(p174)や二陳湯(p225)でも改善しない吐き気に利用してみます(丸剤を少量の水，もしくはそのまま服用します)。
- 頓服で利用します。
- 体力にあまり関係なく利用できますが，どちらかといえば虚弱な人に適応が多く，妊婦にも十分利用できます。
- 丸剤のみ販売されています。

注意すること

- 基本的に胃を温める処方なので，胃に熱があり(お酒や甘いものをたくさん摂った)，吐き気がする場合には利用しません。

製品

錠剤・カプセル・丸	乾姜人参半夏丸 (ウチダ⑦)

かんぞうしゃしんとう
甘草瀉心湯 👤 甘

みぞおちがつかえた感じがあり，ときにイライラ感，下痢，吐き気，腹が鳴るものの**胃腸炎，口内炎，口臭，不眠症，神経症，下痢**

○	口臭や口内炎が気になる 夢をよく見て熟睡ができない おなかがグルグル鳴る下痢
×	便秘気味でイライラして眠りにくい ☞ 柴胡加竜骨牡蛎湯(p137)

処方のしくみ
半夏(はんげ)　黄芩(おうごん)　乾姜(かんきょう)　人参(にんじん)　甘草(かんぞう)　大棗(たいそう)　黄連(おうれん)

半夏瀉心湯(p236)の甘草の量が増えた処方です。
脾が冷えて気の流れが悪くなり，下痢をしています。
➡乾姜で脾を温めて，人参で脾の働きを高めます。
気が流れないので胃は熱をもち痛み，熱が上昇すると口内炎や口臭となります。
➡半夏で気の流れを改善し，黄連・黄芩で冷やして，甘草・大棗で胃の働きを調えます。

利用のしかた
- 下痢がなくても口内炎や口臭に利用できます。
- 下痢がなくてもイライラしたり嫌な夢をよく見る不眠に利用できます。
- げっぷがよく出て，胸のつかえた感じがします。
- 苦い処方なので，服用しにくい場合にはエキス剤を冷たい水で服用します。

注意すること
- 甘草の量がやや多いので，むくみなどが出る場合があります。そのときには服用を中止してください。
- 製品によっては竹節人参が入るものがありますが，本来は人参です。また，生姜が入っているものもありますが，本来は乾姜です。ただし，効果の違いはわかっていません。
- とてもよくげっぷが出て吐き気がある場合には，生姜瀉心湯(p166)を利用してみます。

製品	
散剤	スート顆粒(塩野義②)，鳴鶴(建林)，甘草瀉心湯エキス顆粒✏(東洋漢方②)
湯薬	甘草瀉心湯✏(東洋漢方④)

第3部 処方解説

甘草湯

激しい咳，咽喉痛，口内炎，しわがれ声

○	急性の激しい咳 急なノドの痛み 声がれ
×	むくみのある人

処方のしくみ　甘草

甘草がノドの炎症を抑えます。

利用のしかた

- 一気に飲まず，お湯に溶かして，少し冷ましてからゆっくりと，ノドを潤しながら服用します。
- とても甘い処方です。
- ノドが痛くなくても咳や声がれに効果があります。
- お湯で溶いて布にしみこませて湿布にすると，打撲の痛みや痔の痛みにも利用できます。
- 1日に2回服用するものと3回服用するものがありますが，症状のあるときに頓服でも構いません。

注意すること

- 比較的早く効果が出て，数日で改善します。改善しない場合は処方を変えるか，医師に相談してください。
- 長期にわたって続けてはいけません。
- 他の漢方薬を服用している場合には，甘草が重複して副作用（むくみなど）が出る可能性があるので，注意しましょう。
- 痰がよく出る場合には，桔梗湯(p99)を利用してみます。
- よく似た名前の炙甘草湯(p160)は全く異なる処方なので気をつけてください。

製品

散剤	甘草湯エキス（クラシエ，三和②，松浦）

甘麦大棗湯
かんばくたいそうとう

神経が過敏で，驚きやすく，ときにあくびが出るものの**不眠症**，**小児の夜泣き**，**ひきつけ**

○	子どもの夜泣き，かんのむし（疳の虫） すぐに精神的に不安定になって泣いたり叫んだりする 神経が高ぶったり思い悩んで眠ることができない
×	小麦アレルギーがある☞抑肝散(p260)

処方のしくみ　甘草（かんぞう）　大棗（たいそう）　小麦（しょうばく）

悩みや憂いでカラダに熱が生じて心が過熱するため，精神的な不安定や不眠が起こります。
➡甘草・大棗で気を産生させて，小麦で心をクールダウンします。

利用のしかた
- 子どもと女性に利用されることが多い処方です。
- 精神的に不安定になっていて，内にこもってしまう場合にも利用してみます。
- あくびがよく出る傾向があります。

注意すること
- 甘草が比較的多く含まれていますので，他の漢方薬を服用している場合には，薬剤師などに相談してください。
- がっしりしたタイプの人でイライラが強く眠れない場合には，柴胡加竜骨牡蛎湯(p137)を利用してみます。

製品	
散剤	甘麦大棗湯エキス（松浦）
湯薬	甘麦大棗湯（ウチダ）

子ども

精神

甘露飲 （かんろいん） 甘

口内炎，舌の荒れや痛み，歯周炎

○	慢性化した口の中の炎症（口内炎や歯茎の腫れなど） 舌が荒れて痛い 歯周病（歯槽膿漏）による口臭
×	腹痛や下痢があるときの口内炎 ☞ 半夏瀉心湯（p236）

処方のしくみ

地黄	麦門冬	枳実	甘草	茵蔯蒿	枇杷葉	石斛	黄芩	天門冬

胃に湿熱が生じて，その熱が口内炎や歯周炎を起こします。
➡茵蔯蒿で湿熱を除いて，甘草・枳実で胃の働きを高めます。
熱が生じるため潤いが少なくなり，口内炎などはさらに悪化します。
➡地黄・麦門冬・天門冬・石斛で潤いを与えて，枇杷葉・黄芩で熱を冷まします。

利用のしかた

- 口内炎ができやすい人に適応があります。
- 比較的胃腸の弱い人によく利用されます。
- 口の中のさまざまな炎症で慢性化している場合に利用してみるとよいでしょう。

注意すること

- 歯周病は歯科で必ず診てもらいましょう（漢方薬だけでは完治しません）。
- お酒を飲み過ぎたり，辛いものを食べ過ぎて口内炎ができた場合には，黄連解毒湯（p79）か茵蔯蒿湯（p68）を利用してみます。

製品

散剤	甘露飲エキス細粒 G（小太郎）

帰耆建中湯 （きぎけんちゅうとう） ９・甘

疲労しやすいものの**虚弱体質**，病後・術後の衰弱，寝汗，湿疹・皮膚炎，化膿性皮膚疾患

○	虚弱体質で汗をよくかく人の湿疹や皮膚炎 虚弱体質の体質改善
×	水太りタイプでよく汗をかく ☞ 防已黄耆湯 (p245)

処方のしくみ　当帰（とうき）　桂皮（けいひ）　生姜（しょうきょう）　大棗（たいそう）　芍薬（しゃくやく）　甘草（かんぞう）　黄耆（おうぎ）

小建中湯(p167)に黄耆・当帰を加えた処方です。
脾胃の働きが悪く気があまりできないため疲労しやすく，カラダも虚弱になります。また，体表の生理が悪くなって発汗が続きます。
➡黄耆で脾の働きを高め芍薬とともに発汗を抑えて，大棗・生姜・甘草で胃の働きを調えます。
気が少なくなると血の産生が低下するため，皮膚が荒れて湿疹などができます。
➡当帰で血を補い，桂皮で血流をよくします。

利用のしかた
- とても疲れやすく，また虚弱なタイプの人に適応します。
- 大きな病気をした後の体力回復にも利用できます。
- 病気がちな子どもの湿疹や皮膚炎，その体質改善に利用されます。

注意すること
- 体力のある人にはあまり効果が期待できません。
- 発汗が強い場合には黄耆建中湯(p75)，皮膚炎が気になる場合には当帰建中湯(p216)を利用してみます。

製品

散剤	帰耆建中湯エキス散（東洋※）

桔梗石膏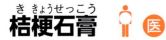

去痰，排膿

○	ノドに炎症があり，黄色い痰が出る 扁桃腺炎
×	乾いた咳が出てノドが痛い☞麦門冬湯(p232)

処方のしくみ　桔梗　石膏

感染などで肺の機能が低下したため，肺からノドが発熱し咳が出ます。
➡石膏が肺やノドの熱を取ります。
肺機能が低下して膿が溜まり，黄色い痰が出ます。
➡桔梗が膿を除きます。

利用のしかた

- 炎症性のノドのトラブルに頓服で利用します。
- 炎症があるのでノドが渇きます。
- 他の漢方薬と同時に服用することができます。
- かぜのときに炎症が強い場合には葛根湯(p84)と同時に服用します。また，食欲不振や胸から脇の痛みなどを伴う場合には小柴胡湯(p168)と同時に服用します。

注意すること

- 咳が強い場合には，桔梗湯(p99)を利用してみます。

製品

散剤	JPS 顆粒-8 号(ジェーピーエス⑦)，桔梗・石膏エキス散(剤盛堂)
錠剤・カプセル・丸	桔梗石膏エキス錠(小太郎※，ジェーピーエス⑦)

桔梗湯（ききょうとう） 🧍 [医] [甘]

ノドが腫れて痛み，ときに咳が出るものの**扁桃炎，扁桃周囲炎**

○	**炎症でノドの痛み** **咳が出てノドが痛い** **扁桃腺炎**
×	**乾いた咳が出てノドが痛い**☞**麦門冬湯**(p232)

処方のしくみ **桔梗（ききょう）　甘草（かんぞう）**

肺の機能が低下して肺が発熱し，ノドの痛みを起こします。
➔甘草が熱を冷まして痛みを緩和します。
肺の熱により膿が溜まり，痰が出ます。
➔桔梗で膿を除きます。

利用のしかた

■ノドの痛みにまず利用してみます。
■エキス剤の場合，ノドの痛みにはお湯に溶かして少し冷ましてからうがいをして，ゆっくりとノドを通します。液剤も販売されています。甘くて服用しやすい処方です

注意すること

- 甘草の量が比較的多いので，他の漢方薬を同時に服用している場合には，重複による副作用（むくみなど）に注意しましょう。
- 痛みが強くノドがよく渇く場合には，桔梗石膏(p98)を同時に服用してみます。

製品

散剤	桔梗湯エキス（救心，ツムラ②，東洋漢方②，二反田②）
錠剤・カプセル・丸	トローチ桔梗湯（ツムラ⑤）
液剤	桔梗湯内服液（クラシエ※），ジキニンのどクリア（全薬※）
湯薬	桔梗湯🍃（タキザワ）

帰脾湯 （きひとう）

心身が疲れ，血色が悪いものの**貧血，不眠症，神経症，精神不安**

○	カラダの疲労が心にまで及んで不眠や不安になっている 日中眠くて夜は寝にくく，寝汗をよくかく 月経過多，下血，皮下出血などがよくみられる
×	血圧が高い人でイライラして眠れない☞柴胡加竜骨牡蛎湯(p137)

処方のしくみ	黄耆（おうぎ）　人参（にんじん）　白朮(蒼朮)（びゃくじゅつ そうじゅつ）　茯苓（ぶくりょう）　酸棗仁（さんそうにん）　竜眼肉（りゅうがんにく）　当帰（とうき）　生姜（しょうきょう）　大棗（たいそう）　遠志（おんじ） 甘草（かんぞう）　木香（もっこう）

脾胃の働きが悪く気や血が十分に作られていないため血色が悪くなり，出血しやすくなります。
➡人参・白朮(蒼朮)・黄耆・竜眼肉で脾の働きを，甘草・大棗・生姜・木香で胃の働きを高めます。
➡当帰・竜眼肉で血の産生を高めます。
血の不足で心が過熱して不安や不眠が生じています。
➡茯苓・酸棗仁・遠志で心をクールダウンさせて精神の働きを調えます。

利用のしかた

■全身の疲れで眠れない場合に利用してみます。
■胃腸の悪い人に適応が多く，貧血気味で顔色もあまりよくありません。
■不安とともに動悸をよくする場合にも利用してみます。
■加味帰脾湯(p88)を服用すると下痢をしてしまう場合に利用してみます。

注意すること

●疲れて不眠になるだけでなくイライラする場合には，加味帰脾湯(p88)を利用してみます。

製品	
散剤	帰脾湯エキス細粒G(小太郎)
湯薬	帰脾湯(ウチダ※)

精神
とこんきにな

芎帰膠艾湯 きゅうききょうがいとう

冷え症で，出血傾向があり胃腸障害のないものの**痔出血，貧血，月経異常・月経過多・不正出血，皮下出血**

○	冷えや貧血のあるタイプの下半身からの出血（月経過多や痔出血）
×	のぼせてやや便秘気味の痔出血 ☞乙字湯(p81)，三黄瀉心湯(p146)

処方のしくみ　川芎　甘草　艾葉　当帰　芍薬　地黄　阿膠

四物湯(p159)に甘草・艾葉・阿膠を加えた処方です。
子宮と関係のある任脈・衝脈の気血が不足しています。
➡地黄・当帰・芍薬・川芎で血の不足と流れが悪いのを調えます。
任脈などは下半身の血を管理していることから，下半身から血が漏れます。
➡艾葉・阿膠で出血を抑えて，甘草は全体を調和しています。

利用のしかた

- 冷えのある女性で，経血が多かったり月経が長く続く場合によく利用されます。
- 製品によっては阿膠の代わりにゼラチンを使っているものもありますが，効果にはあまり違いがないと考えられます。阿膠の主成分はゼラチンです。

注意すること

- 服用すると胃もたれを起こすことがありますが，その場合には服用を中止するか薬剤師に相談してください。食後に服用すると解決することもあります。
- 基本的に温める処方なので，のぼせや熱感のある場合には利用できません。全身に熱感があって鼻血などの出血をしている場合にこの処方を利用すると，かえって出血がひどくなることがありますので注意しましょう。
- 唇が渇く感じがある場合には，温経湯(p70)を利用してみます。
- 比較的長期の利用になりますので，甘草の副作用（むくみなど）には注意しましょう。

製品

散剤	芎帰膠艾湯エキス●(松浦)，芎帰膠艾湯エキス／(一元※，東洋漢方※，東洋※)
錠剤・カプセル・丸	錠剤芎帰膠艾湯●(一元⑦)
湯薬	芎帰膠艾湯／(ウチダ※，東洋漢方②)

芎帰調血飲第一加減

血の道症，月経不順，産後の体力低下

○	産後の体力低下や精神不安，イライラなど 産後，悪露の出が悪いとき
×	産前や妊娠中の体力低下，精神不安，めまいなど☞当帰芍薬散(p219)

処方のしくみ

当帰　川芎　地黄　白朮(蒼朮)　茯苓　陳皮　烏薬　香附子　牡丹皮　益母草
大棗　甘草　乾姜(生姜)　芍薬　桃仁　紅花　枳実　桂皮　牛膝　木香　延胡索

芎帰調血飲(OTCでは販売されていません)に芍薬・桃仁・紅花・枳実・桂皮を加えた処方です。脾胃の働きが悪いために気が不足し，流れが悪くなっているために体力が低下しています。
➡甘草・大棗・乾姜・白朮・茯苓で気の産生を高め，枳実・陳皮・香附子・桂皮・延胡索で全体の気の流れをよくします。
出産などで出血したため，血が不足していて流れも悪くなって，精神的な症状や月経異常などがみられます。
➡当帰・地黄・芍薬で血の不足を補い，川芎・烏薬・牡丹皮・益母草・紅花・桃仁で血の流れを調えます。

利用のしかた

- 産後の不調に利用する場合は，体力に関係なく利用できます。産後と関係なく，月経異常や動悸，月経痛に利用する場合は体力があまりなく，貧血気味である人に適応があります。
- 悪露の出が悪く痛みが続いたり，なかなか出終わらない場合に利用します。
- 医療用の芎帰調血飲よりも痛みや冷えが強い場合にこちらを利用します。また，冷えと同時に唇の乾燥などがみられる場合には，温経湯(p70)を利用してみます。基本的に芎帰調血飲とほぼ同じような使い方をします。
- 下肢静脈瘤や頭痛などにも男女を問わず利用できます。

注意すること

- 妊娠中は流産のおそれがあるので利用してはいけません。
- 食前に服用すると胃もたれを起こす場合は服用を中止するか，薬剤師に相談してください。食後に服用することで解決することもあります。

製品

散剤	芎帰調血飲第一加減エキス(イスクラ，小太郎④，松浦)，慶寿(建林)
錠剤・カプセル・丸	キュウキイン(小太郎※)

響声破笛丸

しわがれ声，咽喉不快

○	声がれ ノドの不快感
×	咳がひどく出てノドがかれる ☞ 麦門冬湯(p232)，桔梗湯(p99)

処方のしくみ
連翹　桔梗　甘草　大黄　縮砂　川芎　訶子　阿仙薬　薄荷

ノドの気の流れが悪くなっていて炎症が起こって声がかすれます。
➡縮砂・川芎で気の流れをよくして，連翹・大黄・薄荷・甘草で炎症を除きます。
痰によりノドの不快感があります。
➡桔梗で痰を除き，阿仙薬・訶子で痰が出ないように引き締めます。

利用のしかた
- 声の出し過ぎや歌い過ぎなどで，声がれした場合に利用します。
- 普段からノドがかれやすい人で，声がかすれたりする場合に利用できます。
- エキス剤は一気に飲まず，ぬるま湯に溶かして少しずつノドを通らせるようにします。また，丸剤（ササクールA）は口の中で溶かしながらゆっくりとノドを通らせます。
- 比較的すぐに効果が出ますので，普通，長期にわたって利用しません。

注意すること
- ノドがかれて痛い場合には，甘草湯(p94)を利用してみます。
- 大黄が含まれているため服用すると下痢をする場合がありますので，その場合には服用を中止するか薬剤師に相談してください。なお，大黄を含まない製品（ササクールA，響声破笛丸料エキス〔松浦〕）もあります。

製品

散剤	響声破笛丸料エキス（北日本，松浦）
錠剤・カプセル・丸	ササクールA（和漢薬②）

駆風解毒湯(くふうげどくとう) 甘

ノドが腫れて痛むものの**扁桃炎，扁桃周囲炎**

○ ノドの奥が赤くなって痛い（扁桃炎，扁桃周囲炎など）
×

処方のしくみ　防風(ぼうふう)　牛蒡子(ごぼうし)　連翹(れんぎょう)　羌活(きょうかつ)　甘草(かんぞう)　桔梗(ききょう)　石膏(せっこう)

肺に熱がありノドが痛くなっています。
➡石膏・桔梗・連翹・牛蒡子で肺の熱を取り痛みを除きます。
気の流れが悪く，痛みが続きます。
➡防風・羌活で気の流れをよくして，甘草で全体の薬味を調和します。

利用のしかた

- 液剤は一気に服用せず，うがいをしながらゆっくりと服用してください。エキス顆粒などはぬるま湯か水に溶かして（きれいに溶けなくても問題ありません），うがいをしながらゆっくりと服用してください。
- トローチになっているものもあります。噛まずにゆっくりと口の中で溶かします。
- 痛いときに頓用します。痛みは比較的早くに改善します。

注意すること

- 咳がよく出る場合には，甘草湯(p94)を利用してみます。
- 痰がよく出る場合には，桔梗湯(p99)を利用してみます。

製品	
散剤	駆風解毒湯エキス（北日本，ノーエチ④，松浦），JPS 漢方顆粒-60 号（ジェーピーエス），駆風解毒湯エキス顆粒／（東洋漢方②）
錠剤・カプセル・丸	サトウ駆風解毒湯エキストローチ（佐藤※）
液剤	JPS 駆風解毒湯液（ジェーピーエス※）
湯薬	駆風解毒湯／（タキザワ，栃本）

九味檳榔湯 （くみびんろうとう）

全身倦怠感があり，ときに下肢の倦怠感が著しいものの**疲労，倦怠感，更年期障害，動悸，息切れ，むくみ，神経症，胃腸炎，関節の腫れや痛み**

○	脚がだるいときの動悸や息切れ 脚や顔のむくみ，関節の痛み・神経痛
×	元気がなく冷えがあるときのむくみや関節痛 ☞ 桂枝加朮附湯（p111）

処方のしくみ

檳榔子（びんろうじ）　厚朴（こうぼく）　桂皮（けいひ）　橘皮（きっぴ）　蘇葉（そよう）　甘草（かんぞう）　大黄（だいおう）　木香（もっこう）　生姜（しょうきょう）　呉茱萸（ごしゅゆ）　茯苓（ぶくりょう）

カラダの中央部に寒や湿（寒湿）が溜まり，それが胃腸の働きを阻害して便秘や胃腸の痛みが，肺の働きを阻害して息切れが生じます。
➡檳榔子・呉茱萸・生姜で寒湿を除いて，大黄・茯苓・檳榔子・甘草で胃腸の働きを調えます。
中央部の寒湿により上半身の気や水の流れが悪くなるため顔にむくみが生じ，心の働きも不調となって動悸がみられます。
➡厚朴・橘皮・木香・蘇葉で気や水の流れをよくして，むくみや動悸を改善します。
下半身に寒湿が下りて経絡の流れが悪くなり，脚のだるさやむくみ，しびれ，関節の痛みが生じます。
➡桂皮で寒湿を温めて気の流れをよくします。

利用のしかた

- いわゆる「脚気」の症状に利用する処方です。脚のだるさやむくみ，動悸や息切れがある場合に利用します。
- 梅雨時期など湿気が多い日に，脚のしびれや腫れぼったさを感じる場合や，神経痛のように痛む場合に利用してみます。
- 比較的体力がある人に適応があります。子どもにもよく利用されます。
- 本来，呉茱萸・茯苓を除いた9種の生薬から構成されていたのでこの処方名があります。

注意すること

- 下痢をする場合には大黄を含まない製品（クラシエ）を利用してみます。
- むくみで咳がよく出る場合には，木防已湯（p258）を利用してみます。むくみや息切れ，長引く咳は虚血性心疾患の可能性もありますので，漢方薬で改善しない場合は，必ず医師に相談してください。
- ノドの渇きがあり汗が出て動悸や息切れ，むくみのある場合には，越婢加朮湯（p73）を利用してみます。
- 味はあまりよくなく，服用しにくい処方です。

製品	
散剤	九味檳榔湯エキス細粒G（小太郎）
錠剤・カプセル・丸	九味檳榔湯エキス錠（クラシエ※）

けいがいれんぎょうとう
荊芥連翹湯 🚺 [医] [甘]

皮膚の色が浅黒く，ときに手足の裏に脂汗をかきやすく腹壁が緊張しているものの**蓄膿症(副鼻腔炎)，慢性鼻炎，慢性扁桃炎，にきび**

○	青年期にできるにきび，化膿性の湿疹 慢性化したノドの痛み，鼻づまり(蓄膿症)
×	急性のノドの痛み☞甘草湯(p94)，駆風解毒湯(p104) 急性の鼻づまり☞葛根湯加川芎辛夷(p86)

処方のしくみ 当帰(とうき) 芍薬(しゃくやく) 川芎(せんきゅう) 地黄(じおう) 黄連(おうれん) 黄芩(おうごん) 黄柏(おうばく) 山梔子(さんしし) 連翹(れんぎょう) 荊芥(けいがい) 防風(ぼうふう) 薄荷(はっか) 枳実(きじつ) 甘草(かんぞう) 白芷(びゃくし) 桔梗(ききょう) 柴胡(さいこ)

さまざまな原因で体内に熱が発生し，その熱が肺に及んで鼻づまりなどを起こしています。
➔黄連・黄芩・黄柏・山梔子・柴胡・薄荷・枳実で内部の熱を除き気の流れを調えて，白芷・桔梗で肺の働きを改善します。
熱により血流が悪化し血の不足が生じます。
➔地黄・当帰・芍薬・川芎で血を補います。
血の不足で皮膚の状態が悪くなり，そこに体内の熱が及んでにきびや化膿性の皮膚疾患になります。
➔荊芥・連翹・防風などで体表部の熱を除き，甘草が全体の薬味を調和させます。

利用のしかた

■適応は主に思春期から青年期以降で，よく鼻づまりを起こしてにきびや湿疹が気になる人に利用します。
■皮膚の色が浅黒くカサカサしている人，アレルギー体質のある人，手のひらや足の裏によくアブラ汗をかく人に利用してみます。
■長期にわたって服用する必要がある処方です。すぐに効果が出ることは少なく，比較的長期に利用される処方です。
■苦みが強いので服用しにくい場合には，冷たい水で服用すると比較的服用しやすいようです。

注意すること

- 食前に服用すると胃もたれを起こすことがありますので，その場合には服用を中止するか薬剤師に相談してください。食後に服用することで解決することもあります。
- 虚弱な子どもで湿疹や鼻づまりなどが気になる場合は，柴胡清肝湯(p140)を利用してみます。
- 普段から脂っこいものや甘いものの食べ過ぎに注意しましょう。
- 防風の代わりに浜防風が使用されている製品もありますが，効果の違いについてはまだ十分にわかっていません。本来の処方は防風です。

製品

散剤	荊芥連翹湯エキス(クラシエ②，小太郎，三和④，ツムラ②，松浦)，モリ ビトール(大杉)，JPS 漢方顆粒-73 号(ジェーピーエス)，荊芥連翹湯エキス🖌(一元，三和④)
錠剤・カプセル・丸	荊芥連翹湯エキス錠(大峰堂⑤，クラシエ⑤，三和⑤，ジェーピーエス⑤)，ベルエムピ L 錠(クラシエ⑤)，ケイガイン N(小太郎⑤)，ノンパース B💧(一元⑦)
湯薬	荊芥連翹湯🍃(ウチダ※，タキザワ，栃本)

桂枝加黄耆湯 (けいしかおうぎとう)

寝汗, あせも, 湿疹・皮膚炎

○	虚弱な人の寝汗やあせも, 皮膚疾患 虚弱な子どものかぜひき 上半身によく汗が出る
×	汗が出ず, 高熱が出て頸や頭が痛いかぜひき☞葛根湯(p84), 麻黄湯(p252) 元気でガッシリした人の皮膚炎☞荊防敗毒散(p119)

処方のしくみ　桂皮(けいひ)　芍薬(しゃくやく)　大棗(たいそう)　生姜(しょうきょう)　甘草(かんぞう)　黄耆(おうぎ)

脾胃の働きが悪くて気が十分に作られないため邪が体表に侵入して, 体表の機能が悪くなり発汗します。
➡黄耆で脾の働きを高めて, 大棗・甘草・生姜で胃の働きを改善します。黄耆・芍薬で体表機能を改善して汗を止めます。
体表の気の流れが悪くあせもや湿疹が発生します。
➡桂皮で経絡の流れをよくします。

利用のしかた

- かぜをひきやすいなど, 虚弱な子どもの皮膚トラブルや多汗によく利用されます。
- とても疲れてかぜをひいたときに, 汗がよく出る場合にも利用してみます。
- 汗は上半身によく出る傾向があります。

注意すること

- 体力が十分にある人にははあまり効果が期待できません。

製品	
散剤	桂枝加黄耆湯エキス細粒G(小太郎)
湯薬	桂枝加黄耆湯 (ウチダ※)

けいしかかっこんとう
桂枝加葛根湯 🧍 [医] [甘]

汗が出て，肩こりや頭痛のあるもののかぜの初期

○	かぜをひいて肩，首，頭が痛く，あまり強い悪寒や発熱がない
×	悪寒が強く，頭痛，肩や首の痛みが強いかぜひき☞葛根湯(p84)

処方のしくみ 桂皮（けいひ） 芍薬（しゃくやく） 大棗（たいそう） 生姜（しょうきょう） 甘草（かんぞう） 葛根（かっこん）

桂枝湯(p115)に葛根を加えた処方です。
胃の働きが悪くて気が十分に作られないため邪が体表に侵入して，気の流れを阻害します。
➔大棗・甘草・生姜で胃の働きを改善します。
体表(特に肩や首)の気の流れが悪く痛みが発生しています。
➔桂皮で経絡の流れをよくし，葛根・芍薬で肩や首の痛みを除きます。

利用のしかた

■体力があまりない人のかぜひきで，肩こり，首の痛み，頭痛のあるものに利用します。
■じわっと汗が出ていることが多いようです。また，強い発熱や悪寒はなく，風が吹くとぞくっとするようなかぜに利用します。
■このような症状が出たかなと思ったらすぐに服用します。
■葛根湯(p84)を服用すると眠れない，動悸や胃もたれがする場合に利用してみます。

注意すること

- 激しい関節痛や頭痛，悪寒，発熱がある場合には効果が期待できません。
- 桂枝湯(p115)と葛根湯(p84)を合わせた処方ではないので気をつけてください。

製品

散剤	桂枝加葛根湯エキス細粒(三和④)，桂枝加葛根湯エキス細粒🖌(三和④)
錠剤・カプセル・丸	桂枝加葛根湯エキス錠(三和⑤)

こんなときに

桂枝加芍薬大黄湯

腹部膨満感，腹痛があり，便秘するものの**便秘，しぶり腹**

○	慢性的な便秘で，おなかが張って腹痛がある おなかが張って腹痛や下痢がある
×	便が乾燥して出にくい便秘☞調胃承気湯(p209)，麻子仁丸(p256) 吐き気があり下痢がひどいとき☞黄芩湯(p76)，五苓散(p133)

処方のしくみ　桂皮　生姜　大棗　甘草　芍薬　大黄

桂枝加芍薬湯(p110)に大黄を加えた処方です。
冷えて脾胃の働きが悪く，気や水が十分にできなくなっています。
➡桂皮で脾を温めて，生姜・大棗・甘草で胃の働きを高めます。
水が少なくなると腸の潤いが少なくなり発熱するため，便秘や下痢，腹痛が生じます。
➡大黄で熱を除き，甘草・芍薬で腹痛を抑えます。

利用のしかた

- 下痢は出ても残便感や痛みが残ってスッキリせず，繰り返します（しぶり腹）。
- 便秘薬を服用しますと腹痛がしてしまうような場合に利用してみます。
- 便秘の場合，夜におなかが張って眠れないことがあり，押すと痛みを感じます。
- 少し苦味のある処方です。苦味やシナモンの味が気になる場合には，エキスを溶かさずそのままぬるま湯で服用します。

注意すること

- 腹痛が強く下痢をする場合には，桂枝加芍薬湯(p110)を利用してみます。
- おなかは冷やさないように気をつけましょう。

製品

散剤	桂枝加芍薬大黄湯エキス顆粒（ツムラ②）

けいしかしゃくやくとう
桂枝加芍薬湯

🚹 [医] [甘]

おなか 腸

腹部膨満感のあるもののしぶり腹，腹痛，下痢，便秘

○	下痢を伴う腹痛 腹痛がして便意があっても便が出ない 普通の便秘薬を使うと下痢をしてしまう
×	手足の冷えを感じて下痢をしている☞真武湯(p182)

処方のしくみ 桂皮(けいひ) 生姜(しょうきょう) 大棗(たいそう) 甘草(かんぞう) 芍薬(しゃくやく)

桂枝湯(p115)の芍薬を増量したものです。
冷えて脾胃の働きが悪く，気や水が十分にできなくなっています。
➡桂皮で脾を温めて，生姜・大棗・甘草で胃の働きを高めます。
水が少なくなると腸の潤いが少なくなり発熱するため，便秘や下痢，腹痛が生じます。
➡甘草・芍薬で腹痛を抑えます。

利用のしかた

■下痢は出てもスッキリせず，残便感や腹痛が残ります(しぶり腹)。
■精神的に緊張して下痢をしている場合(過敏性腸症候群など)にも利用してみます。
■比較的服用しやすい処方ですが，シナモンの味が苦手な場合には，エキスや錠剤を水で飲みます。

注意すること

- 子どもですぐに下痢をするような場合は，小建中湯(p167)を利用してみます。
- 腹痛があって便秘や下痢を繰り返すような場合には，桂枝加芍薬大黄湯(p109)を利用してみます。

製品

散剤	桂枝加芍薬湯エキス(クラシエ，三和④，松浦)，モリ　ケーシャン(大杉)，JPS 漢方顆粒-9号(ジェーピーエス)，桂枝加芍薬湯エキス🖌(一元，ウチダ，三和④，東洋漢方②，東洋※)
錠剤・カプセル・丸	桂枝加芍薬湯エキス錠(三和⑤，ジェーピーエス⑤)，ホノミキョロウ錠(剤盛堂⑤)
湯薬	桂枝加芍薬湯🍃(ウチダ※，タキザワ，東洋漢方④)

桂枝加朮附湯（けいしかじゅつぶとう） ⚗ [医] [甘]

汗が出て，手足が冷えてこわばり，ときに尿量が少ないものの**関節痛，神経痛**

○	長引いている神経痛や関節痛 冷えるとひどくなる関節痛や神経痛 脳卒中などの後遺症でカラダや手足が痺れたり麻痺している
×	強い悪寒や高い発熱などがある関節痛☞麻黄湯(p252) 関節が熱をもっている感じがある☞桂枝芍薬知母湯(p114)

処方のしくみ 桂皮（けいひ） 芍薬（しゃくやく） 大棗（たいそう） 生姜（しょうきょう） 甘草（かんぞう） 蒼朮（そうじゅつ） 附子（ぶし）

桂枝湯(p115)に蒼朮・附子を加えた処方です。
冷えて脾胃の働きが悪く，気や水が十分にできなくなっています。
➡桂皮で脾を温めて生姜・大棗・甘草で胃の働きを高めます。
体表の気が少なくなり，寒さが入ってきて気の巡りが悪くなり，関節痛や神経痛が起こります。
➡桂皮・附子で温めて，蒼朮・芍薬で気の流れを調えて神経の痛みを除きます。

利用のしかた

- 手足に冷えがあり，麻痺した感じの神経痛や関節痛に利用してみます。
- 軽い寒気や発熱のある場合にも利用できます。
- 桂枝加苓朮附湯(p113)でもほぼ同じ効果が期待できます。むくみやめまいが気になる場合には，桂枝加苓朮附湯を利用してみます。

注意すること

- 冷えているのに汗が出ることが多いので，寒さにあたらないように気をつけましょう。
- 手足の先がとても冷える場合には，当帰四逆加呉茱萸生姜湯(p217)を利用してみます。
- 煎じ薬を作るときには少なくとも1時間は煎じるようにしてください。
- 服用するとのぼせたり鼻血が出たり口が痺れた感じのある場合は服用を中止して，薬剤師に相談してください。

製品

散剤	桂枝加朮附湯エキス(全薬，ツムラ②，松浦)，JPS 漢方顆粒-10 号(ジェーピーエス)，サンワロン K 顆粒💧(三和※)
錠剤・カプセル・丸	ケイジップ S(小太郎⑤)，JPS 桂枝加朮附湯エキス錠(ジェーピーエス⑤)，サンワロン K💧(三和※)
湯薬	桂枝加朮附湯🌿(ウチダ※，東洋漢方)

関節 神経

けいしかりゅうこつぼれいとう
桂枝加竜骨牡蛎湯 [医] [甘]

疲れやすく，神経過敏で，興奮しやすいものの**神経質，不眠症，小児夜泣き，夜尿症，眼精疲労，神経症**

○	精神的な疲れがあってのぼせやめまい，目のかすみ，不眠などがある 子どもの夜泣き，おねしょ 疲れやストレスで，性的な不調がある
×	普段から怒りっぽい子どもで，夜泣きがとてもひどい☞抑肝散(p260)，抑肝散加陳皮半夏(p262)

処方のしくみ 桂皮(けいひ) 芍薬(しゃくやく) 大棗(たいそう) 生姜(しょうきょう) 甘草(かんぞう) 竜骨(りゅうこつ) 牡蛎(ぼれい)

脾の働きが悪く全体的に陰陽の気が不足しています。
➡大棗・生姜・甘草で胃の働きを高め，桂皮で陽の気を，芍薬で陰の気を補います。
陰が特に心で不足すると不眠や不安が生じ，陽が腎で不足すると性的な障害が生じます。
➡竜骨・牡蛎で心の働きを，桂皮で腎の働きを調えます。

利用のしかた

■少しのことでも気になって眠れなかったり，目が見えにくくなったり，その他カラダの不調を訴える場合に利用します。些細なことが「気になる」ときに幅広く使える処方です。
■神経質な子どもで，夜泣きやおねしょがなかなか治らない場合に利用してみます。また，チック症状のある子どもや，すぐにボーっとする子どもにも利用してみます。
■男性の性的な問題(インポテンツ，早漏，性欲減退)で，ストレスや精神的なものが原因と考えられる場合に利用してみます。また，女性でも性的な夢を頻繁に見たり，性的なことを考えてしまい眠りにくい場合に利用してみます。
■比較的服用しやすい処方ですが，シナモンの味が気になる場合は錠剤を利用してみます。

注意すること

- 特に利用するときの注意は少ない処方ですが，甘草が含まれていますので長期に利用する場合はむくみなどに注意しましょう。むくんだり手足のだるさを感じてきたら服用を中止して，薬剤師に相談してください。
- すぐには効きにくい処方ですので，1カ月程度を目安に利用してみてください。子どもにはまずは1週間程度利用してみましょう。
- イライラが強くて腹痛などを伴う場合には，柴胡加竜骨牡蛎湯(p137)を利用してみます。

製品

散剤	桂枝加竜骨牡蛎湯エキス(クラシエ，三和②，ツムラ，松浦)，ケイボリウ(大杉)，JPS漢方顆粒-65号(ジェーピーエス)，順成(建林)，桂枝加竜骨牡蛎湯エキス(一元，ウチダ，三和②，東洋④)
錠剤・カプセル・丸	桂枝加竜骨牡蛎湯エキス錠(三和⑤，ジェーピーエス⑤)，ホノミスイセイ錠(剤盛堂⑤)，錠剤桂枝加龍牡湯(一元⑦)
湯薬	桂枝加竜骨牡蛎湯(ウチダ※，タキザワ)

目・耳・鼻・口・ノド
頭
排尿・陰部
子ども
精神

けいしかりょうじゅつぶとう
桂枝加苓朮附湯 [医] [甘]

手足が冷えてこわばり，尿量が少なく，ときに動悸，めまい，筋肉のぴくつきがあるものの**関節痛，神経痛**

○	長引いている神経痛や関節痛 冷えるとひどくなる神経痛や関節痛 脳卒中などの後遺症でカラダや手足が痺れたり麻痺している
×	強い悪寒や高い発熱などがある関節痛☞麻黄湯(p252) 関節が熱をもっている感じがある☞桂枝芍薬知母湯(p114)

処方のしくみ 桂皮(けいひ) 生姜(しょうきょう) 大棗(たいそう) 芍薬(しゃくやく) 甘草(かんぞう) 茯苓(ぶくりょう) 蒼朮(そうじゅつ) 附子(ぶし)

桂枝湯(p115)に蒼朮・附子・茯苓を加えた処方です。
冷えて脾胃の働きが悪く，気や水が十分にできなくなっています。
➡桂皮で脾を温めて生姜・大棗・甘草で胃の働きを高めます。
体表の気が少なくなり，寒さが入ってきて気や水の巡りが悪くなり関節痛や神経痛が起こります。
➡桂皮・附子で温めて，茯苓で水の流れを，蒼朮・芍薬で気の流れを調えて神経の痛みを除きます。

利用のしかた

■手足に冷えがあり，麻痺した感じの神経痛や関節痛に利用してみます。
■軽い寒気や発熱のある場合でも利用できます。
■桂枝加朮附湯(p111)が適応する人で，特にむくみやめまいが気になる場合に利用してみます。

関節
神経

注意すること

- 冷えているのに汗が出ることが多いので，寒さにあたらないように気をつけましょう。
- 手足の先がとても冷える場合には，当帰四逆加呉茱萸生姜湯(p217)を利用してみます。
- 煎じ薬を作るときには少なくとも1時間は煎じるようにしてください。
- 服用するとのぼせたり鼻血が出たり口が痺れた感じのある場合は服用を中止して，薬剤師に相談してください。

製品

散剤	恵賜去風(ウチダ)，モリハイツウN(大杉)，桂枝加苓朮附湯エキス顆粒(クラシエ④)，桂枝加苓朮附湯エキス顆粒KM🖌(一元)
錠剤・カプセル・丸	桂枝加苓朮附湯エキス錠(大峰堂⑤，クラシエ⑤，伸和⑤，日邦⑤)
湯薬	桂枝加苓朮附湯🖌(タキザワ)

桂枝芍薬知母湯 (けいししゃくやくちもとう)

皮膚が乾燥し，四肢あるいは諸関節の腫れが慢性に経過して，痛むものの**関節の腫れや痛み，関節炎，神経痛**

○	慢性化した関節の腫れ，痛み（関節リウマチ） 患部に熱がある関節の腫れ，痛み 肌が乾燥してカサカサしている人の神経痛
×	関節に熱はなく麻痺した感じの痛みがある関節炎☞桂枝加朮附湯(p111)，桂枝加苓朮附湯(p113) 強い悪寒や発熱があるときの関節痛☞麻黄湯(p252)

処方のしくみ
桂皮（けいひ）　芍薬（しゃくやく）　甘草（かんぞう）　麻黄（まおう）　生姜（しょうきょう）　蒼朮(白朮)（そうじゅつ(びゃくじゅつ)）　知母（ちも）　防風（ぼうふう）　附子（ぶし）

カラダに湿が溜まり，気の流れが悪くなって熱が発生し，神経や関節が痛みます。
➡知母で関節や経絡の熱を冷まし，麻黄・防風で湿を除き気の流れをよくします。
気の流れが悪いため胃の働きが悪くなって気血の産生が低下し，肌がカサカサになり，関節もさらに悪くなります。
➡甘草・生姜・白朮・芍薬で脾胃の働きを高めます。
湿は下半身に溜まり，足の関節の痛みやむくみを生じます。
➡桂皮・附子・蒼朮で温めて湿を除きます。

利用のしかた
- 関節がコブのようになってしまった関節リウマチなどの関節の痛みに利用します。
- 肌が乾燥していてカサカサになっている人に適応があります。
- 浜防風の入っている製品と防風の入っている製品がありますが，効果の違いについてはよくわかっていません。本来の処方は防風を使っています。
- 蒼朮の代わりに白朮が入っている製品もありますが，基本的な効果に大きな違いはありません。
- 医療用では桂芍知母湯という名前で販売されています。

注意すること
- 関節は冷やすと気持ちがよいのですが，カラダは冷やさないように気をつけましょう。
- 麻黄が入っているため不眠や動悸，食欲不振が起こる場合がありますので，その場合には服用を中止して，薬剤師に相談してください。不眠は寝る前の服用を避けることで解決することもあります。

製品

散剤	桂枝芍薬知母湯エキス細粒G(小太郎④)，サンワロンT顆粒(三和※)
錠剤・カプセル・丸	サンワロンT(三和※)
湯薬	桂枝芍薬知母湯(ウチダ※)

桂枝湯（けいしとう） [医] [甘]

汗が出るもののの**かぜの初期**

○	疲労感があって，少し寒気がして何となくかぜっぽいときに 汗ばんでカラダがだるく，のぼせや頭痛がする 疲れるとカラダがかゆい，関節が痛い，汗ばむ
×	高い熱が出て関節や首が痛く，強い悪寒がする☞葛根湯(p84)，麻黄湯(p252) かぜの症状に伴って吐き気や食欲不振がある☞小柴胡湯(p168) かぜの症状に伴って下痢をしている☞桂枝人参湯(p116)

処方のしくみ 桂皮（けいひ） 芍薬（しゃくやく） 大棗（たいそう） 生姜（しょうきょう） 甘草（かんぞう）

脾胃の働きが低下していて体表の気が少なくなっています。
➔大棗・生姜・甘草で胃の働きを改善し，脾の働きを高めます。
体表から風や寒が入り込み，寒気がして汗が出ます。
➔桂皮で風寒を温めて除き，芍薬で発汗を抑えます。

利用のしかた

■とても適応範囲の広い処方で，疲れて何となく体調不良という場合に利用してみます。ただし，強い冷えや消化器症状(下痢や腹痛，吐き気など)がある場合には利用できません。
■何かのニオイが気になったり，原因がわからないかゆみが気になったりした場合に利用してみます。
■子どもにも利用しやすい処方です。妊婦への利用も問題ないと考えられていますが，医師や薬剤師に相談してから利用してください。
■服用しやすい処方ですが，シナモンの香りが苦手な人は錠剤を利用してみます。

注意すること

- あまり副作用は気にしなくてもよい処方ですが，甘草が入っているのでむくみや足のだるさを感じるようになったら服用を中止して，薬剤師に相談してください。
- 数日服用しても改善しない場合には別の処方が必要かもしれませんので，薬剤師に相談してください。

製品

散剤	桂枝湯エキス(三和④，ツムラ②，松浦)，JPS 漢方顆粒-58号(ジェーピーエス)，桂枝湯エキス🖌(一元，ウチダ，三和④，東洋漢方②)
錠剤・カプセル・丸	桂枝湯エキス錠(三和⑤)，錠剤桂枝湯💧(一元※)
湯薬	桂枝湯🍃(ウチダ※，東洋漢方②)

頭

神経 関節

こんなときに

桂枝人参湯 （けいしにんじんとう）

胃腸が弱く，ときに発熱・悪寒を伴うものの頭痛，動悸，慢性胃腸炎，胃腸虚弱，下痢，消化器症状を伴う感冒

おなか腸

○	下痢を伴うかぜ（悪寒や発熱） ノドの渇きがなく，腹痛のあまりない下痢
×	強い腹痛で下痢をしている☞桂枝加芍薬湯(p110) 下痢をしていてノドが渇く（飲むと吐く）☞五苓散(p133)

処方のしくみ　桂皮（けいひ）　甘草（かんぞう）　白朮（びゃくじゅつ）　人参（にんじん）　乾姜（かんきょう）

人参湯(p227)に桂皮を加えた処方です。
おなかが冷えていて，体表に寒があるため寒気がします。
➡乾姜でおなかを温めて，桂皮で体表の寒を除きます。
冷えによって脾の働きが悪くなり下痢をします。気の産生が低下するので，さらに体表の気が少なくなって寒が侵入しやすくなります。
➡甘草・白朮・人参で脾胃の働きを高めて気の産生を促します。

利用のしかた

■ノドの渇きはなく，下痢は水のような便が出ます。腹痛はあまりありません。
■胸のつかえを感じることが多く，下痢を伴う動悸にも利用できます。
■甘くて割と服用しやすい処方です。ショウガの味が苦手な場合は，エキス剤をぬるま湯でそのまま服用します。

注意すること

- おなかを冷やさないように，冷たいものをあまり摂らないようにしましょう。エキス剤はできるだけお湯に溶かして服用します。
- 甘草が比較的多く含まれていますので，むくみや足のだるさを感じたら服用を中止して，薬剤師に相談してください。
- 桂枝湯(p115)と人参湯(p227)を合わせた処方ではないので気をつけてください。

製品	
散剤	桂枝人参湯エキス（松浦）
湯薬	桂枝人参湯 (タキザワ)

桂枝茯苓丸（けいしぶくりょうがん） [医]

ときに下腹部痛，肩こり，頭重，めまい，のぼせて足冷えなどを訴えるものの**月経不順，月経異常，月経痛，更年期障害，血の道症，肩こり，めまい，頭重，打ち身(打撲症)，しもやけ，しみ，湿疹・皮膚炎，にきび**

○	**脚の冷えとめまい，のぼせのある月経痛(下腹部痛)** **月経や更年期と関係のある頭痛，肩こり，のぼせ，めまいなど** **目の下にクマができるようなタイプの人の皮膚疾患(しみ，湿疹，にきび，しもやけ)**
×	**貧血気味でめまいや頭痛がする☞当帰芍薬散(p219)** **便秘気味で月経痛が強い，のぼせる☞桃核承気湯(p214)**

処方のしくみ　**桂皮（けいひ）　茯苓（ぶくりょう）　牡丹皮（ぼたんぴ）　桃仁（とうにん）　芍薬（しゃくやく）**

下半身で血の流れが悪くなって月経痛などの痛みが生じ，皮膚や筋肉の栄養が悪くなるため湿疹や肩こりが生じます。
➔牡丹皮・桃仁・芍薬で血の流れをよくして痛みを改善します。
水の流れも悪くなって，めまいや頭重感を覚えます。
➔茯苓で水の流れを調えます。
気の流れも悪くなってのぼせが起こり，肩こりは悪化します。
➔桂皮で気の流れを調えます。

利用のしかた

■割とがっしりしたタイプの人の，月経や更年期に伴うさまざまなトラブルに対応できる処方です。ただし，あまり便秘傾向はありません。
■男女を問わず，血流が悪くて目の下にクマができるような人の頭痛，肩こり，皮膚疾患に利用してみます。
■痔の出血や打ち身の内出血にも利用できます。
■皮膚疾患や痔，肩こりなどには比較的長期にわたって利用できる処方です。

注意すること

- 妊娠中には利用を控えます。
- 気力があまりなく，とても疲れ気味や貧血気味の場合には別の処方を考えます。
- 服用すると胸がもたれた感じがする場合には，甲字湯(p121)を利用してみます。

製品

散剤	桂枝茯苓丸料エキス(クラシエ④，小太郎④，三和④，ツムラ②，東洋④，松浦)，恵麗安順(ウチダ④)，モリ　ビーシャン(大杉④)，療方調血顆粒(クラシエ④)，JPS漢方顆粒-11号(ジェーピーエス④)，フッケツ散💧(剤盛堂)，桂枝茯苓湯エキス顆粒💧(東洋漢方⑦)，桂枝茯苓丸料エキス🖊(一元④，ウチダ④，三和④，東洋※)，桂枝茯苓丸料エキス顆粒💧🖊(東洋漢方⑦)
錠剤・カプセル・丸	桂枝茯苓丸料エキス錠(大峰堂⑤，クラシエ⑦，三和⑤，ジェーピーエス⑤，伸和⑤，ツムラ⑤，日邦⑤)，ケイブックN(小太郎⑤)，ホノミフッケツEX錠(剤盛堂⑤)，錠剤桂枝茯苓丸💧(一元※)，ペア漢方エキス錠💧(ライオン※)，桂枝茯苓丸💊(ウチダ⑦，阪本⑤，大晃※，二反田※，日邦⑦)，恵婦丸💊(大峰堂⑦)，田尻漢宝丸💊(田尻※)，健婦丸💊(栃本※)
湯薬	桂枝茯苓丸料(湯)💊(ウチダ※，タキザワ④，東洋漢方⑦，栃本※)

桂枝茯苓丸料加薏苡仁（けいしぶくりょうがんりょうかよくいにん） 🧍 [医]

ときに下腹部痛，肩こり，頭重，めまい，のぼせて足冷えなどを訴えるもののにきび，しみ，手足のあれ（手足の湿疹・皮膚炎），月経不順，血の道症

○	目の下にクマができるようなタイプの人のにきび，しみ，皮膚炎 月経や更年期と関係のあるにきび，しみ，皮膚炎
×	貧血気味でめまいや頭痛がする☞当帰芍薬散(p219) 便秘気味で月経痛が強い，のぼせる☞桃核承気湯(p214)

処方のしくみ 桂皮（けいひ） 茯苓（ぶくりょう） 牡丹皮（ぼたんぴ） 桃仁（とうにん） 芍薬（しゃくやく） 薏苡仁（よくいにん）

桂枝茯苓丸(p117)に薏苡仁を加えた処方です。
下半身で血の流れが悪くなって月経痛などの痛みが生じ，皮膚が栄養されなくなるため湿疹やしみが発生します。
➡牡丹皮・桃仁・芍薬で血の流れをよくして痛みを改善し，薏苡仁で湿疹などを改善します。
水の流れも悪くなって，めまいや頭重感を覚えます。
➡茯苓で水の流れを調えます。
気の流れも悪くなってのぼせが起こり，肩こりは悪化します。
➡桂皮で気の流れを調えます。

利用のしかた

- 桂枝茯苓丸(p117)と同じ症状（月経痛など）に利用できますが，ほとんどは皮膚のトラブルに利用されます。
- 痔の出血や打ち身の内出血にも利用できます。
- 比較的長期にわたって利用できる処方です。
- 塗り薬などと同時に使っても問題ないと考えられています。

注意すること

- 妊娠中には利用を控えます。
- 気力があまりなく，とても疲れ気味や貧血気味の場合には別の処方を考えます。

製品

散剤	恵腸（建林），桂枝茯苓丸料加薏苡仁エキス（松浦）
錠剤・カプセル・丸	桂枝茯苓丸料加薏苡仁エキス錠（クラシエ⑤），ケイヨックN（小太郎⑤）
湯薬	桂枝茯苓丸料加薏苡仁💊（タキザワ④）

けいぼうはいどくさん
荊防敗毒散

急性化膿性皮膚疾患の初期，湿疹・皮膚炎

○	湿疹やできものが化膿して痛みやかゆみがある
×	長期の病後などで体力がなく，慢性的に湿疹がある☞帰耆建中湯(p97)，黄耆建中湯(p75)

処方のしくみ: 荊芥(けいがい)・防風(ぼうふう)・羌活(きょうかつ)・独活(どっかつ)・柴胡(さいこ)・薄荷(はっか)・連翹(れんぎょう)・桔梗(ききょう)・枳殻(きこく)・川芎(せんきゅう)・前胡(ぜんこ)・金銀花(きんぎんか)・甘草(かんぞう)・生姜(しょうきょう)・茯苓(ぶくりょう)

体表の気の流れが悪く，風が体表にあるため炎症が起こっています。
➡荊芥・防風・前胡で風を除き，柴胡・薄荷・連翹・金銀花で冷やして炎症を抑えます。
体表での気血水の流れが悪く，皮膚は膿を発生させて痛みを生じています。
➡独活・茯苓で水の流れを調えて，甘草・生姜で気を作り，羌活・枳殻・前胡・川芎で気血の流れをよくして化膿と痛みを除きます。

利用のしかた
- できものが化膿して痛い場合に利用してみます。
- かぜのひき始めに鼻やノドが腫れて痛い場合や，乳腺炎の痛みなどにも利用できます。
- 悪寒や発熱のある場合もあります。
- 製品によって多少処方が違っていますが，効果の違いは大きくないと考えられます。

注意すること
- 長期の病後などで体力がないときや，虚弱な場合には利用できません。
- あまり膿がなくて熱をもったような湿疹の場合には，黄連解毒湯(p79)を利用してみます。
- あまり痛みがなく化膿している湿疹の場合には，排膿散及湯(p230)を利用してみます。

製品

散剤	荊防敗毒散エキス細粒G(小太郎)，松鶴太陽(建林)，荊防敗毒散エキス細粒(東洋※)

体表

桂麻各半湯 (けいまかくはんとう)

感冒，咳，かゆみ

○	蕁麻疹や湿疹などのかゆみ かゆみを伴うかぜや咳
×	食中毒などによる蕁麻疹のかゆみ☞香蘇散(p124) 悪寒が強く消化器症状（下痢や吐き気）のないかぜ☞葛根湯(p84)

処方のしくみ	桂皮（けいひ） 芍薬（しゃくやく） 生姜（しょうきょう） 甘草（かんぞう） 麻黄（まおう） 大棗（たいそう） 杏仁（きょうにん）

桂枝湯(p115)と麻黄湯(p252)を合わせた処方です。
脾胃の働きが低下して気の産生が少なくなっているため，体表の気の巡りが悪くなっています。
➡生姜・甘草・大棗で胃の働きを高めて気の産生を高め，桂皮で気の巡りをよくします。
体表に寒があるため体表の生理機能が悪くなりかゆみが生じるとともに，肺の働きも悪くなるので咳が出ます。
➡麻黄・桂皮で発汗させて体表の生理を調え，麻黄・杏仁で咳を抑えます。芍薬は汗の出すぎを抑えます。

利用のしかた
■かゆみは全身ではなく，顔や手足が中心です。
■あまり頑丈なタイプの人ではなく，やや体力が落ちている人に効果が高いようです。
■かぜの治りかけで，カラダがかゆい場合に利用します。

注意すること
- 麻黄が入っているため服用すると眠れなかったり，動悸が起こったりする場合がありますが，その場合には服用を中止して，薬剤師に相談してください。眠れない場合は寝る前に服用しないようにすることで解決することがあります。
- 皮膚がカサカサしてかゆい場合には当帰飲子(p215)や温清飲(p71)，逆にジクジクした湿疹の場合には黄連解毒湯(p79)を利用してみます。

製品	
湯薬	桂枝麻黄各半湯(ウチダ※)

甲字湯 (こうじとう)

ときに下腹部痛，肩こり，頭重，めまい，のぼせて足冷えなどを訴えるものの**月経不順，月経異常，月経痛，更年期障害，血の道症，肩こり，めまい，頭重，打ち身(打撲症)，しもやけ，しみ**

○	脚の冷えとめまい，のぼせのある月経痛(下腹部痛) 月経や更年期と関係のある頭痛，肩こり，のぼせ，めまいなど 目の下にクマができるようなタイプの人の皮膚疾患(しみ，湿疹，にきび，しもやけ)
×	貧血気味でめまいや頭痛がする☞当帰芍薬散(p219) 便秘気味で月経痛が強い，のぼせる☞桃核承気湯(p214)

処方のしくみ 　桂皮　茯苓　牡丹皮　桃仁　芍薬　生姜　甘草

桂枝茯苓丸(p117)に**生姜・甘草**を加えた処方です。
下半身で血の流れが悪くなって月経痛などの痛みが生じ，皮膚や筋肉の栄養が悪くなるため，湿疹や肩こりが生じます。
➡**牡丹皮・桃仁・芍薬**で血の流れをよくして痛みを改善します。
水の流れも悪くなって，めまいや頭重感を覚えます。
➡**茯苓**で水の流れを調えます。
脾胃の働きが弱く気の産生が少なく，また流れも悪くなってのぼせが起こり，肩こりは悪化します。
➡**生姜・甘草**で気の産生を助け，**桂皮**で気の流れを調えます。

利用のしかた

- 割とがっしりしたタイプの人の月経や，更年期に伴うさまざまなトラブルに対応できる処方です。ただし，あまり便秘傾向はありません。目の下にクマができやすい人が多いようです。
- **桂枝茯苓丸**(p117)を服用すると胃がもたれる場合に利用してみます。
- 痔の出血や打ち身の内出血にも利用できます。

注意すること

- 妊娠中には利用を控えます。
- 気力があまりなく，とても疲れ気味や貧血気味の場合には別の処方を考えます。
- 特に長期利用している場合には，甘草の副作用に注意しましょう。

製品

散剤	甲字湯エキス細粒G(小太郎)

香砂養胃湯（こうしゃよういとう） 🍵 甘

胃弱，胃腸虚弱，慢性胃腸炎，食欲不振

○	とても胃が弱くて少し多く食べると胃痛や胃もたれがする
×	便秘気味でおなかが張って胃もたれがする☞調胃承気湯(p209) 暑さで下痢をして，胃痛や胃もたれがする☞清暑益気湯(p187)

処方のしくみ	白朮(びゃくじゅつ) 茯苓(ぶくりょう) 蒼朮(そうじゅつ) 厚朴(こうぼく) 陳皮(ちんぴ) 香附子(こうぶし) 白豆蔲(びゃくずく) 人参(にんじん) 木香(もっこう) 縮砂(しゅくしゃ) 甘草(かんぞう) 大棗(たいそう) 生姜(しょうきょう)

平胃散(p244)と四君子湯を合わせて，生薬をいくつか足した処方です。
脾胃の働きが悪くなっているため胃もたれが起こります。
➡人参・白朮・蒼朮で脾の働きを高め，甘草・大棗・生姜・茯苓で胃の働きを高めます。
胃が冷えて気の流れが悪くさらに脾胃の働きが悪くなります。
➡陳皮・香附子・木香・厚朴で胃の気の流れをよくして白豆蔲・縮砂で胃を温めて痛みや不快感を除きます。

利用のしかた
■普段から胃が弱い人に利用します。
■吐き気や下痢のみられることもあります。

注意すること
・基本的に胃が冷えているので冷たいものを摂るのは控えましょう。
・ストレスを感じたり下痢をしている場合には，六君子湯(p263)を利用してみます。

製品	
散剤	命祐(建林)
錠剤・カプセル・丸	精華香砂養胃丸(ハツ目⑤)

香砂六君子湯 （こうしゃりっくんしとう）

気分が沈みがちで頭が重く，胃腸が弱く，食欲がなく，みぞおちがつかえて疲れやすく，貧血性で手足が冷えやすいものの**胃炎，胃腸虚弱，胃下垂，消化不良，食欲不振，胃痛，嘔吐**

○	気分的に落ち込んでいて，吐き気や胃痛，みぞおちの痛みがある ストレスや疲れで食欲がなく，吐き気や胃痛，みぞおちの痛みがある
×	食べ過ぎて吐き気や胃の痛みがある ☞ 平胃散（p244），加味平胃散（p91） 疲労感はなくて胃が痛い ☞ 安中散（p64） 二日酔いで吐き気や胃の痛みがある ☞ 五苓散（p133）

処方のしくみ　人参　白朮　茯苓　半夏　陳皮　香附子　大棗　生姜　甘草　縮砂　藿香

六君子湯（p263）に**香附子・藿香・縮砂**を加えた処方です。
疲れやストレスで脾胃の働きが悪くなり，食欲不振や吐き気が生じています。
➡**人参・白朮**で脾の働きを高めて，**大棗・生姜・甘草**で胃の働きを高めます。
気の流れが悪く，気分の塞がりや吐き気，胃痛が生じています。
➡**香附子・陳皮・藿香**で胃や全体の流れを調えて，**茯苓・半夏**で吐き気を抑え，**縮砂**で胃の痛みを緩和します。

利用のしかた
- 六君子湯（p263）とよく似た使い方をする処方で，特に吐き気や頭重感，気分の塞がり（憂鬱）があるときに利用します。
- 食後すぐに眠くなり，手足が冷えやすい人に利用してみます。
- 六君子湯（p263）を服用していてガスが溜まりやすくなる場合に利用してみます。
- 香りがよく，比較的服用しやすい処方で，食欲増進作用があります。

注意すること
- 吐き気があまり強くない場合の食欲不振には，六君子湯（p263）も利用できます。
- 胃痛が強い場合には，柴芍六君子湯（p142）を利用してみます。

製品

散剤	香砂六君子湯エキス細粒G（小太郎）
錠剤・カプセル・丸	香砂六君子湯エキス錠N（小太郎⑤）

香蘇散（こうそさん） [医] [甘]

神経過敏で気分がすぐれず胃腸の弱いもののかぜの初期，血の道症

○	イライラ，または月経・更年期に原因があると思われる頭痛やめまい，頭重感，食欲不振，肩こりなど かぜをひいたかもしれないと思ったとき 魚などにあたって蕁麻疹が出た
×	強い寒気と発熱，関節痛があるかぜ☞麻黄湯(p252)

処方のしくみ　香附子（こうぶし）　蘇葉（そよう）　陳皮（ちんぴ）　甘草（かんぞう）　生姜（しょうきょう）

ストレスや抑鬱で肝や脾胃の働きが低下しています。
➔香附子・陳皮で肝の働きを，甘草・生姜・陳皮・蘇葉で脾胃の働きを高めます。
気の産生が悪くなり，体表の陽気の巡りが悪くてかぜの症状や頭痛などが起こっています。
➔蘇葉で体表を温めます。

利用のしかた

■とても適用範囲が広いので気軽に利用できる処方ですが，およそ精神的な問題(鬱やイライラ，ストレスなど)が背景にあります。
■いずれの症状でも，あまり重篤ではなく軽い症状に利用します。副作用の少ない方剤なので，何となく頭が重い，食欲がない，かぜをひいたなどの症状があれば，とりあえずすぐに利用してみるとよいでしょう。特にかぜの場合にはすぐに利用することが大切です。
■月経に伴う不調や更年期に伴う症状にも利用できます。また，中高年の軽いかぜにとりあえず利用してみることもできます。いずれも，胃腸が弱くなくても利用してみて構いません。
■シソをベースとした香りがあり，服用しやすい処方です。服用すると気分がスッキリして苦味はほとんどしません。エキス剤を溶かして，ネギの白い部分を刻んで入れて服用するとさらに効果が高いといわれています。

注意すること

- 食品が中心になっている処方なので安全性は高いですが，長期に利用すると甘草によるむくみなどの副作用が出る可能性もありますので注意しましょう。
- 簡単な食中毒に利用することができますが，重篤な場合は医師の診断を受けてください。
- 几帳面で，ストレスを受けるとノドが苦しくなったり，気分が落ち込んでしまった場合には，半夏厚朴湯(p235)を利用してみます。
- 汗がダラダラ出る場合や，極端にぐったりしている場合には利用できません。

製品

散剤	香蘇散料エキス(クラシエ②，松浦)，JPS 漢方顆粒-13 号(ジェーピーエス)，香寿💧(東洋漢方②)，清香散💧(和漢薬②)，香蘇散エキス細粒🖌(東洋※)，香蘇散料エキス顆粒💧🖌(東洋漢方②)，香蘇散🍃🖌(ウチダ)
錠剤・カプセル・丸	コオソニン N(小太郎⑤)，錠剤香蘇散💧(一元⑦)
湯薬	香蘇散料🍃(ウチダ※)

杞菊地黄丸（こぎくじおうがん）

疲れやすく胃腸障害がなく，尿量減少または多尿で，ときに手足のほてりや口渇があるもののの**かすみ目，疲れ目，のぼせ，頭重，めまい，排尿困難，頻尿，むくみ，視力低下**

○	病後や高齢者のかすみ目，疲れ目，視力低下，頭重感 疲れ目や目のかすみがある人の排尿困難や頻尿，むくみがある
×	ものもらい☞応鐘散(p77) 目が痛い，かゆい☞越婢加朮湯(p73)

処方のしくみ

枸杞子（くこし） 菊花（きくか） 地黄（じおう） 山茱萸（さんしゅゆ） 山薬（さんやく） 茯苓（ぶくりょう） 牡丹皮（ぼたんぴ） 沢瀉（たくしゃ）

腎の働きが低下して腎陰が少なくなっています。
➡地黄・山茱萸・山薬で腎陰を補い，牡丹皮で陽を少し抑えます。
全体に陰が少なくなると肝の働きも低下して，目のトラブルが生じます。
➡菊花・枸杞子・牡丹皮で肝の働きを高めて目の働きを改善します。
腎の働きが低下して，水の代謝が悪くなりむくみや頻尿などが起こります。
➡茯苓・沢瀉で水の流れを調えます。

利用のしかた

- 高齢者の目のトラブルには，まず利用してみます。
- たいていノドの渇きや手足のほてりがあります。
- すぐに改善はしませんので，数週間は利用してみます。

注意すること

- 特に高齢者で，腰や下半身が冷えたりしびれる場合には，八味地黄丸(p233)か牛車腎気丸(p129)を利用します。
- 目の症状があまりなく，むくみや手足のほてり，頻尿などが気になる場合には，六味丸(p272)を利用します。
- 精神的な原因で目が疲れた感じがする場合には，桂枝加竜骨牡蛎湯(p112)を利用してみます。
- 服用後，食欲不振や胃がもたれる場合は，薬剤師に相談してください。食前に服用している場合は食後に変更することで解決することがあります。

製品

散剤	杞菊地黄丸エキス細粒G(小太郎)，JPS漢方顆粒-75号(ジェーピーエス※)
錠剤・カプセル・丸	杞菊地黄丸エキス錠N(小太郎⑤)，杞菊地黄丸💊(イスクラ※，薬日本堂※，クラシエ※，松浦※)，ベルアベトンK💊(クラシエ※)

五虎湯（ごこうとう）

咳が強く出るものの次の諸症：咳，気管支喘息，気管支炎，小児喘息，感冒，痔の痛み

○	ノドが渇きやすい人で強い咳と黄色い痰が出る 子どもの気管支喘息や百日咳 痔の痛み
×	悪寒，高熱のあるときの咳☞麻黄湯(p252) 痰があまり出ない空咳☞麦門冬湯(p232) サラサラした透明の痰が出る咳☞小青竜湯(p170)

処方のしくみ　麻黄　杏仁　甘草　石膏　桑白皮

麻杏甘石湯(p254)に咳止めの働きが強い桑白皮を加えた処方です。
肺の働きが低下して熱をもったため，水分が少なくなり粘い痰を伴う咳が出ます。
➡石膏・桑白皮で肺の熱を除き，麻黄・杏仁で咳を止めます。
肺の熱が体表に伝わって汗となって出ます。すると，さらに水分が少なくなります。
➡石膏・麻黄で汗を止めて，石膏で水分を補い，甘草が全体の働きをまとめます。

利用のしかた

- 粘くて黄色い痰と激しい咳が出ていれば利用してみます。
- 息切れがする場合にも利用できます。また，痔の痛みに利用すると効果的な場合があります。
- 特異な香りがしますが，甘みがあって子どもでも服用しやすい処方です。
- 麻杏甘石湯(p254)とよく似た使い方をしますが，咳が強い場合に利用します。

注意すること

- 病後など，体力がなくてぐったりしている場合には利用できません。病後に咳が続く場合には，竹茹温胆湯(p204)を利用してみます。
- 夜に服用すると眠りにくい場合は日中に服用してみます。また，服用して動悸などが起こる場合は，薬剤師に相談してください。
- 悪寒や発熱，発汗のある場合には利用できません。
- 痰がたくさん出る場合には，清肺湯(p189)を利用してみます。

製品

散剤	五虎湯エキス(クラシエ0・②，東洋漢方②)，宝樹(建林)

牛膝散(ごしつさん)

月経困難，月経不順，月経痛

○	強い腹痛があって月経がこないとき
×	妊娠中 貧血気味で月経困難や月経痛がある ☞ 当帰芍薬散(p219)

処方のしくみ　牛膝　桂皮　芍薬　桃仁　当帰　牡丹皮　延胡索　木香

下半身の気や血の流れが悪く痛みが生じています。
➡牛膝・桃仁で血の流れをよくし，桂皮・延胡索・木香で気の流れをよくします。
血の流れが悪くなると血が熱をもち，少なくなって経血が出なくなります。
➡牡丹皮で血の熱を除き，芍薬・当帰で血を補います。

利用のしかた

■腹痛のとても強い月経困難に利用します。

注意すること

- 妊娠中は流産のおそれがあるので利用してはいけません。
- 貧血気味で体力がない場合や経血が多い場合には利用しません。
- 出産後に悪露が残っている場合には，芎帰調血飲第一加減(p102)を利用してみます。

製品

散剤	喜効(建林)

女性

ごしゃくさん

五積散 🧍 [医] [甘] [麻]

消化・胃　頭　関節・神経　女性

冷えがあるものの**胃腸炎，腰痛，神経痛，関節痛，月経痛，頭痛，更年期障害，感冒**

○	下半身に冷えのある腰痛や神経痛，頭痛 足腰が冷える下腹部痛，月経痛，月経不順
×	冷えのない腰痛，神経痛☞芍薬甘草湯(p161)

処方のしくみ

蒼朮　白朮　陳皮　茯苓　半夏　当帰　厚朴　芍薬　川芎　白芷　枳実(枳殻)　桔梗　桂皮　麻黄　大棗　生姜　乾姜　甘草

脾胃が冷えて気血の産生が悪くなっているため冷えが生じます。
➡乾姜・桂皮で脾胃を温めて，当帰・芍薬・白朮・甘草・大棗・陳皮で気血の産生を促します。
脾胃の働きが悪く湿が溜まって，気血の流れも低下しているので月経不順や消化器の不調が起きています。
➡蒼朮・厚朴・茯苓で湿を除き，枳実・桔梗・川芎で血の流れを改善します。
気の流れが悪く，体表や経絡に寒さが侵入して神経痛や下腹部痛などが起きています。
➡麻黄・桂皮・白芷・生姜で体表や経絡を温めて気の流れをよくします。

利用のしかた

■寒さにあたりすぎて下半身が冷えて，さまざまな症状が出ている場合に利用できます。上半身は逆に熱っぽい感じがします。
■かなり幅広く利用できる処方ですが，基本的には下半身の冷えと腰から脚にかけて筋肉が張ったような痛みがあります。
■かぜにも利用できます。また，胃腸の不調にもよく効きます。
■冷え性の人の便秘にも利用できます。

注意すること

- カラダは温めるようにしましょう。
- 長期に利用することが多いため，甘草の副作用(むくみなど)に注意しましょう。
- 就寝前に服用すると眠りにくい場合には日中に服用してみます。
- 腰の冷えが強い場合には，苓桂朮甘湯(p269)を利用してみます。

製品

散剤	五積散(料)エキス(クラシエ②，小太郎，松浦)，JPS 漢方顆粒-12 号(ジェーピーエス)，ウェルクス G(帝國)，五積散料エキス顆粒 KM🥄(一元)，五積散🅿🥄(ウチダ)
錠剤・カプセル・丸	ゴーシャン(小太郎⑤)，JPS 五積散料エキス錠 N(ジェーピーエス⑤)，錠剤五積散🅿(一元※)
湯薬	五積散(料)🅿(ウチダ※，タキザワ)

牛車腎気丸(ごしゃじんきがん) 🚹 [医]

疲れやすくて，四肢が冷えやすく尿量減少し，むくみがあり，ときに口渇があるものの**下肢痛，腰痛，しびれ，高齢者のかすみ目，かゆみ，排尿困難，頻尿，むくみ，高血圧に伴う随伴症状の改善(肩こり，頭重，耳鳴り)**

○	足腰が冷えてしびれ・痛みがあり，脚がむくむ 排尿時の痛みはなく，排尿が困難で残尿感などがある 高齢者の目のかすみ，耳鳴り(下半身のむくみもある)
×	動悸があってむくみがある☞九味檳榔湯(p105)，木防已湯(p258) 排尿時の痛みや出血があり排尿困難になっている☞清心蓮子飲(p188)，猪苓湯(p211)

処方のしくみ 地黄(じおう) 山茱萸(さんしゅゆ) 山薬(さんやく) 沢瀉(たくしゃ) 茯苓(ぶくりょう) 牡丹皮(ぼたんぴ) 桂皮(けいひ) 附子(ぶし) 牛膝(ごしつ) 車前子(しゃぜんし)

八味地黄丸(p233)にむくみやしびれを除く牛膝・車前子を加えた処方です。
腎の働きが衰えると腎陽が不足し，冷えて下半身のしびれや痛みが生じます。
➲桂皮・附子で腎を温めます。
腎の働きである水の代謝が不調になるため，むくんだり排尿困難になったりします。
➲沢瀉・茯苓・車前子・牛膝で水の流れを調えます。
腎陰(精)も不足して血(肝血)が不足すると，目がかすみます。
➲山薬・山茱萸・地黄で肝血を増やし，牡丹皮で流れを調えます。

利用のしかた

■主に高齢者に適応があります。足腰の冷えが気になる高齢者に起こりやすい，さまざまな疾患に対応しています。ただし，必ずしも高齢者だけではなく，若い人でも適用されることがあります(小児への適応はほとんどありません)。
■およそ排尿困難がみられます。
■比較的長期に利用する必要のある処方ですが，しびれなどは数日で改善することもあります。

注意すること

- ノドの渇きと頻尿が気になる場合には，八味地黄丸(p233)を利用してみます。
- いつも下痢気味の人は下痢が悪化する可能性がありますので，利用は控えます。
- 服用すると胃もたれがする場合は，薬剤師に相談してください。食後に服用することで解決することがあります。また，服用して鼻血が出る場合は服用を中止して，医師か薬剤師に相談してください。
- 附子が入っているので，煎じ薬の場合は1時間以上煎じてください。また，服用して口がしびれたり動悸がしたりする場合は服薬を中止して，医師か薬剤師に相談してください。

製品

散剤	牛車腎気丸料エキス(クラシエ，松浦)，金匱腎気丸料エキス顆粒(救心※)，ウロバランス(佐藤)，牛車腎気丸料エキス顆粒 KM🥄(一元④)
錠剤・カプセル・丸	牛車腎気丸料エキス錠(クラシエ⑤，小太郎⑤，ロート※)，精華牛車腎気丸(イスクラ/小太郎/ハツ目※)，錠剤牛車腎気丸(一元※)，十味寿泉丸(中新⑦)，原末・牛車腎気丸💊(ウチダ③)
液剤	漢方濃縮煎剤牛車腎気丸(松浦※)
湯薬	牛車腎気丸料💊(タキザワ※)

呉茱萸湯

手足が冷えて肩がこり，ときにみぞおちが膨満するものの**頭痛，頭痛に伴う吐き気・嘔吐，しゃっくり**

○	冷えると痛む頭痛，偏頭痛 急に起こる吐き気で手足が冷たくなるもの 止まらないしゃっくり
×	二日酔いの吐き気や頭痛 ☞ 五苓散(p133)，黄連湯(p80) 食べ過ぎで吐き気がする ☞ 平胃散(p244)，加味平胃散(p91) 血圧が高い人の頭痛 ☞ 釣藤散(p210)

処方のしくみ　呉茱萸　生姜　人参　大棗

胃が冷えて吐き気やしゃっくりが起きています。
➡人参・大棗・生姜で脾胃の働きを高め，呉茱萸・生姜で胃を温めます。
経絡を通って頭に冷えが伝わり，頭痛がしています。
➡呉茱萸で経絡を温め頭痛を改善します。

利用のしかた

- 吐き気と頭痛と手足の冷えがあれば，とりあえず利用してみます。
- 頭痛や吐き気がなくても，胃酸がよく上がる場合に利用してみます。
- 味はよくないので，飲みにくい場合はエキス剤は溶かさずそのまま水かぬるま湯で服用します。

注意すること

- 冷たいものを摂り過ぎないように気をつけましょう。
- しゃっくりがひどい場合には，柿蒂湯(p158)を利用してみます。

製品	
散剤	呉茱萸湯エキス（クラシエ②，松浦），ホノミカンタン粒（剤盛堂）
湯薬	呉茱萸湯（ウチダ※，タキザワ）

五物解毒散
ごもつげどくさん

かゆみ，湿疹・皮膚炎

○	たびたび繰り返して出る湿疹とそれに伴うかゆみ
×	肌がカサカサしてかゆい☞当帰飲子(p215)

処方のしくみ
川芎（せんきゅう）　金銀花（きんぎんか）　十薬（じゅうやく）　大黄（だいおう）　荊芥（けいがい）

体内に熱がこもり，それが体表に出て湿疹（膿）が発生しています。
➡金銀花・十薬で体表の熱を，大黄で体内の熱を除きます。
体表の気の流れが悪くかゆみが生じています。
➡川芎・荊芥で気の流れを調えます。

利用のしかた
- 全身に湿疹などがありかゆいものに利用しますが，特に頑固で他の薬でなかなか治らないものに利用してみます。
- 痔の痛みや肛門のかゆみにも利用してみます。
- ドクダミ（十薬）が配合された珍しい処方で，特異な香りと苦味があります。苦味が苦手な場合は，エキス剤を溶かさずにそのまま冷たい水で服用します。

注意すること
- 服用して下痢をする場合には服用を中止して，薬剤師に相談してください。
- 一般的な湿疹やかゆみの場合には，温清飲(p71)や消風散(p175)を利用してみます。

製品
散剤	五物解毒湯エキス（松浦）

ごりんさん
五淋散 🚹 [医] [甘]

頻尿，排尿痛，残尿感，尿の濁り

○	尿の濁りや残尿感が気になる 排尿痛（排尿後の痛み）がある
×	足腰が冷えてむくみがあり，排尿困難☞牛車腎気丸（p129）

処方のしくみ 茯苓（ぶくりょう） 当帰（とうき） 黄芩（おうごん） 甘草（かんぞう） 芍薬（しゃくやく） 山梔子（さんしし） 地黄（じおう） 沢瀉（たくしゃ） 木通（もくつう） 滑石（かっせき） 車前子（しゃぜんし）

三焦に熱がこもってしまい，この熱が腎に入り腎の働きを悪くして排尿困難などを起こします。
➡山梔子・黄芩で三焦の熱を除き，車前子・沢瀉・地黄で腎の働きを正常にします。
腎の働きも悪いため熱は膀胱にも入りこみ，排尿痛や尿の濁りが起きています。
➡茯苓・沢瀉・木通・滑石で膀胱の熱を取ります。
熱が血に入って血尿が生じています。
➡芍薬・地黄で熱を冷まして当帰で血の流れをよくし，甘草で全体を調和させます。

利用のしかた

■男女を問わず尿の濁りや残尿感，排尿痛があれば，まず利用してみます。
■夏に汗をよくかいたときや，月経期間中の尿の濁りや血尿には特に効果があるようです。
■猪苓湯（p211）で尿の濁りや残尿感が治らない場合にも利用してみます。

注意すること

- 尿に頻繁に血が混じる場合には，**猪苓湯**（p211）か**猪苓湯合四物湯**（p212）を利用してみます。
- 服用して胃もたれを起こす場合は，食後に服用することで解決することがあります。
- 尿の濁りや排尿困難が気になる場合には，**清心蓮子飲**（p188）を利用してみてもよいでしょう。
- 陰部にかゆみがある場合には，**竜胆瀉肝湯**（p265）を利用してみます。

製品

散剤	五淋散エキス（小太郎，松浦），腫経（建林）
錠剤・カプセル・丸	五淋散エキス錠Ｎ・ゴリンサンＮ・五淋散カプレット（小太郎⑤），ボーコレン（小林⑤），ノルクスＫ錠（明治⑦）
湯薬	五淋散料 A🌿（東洋漢方※）

五苓散

ノドが渇いて尿量が少ないもので，めまい，吐き気，嘔吐，腹痛，頭痛，むくみなどのいずれかを伴うものの**水様性下痢，急性胃腸炎（しぶり腹のものには使用しないこと），暑気あたり，頭痛，むくみ，二日酔い**

○	吐き下し（嘔吐下痢），または水のような下痢 むくむ傾向のある人の頭痛，目が回るようなめまい 二日酔い，乗り物酔い
×	下痢で，残便感と腹痛が強く何度も続くような下痢☞黄芩湯(p76)，桂枝加芍薬湯(p110) 血圧が高く便秘気味の人の頭痛☞釣藤散(p210)

処方のしくみ　沢瀉　猪苓　茯苓　蒼朮（白朮）　桂皮

カラダの水の流れが悪くなっていてノドが渇きます。同時に水の吸収が悪くなって吐き気や下痢が起こります。また，カラダに水が溜まるためむくみやめまいが起こります。
➡**茯苓・蒼朮**で水の流れをよくします。
寒さなどにあたったために体表から寒さが膀胱に伝わり，膀胱の働きが悪くなって尿量が減ります。
➡**桂皮**で体表を温め，**沢瀉・猪苓**で膀胱の働きを調えます。

利用のしかた

- ノドが渇いて尿量が減るのが特徴で，そのような状態の吐き気や下痢，めまいなどに頓服で利用してみます。かなり適応範囲の広い処方で，しかも体力にかかわらず利用可能です。ただし，高熱が出てノドが渇いている場合には利用しません。
- 吐き気がある場合，ノドが渇いていても一気に水を飲むとすぐに吐いてしまうことがあるので，エキス剤などは冷たい水で少しずつ服用するようにします。味は淡泊で比較的服用しやすい処方です。
- お酒でも乗り物でも，「酔った」ときのめまいや吐き気に利用してみます。ただし，眠気は起こりません。予防として服用すると効果的なことがあります。
- 天気が悪くなると起こるような頭痛に利用してみます。

注意すること

- この処方が適応する下痢は，出ると比較的スッとしますが，何度出してもスッキリせず腹痛と残便感が残るような下痢には利用しません。この場合には吐き気があれば黄芩湯(p76)，腹痛が強ければ桂枝加芍薬湯(p110)を利用します。
- 尿量が減少していても，色の濃い尿が出る場合には別の処方を考えます。下痢のある場合には清暑益気湯(p187)，吐き気がある場合には茵蔯五苓散(p69)を利用してみます。

製品

散剤	五苓散料エキス(大杉，クラシエ，三和④，ツムラ②，帝國，松浦，湧永)，五味利水(ウチダ)，療方調流顆粒(クラシエ)，アルピタン(小林②)，JPS 漢方顆粒-14 号(ジェーピーエス/宇津)，光風(建林)，五苓散💧(救心)，五苓散料エキス顆粒💧(東洋漢方④)，てんぐ五苓散🍃(二反田②)，かんぽう循々五苓散🍃(松浦)，五苓散料エキス🖌(ウチダ②，三和④，東洋※)，五苓散料エキス顆粒💧🖌(東洋漢方④)，五苓散🍃🖌(ウチダ)
錠剤・カプセル・丸	五苓散料エキス錠(大峰堂⑤，小太郎⑤，三和⑤，ジェーピーエス⑤，伸和⑤，日邦⑤)，錠剤五苓散💧(一元⑤)，ホノミスイギャク EP 錠💧(剤盛堂⑤)，五苓散錠🍃(クラシエ⑤)
湯薬	五苓散料🍃(ウチダ※，タキザワ)，五苓湯🍃(栃本※)

柴葛解肌湯 (さいかつげきとう) 甘 麻

激しい感冒様症状を示すものの**発熱，悪寒，頭痛，四肢の痛み，口渇，不眠，鼻腔乾燥，食欲不振，吐き気，全身倦怠**

○	インフルエンザ，または高熱が出て悪寒の強いかぜ 高熱が出てノドが渇き，倦怠感や食欲不振，吐き気がある 強い頭痛や肩こり，イライラがある
×	高熱や悪寒がなく，倦怠感や食欲不振がある ☞ 補中益気湯 (p249)

処方のしくみ
柴胡（さいこ） 葛根（かっこん） 麻黄（まおう） 桂皮（けいひ） 黄芩（おうごん） 芍薬（しゃくやく） 半夏（はんげ） 生姜（しょうきょう） 甘草（かんぞう） 石膏（せっこう）

体表にも体内にも寒さなどが入り込んで，体表では悪寒を，体内では熱となって発熱などを引き起こしています。
➡麻黄・桂皮で発汗させて体表の寒さを除き，柴胡・黄芩・石膏で体内の熱を除きます。
体表の寒さは筋肉の痛みや頭痛，肩こりなどを起こします。
➡桂皮で温めて，芍薬・葛根・甘草で痛みを除きます。
体内の熱は吐き気や食欲不振の原因となります。
➡半夏・生姜で吐き気を抑えて，生姜・甘草で食欲を回復させます。

利用のしかた
- インフルエンザに似たような症状の場合に利用してみます。麻黄湯 (p252) と同じような働きがありますが，吐き気や食欲不振があるのが特徴です。
- 鼻が乾くことが多く，ときに鼻血を出していることもあります。
- 発熱はなくても汗を全くかいておらず，頭痛や目の痛み，イライラがある場合にも利用できます。

注意すること
- 長期間利用する処方ではなく，症状が治まったら服用を中止します。
- 吐き気などの消化器症状のないかぜの場合には，麻黄湯 (p252) や葛根湯 (p84) を利用します。

製品
散剤	柴葛解肌湯エキス細粒G（小太郎）

柴陥湯 (さいかんとう)

ときに脇腹（腹）からみぞおちあたりにかけて苦しく，食欲不振で口が苦く，舌に白苔がつき，強い咳が出て痰が切れにくく，ときに胸痛があるものの**咳，胸痛，気管支炎**

○	咳をすると胸や背中が痛む 胸や背中の痛み
×	サラサラした痰が出て咳があるとき☞**小青竜湯**(p170) 腕を動かすと背中や肩が痛む☞**二朮湯**(p224)

処方のしくみ　柴胡　半夏　黄芩　大棗　人参　甘草　生姜　栝楼仁　黄連

脾胃の働きが悪く気の産生が低下しています。
➡**人参・大棗・生姜・甘草**で脾胃の働きを高めます。
気の少ないところに寒さが入り込み，気の流れが悪くなって肝など体内に熱が発生します。これが胸や背中の痛みになります。
➡**柴胡・黄芩・栝楼仁・黄連**で熱を冷まして痛みを除きます。
この熱は肺の働きも低下させて咳が出ます。
➡**半夏・栝楼仁**で咳を抑えます。

利用のしかた

- 咳があってもなくても胸や背中が痛い場合に利用してみます。ただし，強い痛みではありません。
- ときに吐き気や食欲不振など消化器症状のあることもあります。

注意すること

- 急な胸や背中の強い痛みは心不全などのおそれもありますので，気になるときは必ず医師に相談してください。

製品	
散剤	柴陥湯エキス（救心，東洋漢方②）
湯薬	柴陥湯（ウチダ※）

柴胡加竜骨牡蛎湯（さいこかりゅうこつぼれいとう） [医]

精神不安があって，動悸，不眠，便秘などを伴う**高血圧の随伴症状（動悸，不安，不眠），神経症，更年期神経症，小児夜泣き，便秘**

○	ストレスが原因と思われる不安や不眠，イライラ 子どもの夜泣き
×	血色があまりよくなくて不眠や不安がある☞加味帰脾湯（p88）

処方のしくみ 柴胡（さいこ） 半夏（はんげ） 茯苓（ぶくりょう） 桂皮（けいひ） 黄芩（おうごん） 大棗（たいそう） 生姜（しょうきょう） 人参（にんじん） 竜骨（りゅうこつ） 牡蛎（ぼれい） 大黄（だいおう）

脾胃の働きが悪いため気が産生されず，気の流れも悪くなります。
➡人参・茯苓・大棗・生姜で脾胃の働きを高めて，桂皮で気の流れをよくします。
胆や肝の気の流れが悪くなると体内に熱が発生してイライラします。
➡柴胡で気の流れをよくして，柴胡・黄芩・大黄で体内の熱を除きます。
熱は心の働きを乱して不眠や不安を生じます。
➡茯苓・竜骨・牡蛎で心の働きを調えます。

利用のしかた

■比較的元気で血圧が高い傾向の人に適応が多く，あまり体力のない場合には利用しません。月経や更年期と関係している場合も多くあります。
■受験などで緊張が続いて眠れない場合にも利用してみます。また，緊張しやすく手汗をよくかく場合にも利用してみます。
■ストレスからくるインポテンツにも利用してみます。

注意すること

- 月経や更年期が関係しているイライラや不安，不眠の場合には，加味逍遙散（p89）も利用してみましょう。
- 激しく泣き叫ぶような夜泣きの場合には，抑肝散（p260）または抑肝散加陳皮半夏（p262）を利用します。
- 服用すると下痢をする場合は服用を中止するか，大黄が含まれていない製品（ツムラエキス顆粒）を利用してみます。または，柴胡桂枝乾姜湯（p138）を利用してみます。
- 血圧降下薬との併用は問題ないと考えられています。

製品

散剤	柴胡加竜骨牡蛎湯エキス（クラシエ，三和②，ツムラ，松浦），竜化順清（ウチダ），モリ コーミニ（大杉），JPS 漢方顆粒-15 号（ジェーピーエス），休意（建林），柴胡加竜骨牡蛎湯エキス🖌（一元，ウチダ，三和②，東洋漢方②，東洋※）
錠剤・カプセル・丸	柴胡加竜骨牡蛎湯エキス錠（大峰堂⑤，三和⑤，ジェーピーエス⑤，伸和⑤，日邦⑤，ロート⑤），サイリュン N（小太郎⑤），ホノミサイキ錠（剤盛堂⑤），錠剤柴胡加竜骨牡蠣湯🖌（一元⑤）
湯薬	柴胡加竜骨牡蛎湯🖌（ウチダ②，タキザワ，東洋漢方④，栃本）

陰部・排尿　女性　子ども　精神

柴胡桂枝乾姜湯（さいこけいしかんきょうとう） 🧍 [医] [甘]

冷え症，貧血気味，神経過敏で，動悸，息切れ，ときに寝汗，頭部の発汗，口の乾きがあるものの
更年期障害，血の道症，不眠症，神経症，動悸，息切れ，かぜの後期の症状，気管支炎

○	月経や更年期と関係がある不眠，動悸，息切れ（神経質な人が多い） 冷え性でカラダが弱い人の長引いたかぜ（咳が続く，動悸や息切れがある） 口の乾き
×	月経痛が強くのぼせて下半身が冷える☞桂枝茯苓丸（p117）

処方のしくみ

柴胡（さいこ） 桂枝（けいし） 黄芩（おうごん） 牡蛎（ぼれい） 乾姜（かんきょう） 甘草（かんぞう） 栝楼根（かろこん）

脾胃の働きが悪いため気血ができず，血の巡りも悪くなり冷えたりします。
➔乾姜・甘草で脾を温めて胃の働きを調え，桂枝で血の巡りをよくします。
経絡の気の流れが悪くなって肝や心が熱を生じ，イライラや動悸，不眠などが生じています。
➔柴胡・黄芩で肝の熱を，牡蛎・栝楼根で心の熱を除きます。

利用のしかた

- 体力があまりなくて，寝汗をかいたり口が乾くような人に適用されます。また，頭によく汗をかくことが多くあります。
- 神経質で，しばしば怖い夢など悪い夢を見て目が覚めてしまう場合にも利用してみます。
- 月経と特に関係なくても，カラダが弱くて動悸や息切れ，咳が続くような場合に利用してみます。

注意すること

- カラダを冷やさないように注意しましょう。また，甘草が含まれているので，長期に利用する場合には副作用（むくみなど）に注意しましょう。
- よく似た名前の柴胡桂枝湯（p139）は全く異なる処方なので気をつけてください。
- ノドや口の渇きがあまりなく，咳が続くかぜの場合には，竹茹温胆湯（p204）も利用できます。
- 比較的元気なタイプの人で不眠やイライラが強い場合には，柴胡加竜骨牡蛎湯（p137）を利用してみます。

製品

散剤	柴胡桂枝乾姜湯エキス（一心堂，クラシエ④，松浦），JPS 漢方顆粒-17 号（ジェーピーエス④），松鶴快生（建林），柴胡桂枝乾姜湯エキス🥄（一元④，ウチダ④，東洋漢方②，東洋※）
錠剤・カプセル・丸	サイケーカン N（小太郎⑤），ホノミキョウキョ錠（剤盛堂⑤），JPS 柴胡桂枝乾姜湯エキス錠 N（ジェーピーエス⑤），錠剤柴胡桂枝乾姜湯💧（一元※）
湯薬	柴胡桂枝乾姜湯🌿（ウチダ④，タキザワ④，東洋漢方④）

柴胡桂枝湯（さいこけいしとう）

[医] [甘]

多くは腹痛を伴い，ときに微熱・寒気・頭痛・吐き気などのあるものの次の諸症：**胃腸炎，かぜの中期から後期の症状**

○	吐き気や腹痛，胃痛のするかぜ（頭痛や寒気などがある）
×	悪寒がして熱が高く，消化器症状（吐き気など）がないかぜ☞麻黄湯（p252） 吐き気や下痢がひどいかぜ☞黄芩湯（p76）

処方のしくみ 柴胡（さいこ） 半夏（はんげ） 桂皮（けいひ） 芍薬（しゃくやく） 黄芩（おうごん） 人参（にんじん） 大棗（たいそう） 甘草（かんぞう） 生姜（しょうきょう）

桂枝湯（p115）と小柴胡湯（p168）を合わせた処方です。
脾胃の働きが悪く気が十分にできないため寒さがカラダに侵入しています。
➡人参・芍薬で脾の働きを，大棗・甘草・生姜で胃の働きを高めて気の産生を促します。
寒さはカラダの中で熱となり腹痛や胃痛を起こし，また，胃の働きが弱いため吐き気を催します。
➡柴胡・黄芩で熱を冷まして，半夏・生姜で吐き気を抑えます。

利用のしかた

- ■かぜをこじらせ，おなかにきたような場合にまず利用してみます。発熱はなくても利用できます。
- ■とても適用範囲の広い処方で，かぜが長引いて精神的につらく感じたり，眠れなくなった場合にも利用できます。また，かぜを引いて関節などの痛みがずっと続く場合にも利用してみます。
- ■虚弱でかぜをひきやすい人の体質改善に長く利用できます。ただし，甘草の副作用（むくみなど）や運動すると息切れがみられる場合は，薬剤師に相談してください。

注意すること

- 消化器症状，かぜの症状ともにあまり強くない場合に利用する処方ですので，高熱やひどい悪寒，激しい嘔吐や下痢の場合には別の処方を考えます。
- カラダは少し温めるほうがよいのですが，あまり汗を出すのはよくありません。
- よく似た名前の柴胡桂枝乾姜湯（p138）は全く異なる処方なので気をつけてください。

製品

散剤	柴胡桂枝湯エキス（大峰堂②，北日本，クラシエ０・④，小太郎，三宝②，三和④，ツムラ②，東洋漢方②，東洋※，二反田②，日邦②，松浦，湧永②），半夏回陽（ウチダ），ハイ・カンポール（大杉），JPS 漢方顆粒-16 号（ジェーピーエス），天香（建林），柴胡桂枝湯エキス🖌（一元，ウチダ，三和④，東洋漢方②，東洋※）
錠剤・カプセル・丸	柴胡桂枝湯エキス錠（大峰堂⑤，三和⑤，ジェーピーエス⑤，伸和⑤，日邦⑤），リイケットN（小太郎⑤），ホノミキョウカン錠（剤盛堂⑤），錠剤柴胡桂枝湯💧（一元⑦）
液剤	柴胡桂枝湯エキス（内服）液（クラシエ※，三宝※，ジェーピーエス※），SK コール内服液（日邦※），内服液柴胡桂枝湯 S（ツムラ※）
湯薬	柴胡桂枝湯🖌（ウチダ※，タキザワ，東洋漢方，栃本※）

消化胃 / 神経関節 / 精神 / こんなときに

柴胡清肝湯（さいこせいかんとう）

疳の強い傾向（神経過敏）にあるものの次の諸症：**神経症，慢性扁桃炎，湿疹・皮膚炎，虚弱児の体質改善**

○	子どもの皮膚のトラブル（アトピー性皮膚炎や湿疹，かゆみ） 慢性化している扁桃腺炎，ノドの炎症 すぐに怒ったりイライラしたり，落ち着きがない子どもの体質改善
×	ジクジクしたような皮膚湿疹でかゆみが強いとき☞消風散(p175) 急なノドの痛み☞桔梗湯(p99)，甘草湯(p94)

処方のしくみ

当帰（とうき）　芍薬（しゃくやく）　川芎（せんきゅう）　地黄（じおう）　連翹（れんぎょう）　桔梗（ききょう）　牛蒡子（ごぼうし）　栝楼根（かろこん）　薄荷（はっか）　甘草（かんぞう）　黄連（おうれん）
黄芩（おうごん）　黄柏（おうばく）　山梔子（さんしし）　柴胡（さいこ）

カラダに熱が生じていて，その熱が体表に及びかゆみや湿疹となります。
➡黄芩・黄連・黄柏・山梔子で体内の熱を除き，牛蒡子・薄荷で体表の熱を冷まします。
熱は肺に入るためノドの痛みや炎症が生じます。
➡薄荷・栝楼根で肺の熱を除いて，桔梗で肺の働きを調えます。
熱は肝に入るためイライラしたり怒りやすくなります。
➡柴胡・薄荷で肝の熱を冷まして，甘草で全体の働きを調和させます。
肝の働きが悪く血流が悪化して血が不足するため，皮膚が養われず湿疹が悪化します。
➡当帰・芍薬・地黄・川芎で血を補い流れを調えます。

利用のしかた

- 子どもの利用が中心の処方で，やせて虚弱な感じで，あまり落ち着きがなく，夜泣きや，夜に泣き叫ぶような（疳の強い）子どもに利用します。
- 湿疹は全身に出ることが多く，皮膚は浅黒くなっていてカサカサしており，アトピー体質の子どもが多いようです。また，ストレスで悪化します。
- くすぐったがりの子どもに適用が多いようです。
- 効果が出るには時間がかかります。湿疹が出て落ち着きがないような子どもの体質改善に長期にわたって利用することもできます。

注意すること

- 虚弱体質の成人にも利用できますが，青年期以降の皮膚トラブル（ニキビなど）の場合には，荊芥連翹湯(p106)のほうがより効果的です。
- 長期に利用する場合は甘草による副作用（むくみなど）に注意しましょう。
- よく似た名前の柴胡疎肝湯(p141)は全く異なる処方なので気をつけてください。

製品

散剤	柴胡清肝湯エキス（小太郎，松浦），柴胡清肝湯エキス散（ウチダ）
錠剤・カプセル・丸	錠剤柴胡清肝散（一元⑦）
湯薬	柴胡清肝湯（ウチダ）

柴胡疎肝湯 (さいこそかんとう)

胸腹部に重苦しさがあり，ときに頭痛や肩背がこわばるものの**腹痛，側胸部痛，神経痛**

○ ストレスで胸や腹が痛い
  おなかにガスが溜まって痛い
  ストレスによるイライラ感

× 下痢や吐き気を伴う腹痛 ☞ 桂枝加芍薬湯(p110)

処方のしくみ 柴胡　芍薬　枳実　甘草　香附子　川芎　青皮

ストレスで気の流れが悪くなり，肝が発熱してイライラや脇腹の痛みなどが生じています。
➡柴胡・芍薬で肝を冷やして，香附子・枳実・青皮・川芎で気の流れを調えます。
気の流れが悪いと脾胃の働きも低下し，ガスが溜まったりげっぷが出ます。
➡甘草・芍薬で脾胃の働きを調えて，同時に痛みを緩和します。

利用のしかた
- 主にストレスなどが原因で胸や脇の痛みを感じたり，月経痛を感じる場合に利用します。
- 胸が詰まった感じがして，げっぷがよく出る，ガスがおなかに溜まって痛い(特に左側)場合に利用します。
- 肋間神経痛などの痛みにも利用してみます。

注意すること
- 甘草による副作用(むくみなど)に注意しましょう。
- よく似た名前の柴胡清肝湯(p140)は全く異なる処方なので気をつけてください。

製品
| 散剤 | 柴胡疎肝湯エキス(小太郎，松浦) |

柴芍六君子湯 (さいしゃくりっくんしとう)

消化器

神経質であり，胃腸が弱くみぞおちがつかえ，食欲不振，腹痛，貧血，冷え症の傾向のあるものの
胃炎，胃腸虚弱，胃下垂，消化不良，食欲不振，胃痛，嘔吐，神経性胃炎

○	ストレスで胃が痛む 胸のあたりが苦しくて食欲不振，消化不良
×	冷えが強くて下痢をしている ☞ 人参湯(p227)，附子理中湯(p242) 食べ過ぎて苦しい ☞ 平胃散(p244)，加味平胃散(p91)

処方のしくみ
人参　白朮　茯苓　半夏　柴胡　芍薬　陳皮　大棗　生姜　甘草

六君子湯(p263)に柴胡・芍薬を加えた処方です。
脾胃の働きが弱っていて，胃の痛みがあります。
➡人参・白朮で脾の働きを，大棗・生姜・甘草・陳皮で胃の働きを調えます。
ストレスで肝の気の流れが悪く，それが脾胃の働きをさらに低下させています。
➡柴胡・芍薬で肝の働きを調えます。
胃の気の流れが悪く，吐き気が生じています。
➡陳皮・半夏・生姜で気の流れをよくして吐き気を抑えます。

利用のしかた
- 主にストレスが原因で胃が痛い，胃が苦しい場合に利用します。同時に食欲不振や吐き気を伴うこともあります。
- 冷え性で胃がすぐに痛くなったり，頭痛やイライラがする場合に利用してみます。
- 神経質で，あまり丈夫ではないタイプの人に適応が多いようです。

注意すること
- 食欲不振が強い場合には，六君子湯(p263)を利用してみます。
- 食欲不振で気分がふさぎがちな場合には，香砂六君子湯(p123)を利用してみます。

製品

散剤	柴芍六君子湯エキス細粒Ｇ(小太郎)
湯薬	柴芍六君子湯 (東洋漢方④)

さいぼくとう
柴朴湯 [医] [甘]

気分がふさいで，咽喉，食道部に異物感があり，かぜをひきやすく，ときに動悸，めまい，嘔気などを伴うものの**小児喘息，気管支喘息，気管支炎，咳，不安神経症，虚弱体質**

○	喘息などゼロゼロという咳が続く 精神不安や抑鬱
×	乾いた咳が出る ☞ 麦門冬湯 (p232)

処方のしくみ 柴胡（さいこ） 半夏（はんげ） 生姜（しょうきょう） 黄芩（おうごん） 大棗（たいそう） 人参（にんじん） 甘草（かんぞう） 厚朴（こうぼく） 蘇葉（そよう） 茯苓（ぶくりょう）

小柴胡湯 (p168) と半夏厚朴湯 (p235) を合わせた処方です。
脾胃の働きが悪く気の産生が少なくなって，吐き気が生じています。
➡人参・大棗・生姜・甘草・厚朴・蘇葉で脾胃の働きを高めて，茯苓・半夏・生姜で吐き気を抑えます。
気の少ないところに外から寒さが入ってからカラダに入り熱を生じて，それが肺の働きを低下させるため咳が出ます。
➡柴胡・黄芩で熱を冷まして，半夏で肺の働きを調えて咳を抑えます。

利用のしかた

■かぜをこじらせてゼロゼロという咳が出る場合に利用します。また，百日咳や喘息にも利用できます。
■咳が出そうで不安を感じる場合に利用します。
■喘息の体質改善に利用できます。

注意すること

- 乾いた咳には利用しません。
- 長期に利用する場合，甘草の副作用（むくみ）や動いたときの息切れがみられる場合は，薬剤師に相談してください。

製品

散剤	柴朴湯エキス（一元，松浦），プロアスゲン細粒（アスゲン），「モリ」サイボン（大杉），延寿（建林）
錠剤・カプセル・丸	サイボック（小太郎⑤）
湯薬	柴朴湯🌿（タキザワ，東洋漢方），小柴胡合半夏厚朴湯🌿（ウチダ※）

目・耳・鼻 口・ノド

精神

さいれいとう
柴苓湯

ノドが渇いて尿量が少なく，ときに吐き気，食欲不振，むくみなどを伴うものの**水様性下痢，急性胃腸炎，暑気あたり，むくみ**

おなか・腸

○	水のような下痢をしてノドが渇くとき 暑気あたり めまい
×	下痢をしても残便感があって，何度もトイレに行ってしまう☞桂枝加芍薬湯(p110) 暑気あたりでもあまり下痢はみられない☞白虎加人参湯(p239)

口・目・耳・鼻

処方のしくみ

柴胡	半夏	生姜	黄芩	大棗	人参	甘草	沢瀉	猪苓	茯苓	蒼朮	桂皮
さいこ	はんげ	しょうきょう	おうごん	たいそう	にんじん	かんぞう	たくしゃ	ちょれい	ぶくりょう	そうじゅつ	けいひ

五苓散(p133)と小柴胡湯(p168)を合わせた処方です。
脾胃の働きが悪く気の産生が少なくなって下痢をしています。
➡人参・蒼朮で脾の働きを，生姜・大棗・甘草・半夏で胃の働きを高めます。
気が少なくなったところに寒さが入ってきて，胆や肝，膀胱に関係する経絡の流れが悪くなって腹痛や尿量の減少がみられます。
➡桂皮で経絡を温めて，柴胡・黄芩で肝の働きを調え，沢瀉・猪苓・茯苓で膀胱の働き（利尿）を改善します。

神経・関節

利用のしかた

- 尿量が減ってむくみ，ノドの渇きと下痢または吐き気があればまず利用してみます。
- 腎臓の病気でむくむ場合に利用されることがあります。
- 難治性のめまいに効果のある場合があります。下痢などの症状はなくても利用してみます。

注意すること

- 暑気あたりでカラダがとてもだるい場合には，清暑益気湯(p187)を利用してみます。
- 体力があまりにもなく，ぐったりしている場合には利用しません。
- 下痢をしている場合には小建中湯(p167)や黄耆建中湯(p75)，むくみのある場合には当帰芍薬散(p219)を利用してみます。

製品

散剤	柴苓湯エキス細粒 G（小太郎），柴苓湯エキス顆粒 KM（一元）
湯薬	柴苓湯（ウチダ，タキザワ）

三黄散
さんおうさん

のぼせ気味で顔面紅潮し，精神不安，みぞおちのつかえ，便秘傾向などのあるものの**高血圧の随伴症状（のぼせ，肩こり，耳鳴り，頭重，不眠，不安），鼻血，痔出血，便秘，更年期障害，血の道症**

- ○ 三黄瀉心湯(p146)と同じです。
- × 三黄瀉心湯と同じです。

処方のしくみ　大黄　黄芩　黄連
三黄瀉心湯(p146)と同じです。

利用のしかた
■三黄瀉心湯(p146)の散剤です。

注意すること
- 三黄瀉心湯(p146)と同じです。

製品	
散剤	三黄散（東洋漢方※）

三黄瀉心湯 （さんおうしゃしんとう）

のぼせ気味で顔面紅潮し，精神不安，みぞおちのつかえ，便秘傾向などのあるものの**高血圧の随伴症状（のぼせ，肩こり，耳鳴り，頭重，不眠，不安），鼻血，痔出血，便秘，更年期障害，血の道症**

○	のぼせて鼻血が出る のぼせてイライラが強い人の便秘 月経や更年期と関係があるのぼせ，精神不安，不眠
×	体力があまりない人の精神不安や不眠 ☞加味逍遙散(p89)

処方のしくみ　大黄（だいおう）　黄芩（おうごん）　黄連（おうれん）

ストレスなどにより心が過熱してイライラや不安，不眠が起こっています。
➡黄連・黄芩で心の熱を除きます。
熱が血に入ると出血し，腸に入ると便秘や痔になります。
➡大黄・黄芩で腸の熱を除きます。

利用のしかた

■ストレスや緊張，極度な興奮などで，のぼせて顔が紅潮している場合の鼻血や耳鳴りなどに利用します。体力がしっかりあるタイプの人に利用されます。
■のぼせやすい人の便秘や肩こりにも利用できます。イライラしやすい人に適応が多いようです。
■長期に利用することはなく，症状のあるときに頓服で利用します。
■出血のある場合には，エキス剤は溶かさずにそのまま冷たい水で服用します。また，煎じ薬も冷やして服用するとよいでしょう。煎じ薬の場合，急いでいるときには熱湯の中に生薬を入れて3分くらい火にかけ，滓を除いて服用しても問題ありません。

注意すること

• 長期の病気などで体力が極端に低下している場合には利用できません。
• 三黄散(p145)は三黄瀉心湯の散剤で，効能効果は同じです。

製品	
散剤	三黄瀉心湯エキス（クラシエ④，松浦），サン・コーミョウ（大杉④），JPS漢方顆粒-18号（ジェーピーエス※），脳快（建林），三黄瀉心湯エキス散（ウチダ④）
錠剤・カプセル・丸	ホノミイネツ錠（剤盛堂⑤），三黄瀉心湯Aエキス錠（三和⑤），補益（一元※），三黄丸（ウチダ※），てんぐ三黄丸（二反田※）
湯薬	三黄瀉心湯（ウチダ※）

さんそうにんとう
酸棗仁湯 [医] [甘]

心身が疲れ，精神不安，不眠などがあるものの**不眠症，神経症**

○	ストレスや疲れ過ぎて眠れないとき
×	便秘気味で血圧の高い傾向がある人の不眠☞柴胡加竜骨牡蛎湯(p137)，三黄瀉心湯(p146)

処方のしくみ 酸棗仁(さんそうにん) 知母(ちも) 川芎(せんきゅう) 茯苓(ぶくりょう) 甘草(かんぞう)

ストレスなどで肝の血の巡りがよくなく，肝が発熱しています。
➔川芎で血の巡りをよくして，酸棗仁・知母で熱を冷まします。
熱は心に及んで不眠や不安を生じています。
➔知母で心の熱を抑え，酸棗仁・茯苓で心の働きを調えて，甘草が全体の調和を図ります。

利用のしかた

■疲れてかえって眠れない場合にまずは利用してみます。他の睡眠薬と併用しても問題ないと考えられています。
■習慣性などは全くない睡眠薬です。ただし，服用してすぐに効果の出ることは少なく，数日は続けてみます。

注意すること

- 服用して下痢をする場合には，薬剤師に相談してください。加味帰脾湯(p88)が利用できる可能性もあります。
- もともと，体力があまりない人向けの処方ですので，赤ら顔で便秘気味であったり，高血圧気味の人には別の処方を考えます。

製品

散剤	酸棗仁湯エキス(イスクラ※，小太郎，三和④，東洋④，松浦)，ホスロールS(救心※)，JPS漢方顆粒-66号(ジェーピーエス)，酸棗仁湯エキス🖌(三和④，東洋漢方④)
錠剤・カプセル・丸	コンレス錠(剤盛堂⑤)，酸棗仁湯エキス錠(三和⑤)
湯薬	酸棗仁湯🌿(ウチダ※，タキザワ，東洋漢方※)

精神

三物黄芩湯 (さんもつおうごんとう)

手足のほてりがあるものの湿疹・皮膚炎，手足のあれ（手足の湿疹・皮膚炎），不眠

○	手足がほてる 皮膚がカサカサになって荒れて，かゆい 手足のほてりが気になって眠れない
×	頻尿や排尿困難がみられ，手足がほてる ☞六味丸(p272)，知柏地黄丸(p208)

処方のしくみ　黄芩（おうごん）　苦参（くじん）　地黄（じおう）

月経などで血が不足してしまい，皮膚が荒れてしまいます。
➡地黄で血を補います。
血が不足すると血に熱をもつため，手足がほてりノドが渇きます。
➡黄芩・苦参で熱を取ります。

利用のしかた

- 夜，布団などに手足を入れていると暑くて寝られないなど，耐えられないような手足のほてりの場合に利用します。
- ノドが渇き，尿の色は濃くなります。
- 月経時に特に悪化するほてりに利用してみます。
- とても苦い処方ですので，お湯に溶かさず冷たい水で一気に服用します。

注意すること

- 頭痛などはあまりありません。
- 体力があまりない場合や冷えのある場合は別の処方を考えます。
- 皮膚炎やかゆみの場合には，当帰飲子(p215)などを利用します。

製品

散剤	三物黄芩湯エキス細粒G(小太郎)，三物黄芩湯エキス顆粒KM(一元)

滋陰降火湯

ノドに潤いがなく，痰が切れにくくて咳き込み，皮膚が浅黒く乾燥し，便秘傾向のあるものの**気管支炎，咳**

○	痰が粘く切れにくい咳 口が乾いて咳が出る 暖かい部屋に入ると咳が出る
×	下痢をしている人の乾いた咳☞滋陰至宝湯(p150) 痰がたくさん出る咳☞清肺湯(p189) 薄い痰がたくさん出る咳☞小青竜湯(p170)

処方のしくみ
当帰　芍薬　地黄　天門冬　麦門冬　陳皮　白朮　知母　黄柏　甘草

脾胃の働きが低下しているため，水と血の産生が低下しカラダ全体の潤いが低下します。
➡白朮・甘草・陳皮で脾胃の働きを高め，当帰・芍薬・地黄で血を補います。
カラダの潤いが少なくなって肺が乾燥しているため肺が熱を持って空咳が出ます。
➡麦門冬・天門冬で肺を潤し，知母・黄柏で熱を除きます。

利用のしかた
■皮膚が乾燥する傾向があり，乾いた咳が出る場合に利用します。
■とても粘い痰が少し出ます。
■カラダを温めると咳は悪化しやすくなります。
■皮膚が乾燥している場合に利用してみます。

注意すること
・皮膚の乾燥がみられない場合には，麦門冬湯(p232)を利用します。
・下痢をしている場合には利用しません。また，この処方で下痢をする場合は，薬剤師に相談してください。
・痰がたくさん出る場合には利用できません。また，サラサラした痰の出る場合にも利用しません。

製品
散剤	滋陰降火湯エキス細粒G(小太郎)，壽量(建林)

滋陰至宝湯（じいんしほうとう）

慢性の咳，痰，気管支炎

○	月経や更年期と関係がある咳（乾いた咳） 慢性化している咳
×	サラサラした痰の出る咳 ☞ 小青竜湯（p170）

処方のしくみ	当帰	芍薬	白朮	茯苓	陳皮	柴胡	知母	香附子	地骨皮	麦門冬	貝母
	薄荷	甘草									

脾胃の働きが悪く気や血の産生が悪化しています。
➡白朮・茯苓・陳皮・甘草で脾胃の働きを高めて，当帰・芍薬で血を補います。
気血の不足により肺の潤いが低下して肺が発熱し，乾いた咳が出ます。
➡麦門冬・貝母・地骨皮・知母で肺に潤いを与えて熱を冷まします。
血の不足により肝の気血の流れが悪くなってイライラしたりします。
➡柴胡・薄荷・当帰・香附子で肝の働きを調えます。

利用のしかた
■ 主に女性に適応が多く，月経痛や月経不順を伴って咳が長引いている場合に利用します。
■ 咳によって不眠などが起こる場合にも利用してみます。

注意すること
● めまいやのぼせがある場合には，加味逍遙散（p89）を利用します。
● かぜをひいた後に咳がなかなか治らない場合には，竹茹温胆湯（p204）を利用してみます。

製品	
散剤	起生（建林）

四逆散（しぎゃくさん） 🚺 [医] [甘]

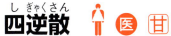

胸腹部に重苦しさがあり，ときに不安，不眠などがあるものの**胃炎，胃痛，腹痛，神経症**

○	ストレスや精神的なことが原因と思われる胃の痛み 不眠や不安が続いている ストレスからくる咳
×	食べ過ぎで胃が痛い☞平胃散(p244)，加味平胃散(p91) 全身に冷えがあり胃が痛い☞附子理中湯(p242)，人参湯(p227)

処方のしくみ 柴胡（さいこ） 芍薬（しゃくやく） 枳実（きじつ） 甘草（かんぞう）

ストレスなどで肝の気血の流れが悪くなって，手足の冷えが生じています。
➔芍薬・柴胡で肝の働きを調えます。
肝の働きが悪くて脾胃の働きが低下し，胃が痛みます。
➔芍薬・甘草・枳実で胃の気の流れをよくします。
肝を巡る経絡の気の流れが悪くなり，水の流れが悪くなると肺の気が逆上して咳が出ます。
➔柴胡で経絡の気の流れを改善します。

利用のしかた

- 手足だけ冷える傾向があり，神経質なタイプの人に適応される処方です。
- ため息をつくことが多く，鬱になりやすい人の体質改善にも利用できます。
- 体力はあまり関係なく利用できます。

注意すること

- 長期に利用することもありますが，甘草の副作用(むくみなど)には注意しましょう。
- よく似た名前の四逆湯(p152)は全く異なる処方なので気をつけてください。

製品

散剤	四逆散エキス(建林，東洋②)，四逆散💧(救心)，四逆散顆粒💧(東洋漢方④)，四逆散🌿🖌(一元，ウチダ)
錠剤・カプセル・丸	シギロン(小太郎⑤)

消化 胃

目・耳・鼻 口・ノド

精神

四逆湯 (しぎゃくとう) 甘

消化器 / おなか

手足が冷えるものの感冒，急・慢性胃腸炎，下痢，吐き気

○	顔面蒼白で，手足が冷えてしまっている人の下痢や吐き気
×	冷えのない嘔吐や下痢 ☞ 五苓散(p133)，生姜瀉心湯(p166)

処方のしくみ　甘草(かんぞう)　乾姜(かんきょう)　附子(ぶし)

脾胃が冷えて下痢や嘔吐をきたしています。
➡乾姜で脾胃を温めて，附子で全身の体温を回復します。甘草は胃の働きを高めます。

利用のしかた

- 嘔吐や下痢が激しく，消化が十分にできていないような場合に利用します(便はあまりにおいません)。
- 尿の色は薄く，たくさん出ます。また，汗をダラダラとかいていることがしばしばあります。

注意すること

- あまり重篤ではなく，カラダが冷えて下痢をする場合には，附子理中湯(p242)や人参湯(p227)を利用してみます。
- 顔面蒼白で汗をたくさんかいている場合には急性の心疾患である可能性もありますので，肩や背中が急に痛む場合にはすぐに医師の診断を受けてください。
- よく似た名前の四逆散(p151)は全く異なる処方なので気をつけてください。

製品

散剤	療方回陽救逆エキス顆粒 A (クラシエ※)
湯薬	四逆湯 (ウチダ※)

紫根牡蛎湯 (しこんぼれいとう)

消耗性疾患などに伴うものの**乳腺の痛み**，**痔の痛み**，湿疹・皮膚炎，貧血，疲労倦怠

○	なかなか改善しない皮膚の腫れ物やリンパの腫れ
×	赤ら顔で比較的体力のある人の湿疹や皮膚炎 ☞ 黄連解毒湯 (p79)

処方のしくみ

当帰（とうき）　芍薬（しゃくやく）　川芎（せんきゅう）　大黄（だいおう）　升麻（しょうま）　牡蛎（ぼれい）　黄耆（おうぎ）　紫根（しこん）　甘草（かんぞう）　忍冬（にんどう）

脾胃の働きが低下して血の産生が低下し，かつ血の流れが悪くなっているために皮膚が乾燥しています。
➡黄耆・甘草で脾胃の働きを高めて，当帰・芍薬・川芎で血の流れを改善します。
内部に熱が発生して，それが体表に現れると腫れ物ができます。
➡大黄・升麻・牡蛎・紫根・忍冬で内外の熱を除き，腫れ物を治します。

利用のしかた

- 皮膚がカサカサで，リンパが腫れている場合に利用してみます。
- 乳腺炎にも利用してみます。

注意すること

- 服用して胃がもたれる場合には，薬剤師に相談してください。

製品

散剤	紫根牡蛎湯エキス細粒 G（小太郎）
湯薬	紫根牡蠣湯（ウチダ※）

梔子柏皮湯 (ししはくひとう)

冷えはなく，ときにかゆみがあるものの**湿疹・皮膚炎，かゆみ，目の充血**

○	皮膚炎のかゆみや痛み 目の充血
×	冷えがあってカラダがかゆい☞当帰飲子(p215) 便秘があってカラダがかゆい☞茵蔯蒿湯(p68)

処方のしくみ　山梔子（さんしし）　甘草（かんぞう）　黄柏（おうばく）

カラダに湿熱がこもって皮膚に炎症が起きてかゆみが生じています。
➡山梔子・黄柏で湿熱を乾かして冷やし，甘草はこれらの働きを調節します。
熱は肝にも及んで目が充血します。
➡黄柏で肝の熱を冷まします。

利用のしかた

■ 強い炎症性の皮膚疾患に利用します。体表は熱があるような感じがします。
■ 冷えがない人で，目が充血している場合に利用してみます。

注意すること

• 消化器症状や冷えがある場合には利用しません。
• のぼせる感じの場合には，黄連解毒湯(p79)を利用してみます。

製品	
湯薬	梔子柏皮湯 (ウチダ)

滋腎通耳湯（じじんつうじとう）

耳鳴り，聴力低下，めまい

○	主に高齢者の耳鳴り，聴力低下，めまい 睡眠不足やストレスが原因と思われる耳鳴りやめまい
×	血圧が高い人でめまいがよく起こる ☞ 釣藤散（p210）

処方のしくみ
当帰（とうき）　川芎（せんきゅう）　芍薬（しゃくやく）　知母（ちも）　地黄（じおう）　黄柏（おうばく）　黄芩（おうごん）　柴胡（さいこ）　白芷（びゃくし）　香附子（こうぶし）

気血の流れが悪く上半身に熱がこもっています。
➔白芷・柴胡・香附子で気の流れを，川芎・柴胡で血の流れを改善し，知母・黄芩・黄柏で熱を冷まします。
血の流れが悪いと血は不足して，腎に十分栄養が行かなくなり，腎の働きが低下して耳鳴りや聴力の低下，めまいなどが起きます。
➔当帰・芍薬・地黄で血を補います。

利用のしかた
■高齢者の耳鳴りや聴力低下，めまいに利用します。
■過度な性行為による耳鳴り，めまいにも利用できます。
■皮膚はカサカサして黒っぽい人に適用が多いようです。

注意すること
● 足腰が冷えてしびれる人のめまいや耳鳴りの場合には，八味地黄丸（p233）を利用します。
● 大きく目が回るようなめまいの場合には，苓桂朮甘湯（p269）や半夏白朮天麻湯（p237）を利用してみます。

製品

散剤	滋腎通耳湯エキス細粒 G（小太郎）
錠剤・カプセル・丸	滋腎通耳湯エキス錠 N（小太郎⑤）

滋腎明目湯（じじんめいもくとう）

目のかすみ，目の疲れ，目の痛み

○	貧血傾向がある人のかすみ目，目の疲れ，目の痛み 白内障によるかすみ目など 目を使い過ぎたときのかすみ目など
×	冷えがなくて目が充血している☞栀子柏皮湯(p154)

処方のしくみ

当帰（とうき）　川芎（せんきゅう）　地黄（じおう）　芍薬（しゃくやく）　桔梗（ききょう）　人参（にんじん）　山梔子（さんしし）　黄連（おうれん）　白芷（びゃくし）　蔓荊子（まんけいし）　菊花（きくか）　甘草（かんぞう）　細茶（さいちゃ）　灯心草（とうしんそう）

脾胃の働きが悪く，血の産生が低下して，血の流れが悪くなっています。
➡人参・甘草で脾胃の働きを高め，川芎・当帰・地黄・芍薬で血の流れを調えます。また，灯心草で水の流れもよくして全体の気血の流れを改善します。
気血の流れが悪くなると上半身に熱が偏り，肝に熱が入って働きが悪くなるため目の働きが低下しています。
➡山梔子・黄連・桔梗で上半身の熱を除き，菊花・蔓荊子・白芷・細茶で冷やして肝の働きを改善します。

利用のしかた

- 虚弱なタイプや高齢者のかすみ目や目の疲れなど，目のトラブルに利用します。
- ドライアイなどにも利用してみます。
- カラダが疲れたときの目のかすみや目の疲れにも有効です。
- 点眼薬と同時に利用しても問題ありません。

注意すること

- 口の渇きやほてりがある場合には，杞菊地黄丸(p125)を利用してみます。

製品

散剤	滋腎明目湯エキス細粒 G（小太郎）
錠剤・カプセル・丸	滋腎明目湯エキス錠 N（小太郎⑤）

しちもつこうかとう
七物降下湯 👤 [医]

顔色が悪くて疲れやすく，胃腸障害のないものの**高血圧に伴う随伴症状（のぼせ，肩こり，耳鳴り，頭重）**

○	**華奢なタイプの高血圧とそれに伴う肩こり，耳鳴り，頭重感など**
×	**体力があってのぼせるタイプの人の肩こり☞桂枝茯苓丸（p117）** **足腰の冷えとしびれがあって耳鳴りがする（特に高齢者）☞八味地黄丸（p233），牛車腎気丸（p129）**

処方のしくみ 地黄（じおう） 当帰（とうき） 川芎（せんきゅう） 芍薬（しゃくやく） 黄柏（おうばく） 釣藤鈎（ちょうとうこう） 黄耆（おうぎ）

気血が不足しているためのぼせが生じています。
➔黄耆・地黄・当帰・川芎・芍薬で気血を補い，流れを改善します。
肝の血も不足しているため肝は熱をもち，耳鳴りや頭重感，肩こりなどを引き起こしています。
➔黄柏で肝の熱を冷やして，釣藤鈎で肝の働きを調えます。

利用のしかた

■基本的に高血圧とそれに伴う症状の改善に利用します。特に，最低血圧が高い場合に利用してみます。
■腎臓が悪くて血圧が高い場合にも利用されます。
■皮膚がカサついて，寝汗をかく人が多いようです。
■すぐに効果は出にくいので，数日から数週間は続けてみます。

注意すること

- 服用すると胃もたれや食欲不振のある場合は，薬剤師に相談してください。食後に服用することで解決することもあります。
- 比較的がっしりしているタイプの人の耳鳴りやめまいの場合には，三黄瀉心湯（p146）（三黄散（p145））を利用してみます。

製品

散剤	七物降下湯エキス（クラシエ，小太郎，松浦），モリコーミョウ（大杉※），JPS 漢方顆粒-67 号（ジェーピーエス），神扶（建林），七物降下湯エキス顆粒🖌（東洋漢方②）
錠剤・カプセル・丸	七物降下湯エキス錠（クラシエ※），サイロヤング錠（剤盛堂※），JPS 七物降下湯エキス錠 N（ジェーピーエス⑤）
湯薬	七物降下湯🍃（ウチダ※，タキザワ※）

目・耳・鼻・ロ・ノド
頭
関節・神経
冷え・のぼせ

柿蒂湯 (していとう)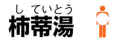

消化 / 胃

しゃっくり

○	しゃっくり
×	

処方のしくみ　丁字（ちょうじ）　柿蒂（してい）　生姜（しょうきょう）

胃が冷えて，しゃっくりが出ています。
➡丁字・生姜で胃を温めて，柿蒂で気の流れを調えます。

利用のしかた
■しゃっくりを止める働きだけが期待されています。
■柿蒂とは柿のヘタを乾燥したものです。これを煮出したものは民間薬として，しゃっくり止めに使われています。

注意すること
• 半夏瀉心湯(p236)や呉茱萸湯(p130)もしゃっくりに利用できます。

製品	
散剤	ネオカキックス細粒(小太郎)

四物湯（しもつとう） [医]

冷え症で皮膚が乾燥，色つやの悪い体質で胃腸障害のないものの**月経不順，月経異常，更年期障害，血の道症，冷え症，しもやけ，しみ，貧血，産後あるいは流産後の疲労回復**

○	**貧血気味で皮膚のカサつきやしみ，しもやけが気になる** **月経時の冷えと疲労感，月経異常** **貧血タイプの人の産後や流産後の疲労回復**
×	**月経時に冷えがある人で胃腸が弱い**☞五積散(p128)

処方のしくみ　**当帰（とうき）　芍薬（しゃくやく）　川芎（せんきゅう）　地黄（じおう）**

出血などで血が少なくなって，月経不順や貧血，皮膚のトラブルが生じています。
➡地黄・当帰・芍薬で血を補います。
血の流れもよくないため，月経痛や冷えが生じています。
➡川芎・当帰で血の流れを調えます。

利用のしかた

- ■基本的に顔色が悪く，皮膚が荒れている人に適応があります。男女を問わず利用可能ですが，主には女性に用いられ，特に月経時にひどくなる傾向があります。
- ■月経や出産で出血したときの疲労回復に利用できます。疲労感がとても強い場合には，十全大補湯(p163)を利用してみます。
- ■エキスを溶かすととても濃い色の処方ですが，苦くはありません。香りはとても強く感じられますので，服用しにくい場合は錠剤を利用します。
- ■即効性はあまりありませんので，数日は続けてみる必要があります。

注意すること

- 胃がもたれたり下痢をしたりする場合は，薬剤師に相談してください。
- 症状によっては四物湯を含む別の処方で対応できる場合があります。例えば，皮膚のトラブルの場合には温清飲(p71)や当帰飲子(p215)，月経時の冷えの場合は温経湯(p70)などを利用してみます。

製品

散剤	四物湯エキス(クラシエ，三和④，松浦)，四薬温血湯(ウチダ④)，JPS漢方顆粒-27号(ジェーピーエス④)，四物湯エキス🖌(一元④，ウチダ④，三和④，東洋※)
錠剤・カプセル・丸	シモツN(小太郎⑤)，四物湯エキス錠(三和⑤)，錠剤四物湯💧(一元※)
湯薬	四物湯🍃(ウチダ※，タキザワ※，栃本④)

炙甘草湯 （しゃかんぞうとう）

疲れやすく，ときに手足のほてりなどがあるものの**動悸，息切れ，脈のみだれ**

○	動悸，息切れ
×	下痢をしている人で動悸や息切れが気になる ☞ 真武湯(p182)，桂枝人参湯(p116)

処方のしくみ
炙甘草（しゃかんぞう）　桂皮（けいひ）　麻子仁（ましにん）　大棗（たいそう）　人参（にんじん）　地黄（じおう）　生姜（しょうきょう）　麦門冬（ばくもんどう）　阿膠（あきょう）

体力が消耗して気や水が少なくなって疲労感があります。
→人参・生姜・大棗・炙甘草で脾胃の働きを高めて気と水の産生を促します。
血が少なくなるため心に栄養が行かず，脈が冷えて不安定になり動悸がします。
→麦門冬・地黄・炙甘草で心血を補い，桂皮・生姜で温めて脈を安定させます。
水が少ないため肺や大腸の潤いが低下し，咳や息切れがしたり，便秘を起こしたりしています。
→麦門冬・阿膠で肺を潤し，麻子仁で腸を潤して臓器の働きを調えます。

利用のしかた
- 動悸や息切れが気になる場合にまずは利用してみます。
- あまり元気がなく，便秘気味の人に適応があります。
- 阿膠の代わりにゼラチンの入っている処方もありますが，効能の違いはあまりないと考えられています。ゼラチンは阿膠の主成分です。

注意すること
- 動悸や息切れが続く場合には，心臓に疾患のある場合もありますので，必ず医師の診断を受けてください。
- 咳が出る場合には，木防已湯(p258)も利用できます。
- 突き上げるような強い動悸の場合には，苓桂甘棗湯(p268)を利用してみます。
- よく似た名前の甘草湯(p94)は全く異なる処方なので気をつけてください。

製品

散剤	炙甘草湯エキス(松浦)，ホノミシンキ粒(剤盛堂)
湯薬	炙甘草湯(ウチダ※，東洋漢方④)

精神

芍薬甘草湯（しゃくやくかんぞうとう） 🚶 [医] [甘]

筋肉の急激な痙攣を伴う痛みのあるもののこむらがえり，筋肉の痙攣，腹痛，腰痛

○	**こむらがえり，足がつる，しゃっくり** **肩こり，腰痛，運動後の筋肉痛など筋肉の痛みや痙攣** **胃痛，腹痛**
×	**下半身のむくみと冷えがある場合の腰痛，足腰のしびれ☞牛車腎気丸（p129），八味地黄丸（p233）** **打撲による痛みや内出血☞通導散（p213），治打撲一方（p206）** **頭痛や月経痛☞桂枝茯苓丸（p117），加味逍遙散（p89）**

処方のしくみ　芍薬（しゃくやく）　甘草（かんぞう）

肝の血が少なくなっているため，筋肉に栄養が行かず痛みや痙攣が生じています。
➔芍薬で肝血を補います。
肝の働きが低下すると脾の働きも弱るため腹痛などが起こります。
➔甘草・芍薬で脾の働きを助けます。

利用のしかた

- 体力に関係なく，鎮痛薬や筋肉の痙攣を抑える薬としてさまざまな場面で利用できます。急な歯痛，痔の痛み，排尿痛，寝違え，神経痛などにも利用できます。
- 頓服で利用すると数十分で効果が現れる即効性のある処方です。ただし，痛みが治まったら服薬は中止するようにしてください（数回利用しても効果がない場合には他の方法を考えます）。
- 胃が悪くなることはありませんので，市販の鎮痛薬ですぐに胃の調子が悪くなる人に利用してみます。また，他の鎮痛薬と併用しても特に問題はないと考えられています。
- こむらがえりの予防としての効果は明らかではありません。足がつりそうになったらすぐに服用すると効果的です。

注意すること

- 甘草が他の処方より多く含まれていますので，長期には利用しません。服用を始めてむくみなどが気になったら，薬剤師に相談してください。
- 腹痛や胃痛の場合は他にもっと適当な処方のある可能性があります。また，冷えの強い場合には，芍薬甘草附子湯（p162）を利用してみます。
- 頭痛や月経痛には他の処方が有効な場合もあります。

製品

散剤	芍薬甘草湯エキス（クラシエ，小太郎，三和②，ツムラ②，帝國，本草，松浦），解筋止痛湯（ウチダ），ドルチェ顆粒（阪本），JPS 漢方顆粒-20 号（ジェーピーエス），芍薬甘草湯エキス🖌（ウチダ，三和②，東洋漢方②，東洋※）
錠剤・カプセル・丸	コムロン（小太郎※），コムレケア a（小林⑦），芍薬甘草湯エキス錠（三和⑤），ツラレス（ロート⑦），錠剤芍薬甘草湯🖌（一元※）
液剤	アルクラック内服液（全薬※）
湯薬	芍薬甘草湯🖌（ウチダ※，タキザワ）
ゼリー	芍薬甘草湯ゼリー（松浦※）

芍薬甘草附子湯

冷えを伴うもののこむらがえり，筋肉の痙攣，胃痛，腹痛，腰痛，神経痛

○	冷え性でこむらがえりが起きた 冷えがあって筋肉や消化器が痛む
×	下半身のむくみと冷えがある場合の腰痛，足腰のしびれ☞牛車腎気丸(p129)，八味地黄丸(p233) 冷えがあるときの頭痛，月経痛☞当帰芍薬散(p219) 冷えがあるときの頭痛☞呉茱萸湯(p130)

処方のしくみ　芍薬　甘草　附子

肝の血が少なくなっているため，筋肉に栄養が行かず痛みや痙攣が生じています。
➡芍薬で肝血を補います。
肝の働きが低下すると脾の働きも弱るため腹痛などが起こります。
➡甘草・芍薬で脾の働きを助けます。
陽気が少なくなって冷えが生じています。
➡附子で温めて陽気を高めます。

利用のしかた

■基本的に芍薬甘草湯(p161)と同じで，冷え性の人に適応します。

注意すること

- 甘草が他の処方より多く含まれていますので，長期には利用しません。服用を始めてむくみなどが気になったら，薬剤師に相談してください。
- 腹痛や胃痛の場合は他にもっと適当な処方のある可能性があります。例えば，冷えが強い場合の腹痛には黄耆建中湯(p75)や大建中湯(p199)など，下痢をしている場合には附子理中湯(p242)が利用できます。
- 頭痛や月経痛には他の処方が有効な場合もあります。

製品	
散剤	サンワロンY顆粒♦(三和※)
錠剤・カプセル・丸	サンワロンY♦(三和※)

じゅうぜんたいほとう
十全大補湯 [医] [甘]

病後・術後の体力低下，疲労倦怠，食欲不振，寝汗，手足の冷え，貧血

○	術後や産後の強い倦怠感，食欲不振 血色が悪く，疲労倦怠感が持続している 寝汗
×	食べ過ぎて食欲が出ない☞平胃散(p244)，加味平胃散(p91) 疲労感に伴う足腰の冷えとしびれ☞八味地黄丸(p233)，牛車腎気丸(p129) 発熱があって食欲不振や倦怠感がみられる☞小柴胡湯(p168)

処方のしくみ

人参(にんじん)　黄耆(おうぎ)　白朮(びゃくじゅつ)　茯苓(ぶくりょう)　当帰(とうき)　芍薬(しゃくやく)　地黄(じおう)　川芎(せんきゅう)　桂皮(けいひ)　甘草(かんぞう)　地黄(じおう)　生姜(しょうきょう)　大棗(たいそう)

脾胃の働きがとても悪くて食欲不振があり，気の産生が低下しています。
➔人参・黄耆・白朮で脾の働きを，甘草・生姜・大棗で胃の働きを高め気の産生を促します。
胃の働きが悪くなると水の吸収も悪くなり下痢などが生じます。
➔茯苓・白朮で水の代謝をよくします。
気と血の産生も少なくなって貧血や皮膚のあれなどがみられます。
➔地黄・当帰・芍薬で血を補い，川芎・当帰・桂皮で気血の流れを改善します。

利用のしかた

■消耗性の疾患に適応のある処方で，長期の病気や術後の体力回復に利用します。
■貧血気味で血色があまりよくなく，不眠や寝汗がみられる場合に利用してみます。不眠がより強い場合には，人参養栄湯(p228)を利用します。
■即効性はなく，数日から数週間，続けてみる必要があります。
■抗がん剤治療などで体力が落ちていて，肌のあれや抜け毛が気になる場合にも利用してみます(治療中は必ず主治医に相談しましょう)。

注意すること

- 服用後に胃もたれなどが起こる場合には，薬剤師に相談してください。
- 高齢者や病後でも，血色が悪くない人の食欲不振などの場合には，補中益気湯(p249)を利用してみます。
- 基本的に元気な人には利用しない処方ですので，高齢者や病後，産後の利用が中心ですが，普段は元気でも何かの原因でぐったり疲れている場合には利用してみます。

製品

散剤	十全大補湯エキス(小太郎，三和④，東洋②，松浦)，ジュホトウ(大杉)，ホノミジュンケツ粒(剤盛堂)，JPS 漢方顆粒-70 号(ジェーピーエス)，離雲(建林)，十全大補湯エキス🖌(一元，三和④，東洋漢方②，東洋※)，
錠剤・カプセル・丸	十全大補湯エキス錠(大峰堂⑤，クラシエ⑤，三和⑤，ジェーピーエス⑤，伸和⑤，日邦⑤)，ジューゼン S(小太郎⑤)，ホノミジュンケツ錠(剤盛堂⑤)，錠剤十全大補湯💧(一元⑦)
液剤	補全-S(明治/日水※)
湯薬	十全大補湯🌿(ウチダ，タキザワ，東洋漢方④)

じゅうみはいどくとう
十味敗毒湯 🚹 [医] [甘]

皮膚疾患で，発赤があり，ときに化膿するものの**化膿性皮膚疾患・急性皮膚疾患の初期，蕁麻疹，湿疹・皮膚炎，水虫**

○	**にきび，急性の化膿性皮膚疾患** **蕁麻疹，水虫などかゆみの強い皮膚疾患**
×	**体力がなく汗をかいて湿疹がみられるとき☞黄耆建中湯(p75)** **慢性化した湿疹☞柴胡清肝湯(p140)，荊芥連翹湯(p106)**

体表

処方のしくみ **柴胡**(さいこ) **桜皮(樸樕)**(おうひ(ぼくそく)) **桔梗**(ききょう) **川芎**(せんきゅう) **茯苓**(ぶくりょう) **独活**(どっかつ) **防風**(ぼうふう) **甘草**(かんぞう) **生姜**(しょうきょう) **荊芥**(けいがい)

体表に寒さなどが入り，体表の水の流れが悪くなっています。
➡防風・荊芥で体表の寒さを除き，独活・茯苓で水の流れを調えます。
体表の働きが悪くなり，熱が体表近くにこもって炎症を起こします。
➡生姜で体表の働きを活発にして，川芎・桜皮(樸樕)で体表の気を動かして，柴胡で体表の熱を除きます。
体表の熱は膿となって出てきます。
➡桔梗・甘草で膿を除きます。

利用のしかた

- ■急性の皮膚疾患の処方で，化膿している皮膚疾患に適応があります。化膿はなくても水虫や蕁麻疹のようなかゆいものにも利用してみます。
- ■すぐに効果が出る場合もありますが，十分に効果がみられないときには1カ月ぐらいは続けてみます。
- ■塗り薬との併用は問題ないと考えられています。
- ■製品によって処方内容が少し異なるものもありますが，基本的な効果にはあまり差がないと思われます。

注意すること

- 極端に体力がない場合(病後とか産後)にはあまり利用しません。体力がなく悪寒や発熱などがみられる場合には，荊防敗毒散(p119)を利用します。
- アトピー性皮膚炎のような慢性化した湿疹や皮膚疾患には別の処方を考えます。

製品

散剤	十味敗毒湯エキス(クラシエ，三和④，ツムラ②，松浦)，表解麗容(ウチダ)，モリ ハイドクミン(大杉)，JPS 漢方顆粒-28 号(ジェーピーエス)，十味敗毒湯エキス顆粒💧(東洋漢方)，十味敗毒湯エキス🥄(一元，ウチダ，三和④，東洋※)，十味敗毒湯エキス顆粒💧🥄(東洋漢方)，十味敗毒散🌿🥄(ウチダ)
錠剤・カプセル・丸	十味敗毒湯エキス錠(大峰堂⑤，クラシエ⑤，三和⑤，ジェーピーエス⑦，伸和⑤，日邦⑤)，ジューハイン N(小太郎⑤)，錠剤十味敗毒湯🌿(一元※)
湯薬	十味敗毒湯🌿(ウチダ※，タキザワ，東洋漢方④)

潤腸湯 (じゅんちょうとう)

ときに皮膚乾燥などがあるものの**便秘**

○	慢性の便秘で，便が硬くて出にくいとき 高齢者の便秘で，便が硬くて出にくいとき
×	肥満体型で，のぼせや肩こりが強い人の便秘☞**防風通聖散**(p246)

処方のしくみ

当帰（とうき）　地黄（じおう）　麻子仁（ましにん）　桃仁（とうにん）　杏仁（きょうにん）　枳実（きじつ）　黄芩（おうごん）　厚朴（こうぼく）　大黄（だいおう）　甘草（かんぞう）

疲労などで脾の働きが低下していて血の産生が少なくなったため，ほてりや皮膚の乾燥がみられます。
➡**甘草**で脾を補い，**地黄・当帰**で血の不足を解消します。
潤い（血）の不足で，胃腸に熱が生じて気の流れが悪くなります。
➡**大黄・黄芩**で胃腸の熱を除き，**厚朴・枳実**で気の流れをよくします。
気の流れの悪化で，腸に熱が生じて便が硬くなるため便秘になります。
➡**麻子仁・杏仁・桃仁**で便のスベリをよくします。

利用のしかた

- 便がウサギの糞のようにコロコロとしていて，血色があまりよくない人の便秘に利用します。
- 皮膚が乾燥し，ほてり，めまいなどがある人に適応が多いようです。また，血圧の高い人にもよく利用されます。ただし，この処方で血圧は下がりません。
- 便秘が続いて，皮膚のカサカサが気になる場合に利用してみます。

注意すること

- 下痢をしてしまう場合には処方が合っていませんので，薬剤師に相談してください。**小建中湯**(p167)などの利用も考えます。
- 便がとても硬くて，この処方でも便が出ない場合には，**麻子仁丸**(p256)を利用してみます。
- 辛いものやアルコールは控えるようにしましょう。

製品

散剤	潤腸湯エキス顆粒KM（一元）
錠剤・カプセル・丸	精華潤腸丸（八ツ目※）

生姜瀉心湯
しょうきょうしゃしんとう

消化 胃
みぞおちがつかえた感じがあり，吐き気やげっぷを伴うものの**食欲不振，胸やけ，吐き気，嘔吐，下痢，胃腸炎，口臭**

おなか 腸

○	胸やけ，げっぷ おなかがゴロゴロ鳴って下痢をしている 口臭が気になる
×	食べ過ぎで胸やけがする☞平胃散(p244)，加味平胃散(p91) 腹痛を伴う吐き気や嘔吐☞黄連湯(p80)

口・目・耳・鼻・ノド

処方のしくみ
半夏（はんげ）　黄芩（おうごん）　人参（にんじん）　甘草（かんぞう）　大棗（たいそう）　黄連（おうれん）　乾姜（かんきょう）　生姜（しょうきょう）

半夏瀉心湯(p236)に生姜を加えた処方です。
冷たいものを食べたりして胃のあたりの気が滞り，全身の気の流れが悪く上半身に熱がこもっています。
➡黄連・黄芩で上半身の熱を除きます。
胃は熱をもつため胸やけや吐き気，口臭が生じ，また，脾の働きも悪くなるため下痢をしています。
➡大棗・生姜・甘草・半夏で胃の働きを調え，人参・乾姜で脾を温めて働きを助けます。

利用のしかた
■ みぞおちのあたりがつかえた感じがして，食欲がなく吐き気やげっぷがある場合に利用します。
■ 胃が気持ち悪く，げっぷがよく出たり，口臭が気になる場合に利用します。
■ おなかがゴロゴロ鳴る下痢で，排便時にガスがよく出て発酵臭のある便が出る場合に利用してみます。

注意すること
・胃の不快感より胸がつかえた感じが強く，嘔吐や下痢がある場合には，半夏瀉心湯(p236)を利用してみます。
・嘔吐や下痢だけの場合には，五苓散(p133)を利用してみます。

製品

湯薬	生姜瀉心湯 (ウチダ※)

しょうけんちゅうとう
小建中湯 [医] [甘]

疲労しやすく腹痛があり，血色がすぐれず，ときに動悸，手足のほてり，冷え，寝汗，鼻血，頻尿および多尿などを伴うものの**小児虚弱体質，疲労倦怠，慢性胃腸炎，腹痛，神経質，小児夜尿症，夜泣き**

○	子どもの下痢や便秘 おねしょ，夜泣き ノドの渇きや寝汗，慢性胃腸炎
×	吐き気や嘔吐があるとき☞五苓散(p133) 顔が紅潮し，のぼせて鼻血が出た☞三黄瀉心湯(p146)(三黄散(p145))

処方のしくみ　桂皮(けいひ)　生姜(しょうきょう)　大棗(たいそう)　芍薬(しゃくやく)　甘草(かんぞう)　膠飴(こうい)

脾が冷えて働きが悪くなったため下痢をしていて，気の産生が低下したため疲労感が強くなります。
➔桂皮・生姜で脾を温めて，大棗・生姜・甘草で胃の働きを高めます。
脾の働きが低下すると肝の気の流れも悪くなり，夜泣きなどが起こっています。
➔芍薬で肝の気の流れをよくします。
脾の働きが低下して水ができなくなると腸の潤いがなくなり便秘をします。
➔芍薬・膠飴・甘草で脾の働きをさらに高めます。

利用のしかた

■子どもや高齢者，体力がない人に利用され，とても適用範囲の広い処方です。主に下痢や便秘など，おなかに症状がある場合に利用します。また，疲れやすい子どものかぜひきや鼻血，寝汗，おねしょにも利用してみます。
■すぐ疲れるようなカラダが弱いタイプの成人で，慢性的な胃腸炎，神経質で下痢や便秘をする，動悸を感じるような場合にも利用できます。
■子どもの場合，手足が温かくなっていることが多く，腹痛があってもおなかを温めると痛みが和らぎます。
■甘くてとても服用しやすい処方なので，お湯に溶かせば子どもでも十分服用できます。ただし，シナモンの香りが苦手な場合はエキスのまま，ぬるま湯で服用するか錠剤を利用します。

注意すること

• 吐き気や嘔吐のある場合には別の処方を考えます(吐き気は治りません)。
• 長期で利用する場合には，甘草の副作用(むくみなど)に注意しましょう。

製品

散剤	小建中湯エキス(クラシエ，ツムラ)，ケンショトウ(大杉)，ショーケン分包「小児用」(小太郎)，小建中湯エキス(一元，東洋漢方)
錠剤・カプセル・丸	錠剤小建中湯(一元⑤)
湯薬	小建中湯(ウチダ，東洋漢方)

おなか
腸

子ども

精神

こんなときに

小柴胡湯（しょうさいことう） 🧍 [医] [甘]

ときに脇腹（腹）からみぞおちあたりにかけて苦しく，食欲不振や口の苦味があり，舌に白苔がつくものの**食欲不振，吐き気，胃炎，胃痛，胃腸虚弱，疲労感，かぜの後期の諸症状**

○	かぜをこじらせて，寒気はないが吐き気や胃痛，食欲不振がある
×	かぜのひき始めで，高い熱と強い寒気があり，吐き気などはない☞麻黄湯（p252），葛根湯（p84） カラダが冷えて疲労感が強い人で，かぜをひいて吐き気や食欲不振がある☞柴胡桂枝乾姜湯（p138） かぜが長引いて下痢をしている☞柴苓湯（p144）

処方のしくみ

柴胡（さいこ） **半夏**（はんげ） **生姜**（しょうきょう） **黄芩**（おうごん） **大棗**（たいそう） **人参**（にんじん） **甘草**（かんぞう）

脾胃の働きが悪く気の産生が低下したため，寒さがカラダに侵入してかぜの症状が出ています。
➡人参・生姜・大棗・甘草で脾胃の働きを高めます。
胃の働きが悪くて吐き気や胃痛がしています。
➡半夏・生姜で吐き気を改善します。
寒さが体内で熱になり肝が発熱し，それがさらに胃の働きを悪くしています。
➡黄芩・柴胡で肝の熱を冷まします。

利用のしかた

- かぜが長引いて胃の不快感が出てきた場合に利用します。口が苦かったりノドが渇く，脇のあたりが痛むような症状の出ることがよくあります。
- かぜをひいてもずっと続くような悪寒はなく，ときどき発熱することがあっても高熱ではなく，強い咳はあまり出ません。
- 子どもの扁桃腺炎や中耳炎，喘息，皮膚炎に有効なことがあります。
- かぜをひいた覚えがなくても，口が苦く胃が痛い，食欲不振が続く，めまいがするなどの場合に利用できます。

注意すること

- この処方の適応があって，吐き気が強い場合やむくみが気になる場合には柴苓湯（p144）を，咳がよく出る場合や気分がふさぐ場合には柴朴湯（p143）を，ノドが痛い場合には小柴胡湯加桔梗石膏（p169）を利用してみます。いずれも小柴胡湯と他の処方を合わせたものです。
- この処方の適応があって，便秘が強い場合には，大柴胡湯（p200）を利用してみます。
- インターフェロンで治療中の場合は原則利用できませんので，医師に相談してください。

製品

散剤	小柴胡湯エキス（一心堂，クラシエ④，三和④，ツムラ②，東洋②，二反田②，松浦，湧永②），小少陽（ウチダ），オースギカンポール（大杉），JPS 漢方顆粒-24 号（ジェーピーエス），宝生（建林），力湧仙（和漢薬②），小柴胡湯エキス🥄（一元，ウチダ，三和④，東洋漢方②，東洋※）
錠剤・カプセル・丸	小柴胡湯エキス錠（大峰堂⑤，クラシエ⑤，三和⑤，ジェーピーエス⑤，伸和⑤，日邦⑤），ショウサイン N（小太郎⑤），ホノミチキョウ錠（剤盛堂⑤），錠剤小柴胡湯💧（一元⑦）
液剤	JPS 小柴胡湯液（ジェーピーエス※）
湯薬	小柴胡湯🍃（ウチダ②，タキザワ，東洋漢方，栃本※）

小柴胡湯加桔梗石膏

ときに脇腹（腹）からみぞおちあたりにかけて苦しく，食欲不振や口の苦味があり，舌に白苔がつき，ノドが腫れて痛むものの**ノドの痛み，扁桃炎，扁桃周囲炎**

○	扁桃腺炎などノドの痛み 中耳炎などの耳の痛み
×	咳のし過ぎでノドが痛くなった☞甘草湯(p94)

処方のしくみ　柴胡　半夏　生姜　黄芩　大棗　人参　甘草　桔梗　石膏

小柴胡湯(p168)に桔梗石膏(p98)を合わせた処方です。
脾胃の働きが悪く気の産生が低下したため，寒さがカラダに侵入してかぜの症状が出ています。
➡人参・生姜・大棗・甘草で脾胃の働きを高めます。
胃の働きが悪くて吐き気や胃痛がしています。
➡半夏・生姜で吐き気を改善します。
寒さが体内で熱になり肝が発熱し，肺に及ぶとノドに炎症が起こります。
➡黄芩・柴胡で肝の熱を冷まし，桔梗で肺の働きを調えて，石膏で肺の熱を除きます。

利用のしかた

■小柴胡湯(p168)に桔梗石膏(p98)を加えた処方で，かぜが長引いて消化器症状のあるところにノドが痛くなった場合に利用します。
■特にかぜをひいた覚えはなくても，ノドが渇いてノドや耳の痛みがある場合に利用してみます。

注意すること

・ノドの痛みが強くなく，かぜをこじらせて食欲不振や吐き気，胃痛のある場合には，小柴胡湯(p168)を利用します。

製品

湯薬	小柴胡湯加桔梗石膏（ウチダ※）

小青竜湯 (しょうせいりゅうとう)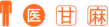

薄い水様の痰を伴う咳や鼻水が出るものの**気管支炎**，気管支喘息，鼻炎，アレルギー性鼻炎，むくみ，感冒，花粉症

○	サラサラした鼻水が出る（花粉症や鼻かぜ，アレルギー性鼻炎） 透明の薄い痰がたくさん出る咳
×	空咳と粘い痰が出る☞麦門冬湯(p232) 激しい咳が出て痰が切れにくい☞麻杏甘石湯(p254)，五虎湯(p126) 黄色い鼻汁が出る☞辛夷清肺湯(p178)

口・目・耳・鼻・ノド

処方のしくみ
麻黄(まおう)　芍薬(しゃくやく)　乾姜(かんきょう)　甘草(かんぞう)　桂皮(けいひ)　細辛(さいしん)　五味子(ごみし)　半夏(はんげ)

体表の気の流れが悪く，寒さが侵入して肺を冷やしたため肺の働きが低下しています。
➡桂皮・麻黄・細辛で体表の気の流れを改善し，乾姜・細辛・麻黄で肺を温めます。
肺の機能が低下して全身の水の流れが悪くなって，むくみが生じて咳や痰，鼻水が出ます。
➡半夏・乾姜で痰を乾かし咳を抑えて，五味子で鼻水を止めます。
脾胃の働きの低下により気の産生が減少し，さらに体表の流れは悪くなっています。
➡甘草・芍薬で気の産生を促します。

利用のしかた
- 鼻水が止まらない，薄い痰がたくさん出るような場合の処方です。特に寒気や頭痛のある場合によく効きます。咳が出る場合にも利用しますが，空咳ではなくゼロゼロという喘息のような咳が出ます。
- むくみのみられることもあり，花粉症やアレルギー性鼻炎にはよく利用されます。子どもにも利用しやすい処方です。
- 服用すると比較的短時間で鼻水が止まることが多く，頓服もできます。
- エキス剤を溶かすと酸っぱくて服用できない場合は，そのまま白湯で服用しても構いません。また，錠剤や味を調えた液剤も販売されています。

注意すること
- 空咳が出たり，粘い痰や黄色い鼻汁が出る場合には利用しません。
- ノドの渇きがあって咳が激しい場合には，小青竜湯加石膏(p173)または小青竜湯加杏仁石膏(p172)を利用します。また，服用すると眠れない場合や胃もたれがする場合には，苓甘姜味辛夏仁湯(p266)を利用してみます。
- 長期に利用すると甘草の副作用が出る可能性がありますので注意しましょう。むくみなどが悪化することがあれば，医師か薬剤師に相談してください。
- 基本的にカラダの冷えが原因なので，温めるようにしましょう。ただし，汗を出し過ぎてはいけません。葛根湯(p84)や他のかぜ薬と同時に利用すると，夜に眠れないことがあるので注意しましょう。

製品

散剤	小青竜湯エキス(イスクラ，大峰堂②，北日本，クラシエ0・④，小太郎，阪本，三和④，ツムラ②，東洋漢方②，東洋※，二反田②，本草，松浦，山本⑦，湧永)，モリ　ゼンチトウ(大杉)，JPS漢方顆粒-25号(ジェーピーエス)，呂仁(太虎)，小青竜湯エキス🖌(一元，ウチダ，三和④，東洋漢方②，東洋※)
錠剤・カプセル・丸	小青竜湯エキス錠(大峰堂⑤，薬日本堂⑤，クラシエ⑤，小太郎⑤，三和⑤，ジェーピーエス⑦，伸和⑤，日邦⑤，本草⑤，ロート⑤)，ショウセリンN(小太郎⑤)，ホノミチンガイン錠(剤盛堂⑤)，錠剤小青竜湯💧(一元⑦)
液剤	内服液小青竜湯S(ツムラ※)
湯薬	小青竜湯🍃(ウチダ※，タキザワ，東洋漢方②)，角野龍雲湯🍃(角野)

小青竜湯加杏仁石膏（しょうせいりゅうとうかきょうにんせっこう）

[甘] [麻]

咳が出て，ノドの渇きがあるものの**気管支喘息，小児喘息，咳**

○	**透明の鼻水や痰が出る咳** **小青竜湯（p170）の適応症状で，特に咳がひどくノドが渇くとき**
×	**小青竜湯（p170）と同じ**

処方のしくみ 麻黄（まおう） 芍薬（しゃくやく） 乾姜（かんきょう） 甘草（かんぞう） 桂皮（けいひ） 細辛（さいしん） 五味子（ごみし） 半夏（はんげ） 杏仁（きょうにん） 石膏（せっこう）

小青竜湯（p170）に咳止めに効果のある杏仁・石膏を加えた処方です。
体表の気の流れが悪く，寒さが侵入して肺を冷やしたため肺の働きが低下しています。
➡桂皮・麻黄・細辛で体表の気の流れを改善し，乾姜・細辛・麻黄で肺を温めます。
肺の機能が低下して全身の水の流れが悪くなって，むくみが生じて咳や痰，鼻水が出ます。
➡半夏・乾姜で痰を乾かし，杏仁・石膏で肺の働きを調えることで咳を抑えて，五味子で鼻水を止めます。
脾胃の働きの低下により気の産生が減少し，さらに体表の流れは悪くなっています。
➡甘草・芍薬で気の産生を促します。

利用のしかた

■基本的には小青竜湯（p170）と同じですが，特に鼻水より咳が気になる場合に利用します。ノドの渇きや発汗，動悸などがみられるのが特徴です。
■市販されている製品は錠剤のみで，いずれも5歳未満の子どもには適用がありません。5歳未満の子どもには小青竜湯を利用します。

注意すること

- ノドの渇きがない場合には，小青竜湯（p170）を利用します。
- 基本的な注意点は小青竜湯と同じです。

製品

錠剤・カプセル・丸	マキセリン・小太郎漢方せき止め錠（小太郎⑤）

目・耳・鼻・口・ノド

こんなときに

小青竜湯加石膏
しょうせいりゅうとう か せっこう

 甘 麻

薄い水様の痰を伴う咳や鼻水が出て，ノドの渇きがあるものの次の諸症：**気管支炎，気管支喘息，鼻炎，アレルギー性鼻炎，むくみ，感冒**

○ 小青竜湯(p170)の適応症状でむくみが気になる
× 小青竜湯(p170)と同じ

処方のしくみ　麻黄　芍薬　細辛　乾姜　甘草　桂皮　五味子　半夏　石膏

小青竜湯(p170)に咳止めと水の流れの改善に効果のある石膏を加えた処方です。
体表の気の流れが悪く，寒さが侵入して肺を冷やしたため肺の働きが低下しています。
➡桂皮・麻黄・細辛で体表の気の流れを改善し，乾姜・細辛・麻黄で肺を温めます。
肺の機能が低下して全身の水の流れが悪くなって，むくみが生じて咳や痰，鼻水が出ます。
➡半夏・乾姜で痰を乾かし，石膏で肺の働きを調えることでむくみや咳を抑えて，五味子で鼻水を止めます。
脾胃の働きの低下により気の産生が減少し，さらに体表の流れは悪くなっています。
➡甘草・芍薬で気の産生を促します。

利用のしかた

■基本的には小青竜湯(p170)と同じですが，特にむくみや咳が気になる場合に利用します。ノドの渇きなどがみられるのが特徴です。

注意すること

- ノドの渇きがない場合には，小青竜湯(p170)を利用します。
- 基本的な注意点は小青竜湯と同じです。

製品	
散剤	金竜(建林)

消化 胃

しょうはんげかぶくりょうとう
小半夏加茯苓湯 [医]

悪心があり，ときに嘔吐するもののつわり，嘔吐，悪心，胃炎

○	吐き気や嘔吐，それに伴うめまい，食欲不振
×	嘔吐をして，とてもノドが渇くとき☞五苓散(p133) 食べ過ぎて吐き気がする☞平胃散(p244)，加味平胃散(p91) お酒の飲み過ぎや二日酔いの吐き気☞黄連湯(p80)，黄連解毒湯(p79)

処方のしくみ　半夏(はんげ)　生姜(しょうきょう)　茯苓(ぶくりょう)

胃が冷えて吐き気がしています。
➔半夏・生姜で胃を温めて吐き気を抑えます。
水の吸収が悪く，吐き気がさらに強くなっています。
➔茯苓で水の吸収を促進して吐き気を抑えます。

頭

利用のしかた

■原因は何であれ，吐き気や嘔吐のある場合に利用できる処方です。吐いてもノドの渇きはみられず，めまいがするような場合によく効きます。
■吐き気のあるときに頓服します。生姜を少しすりおろしたお湯で飲むと，吐き気にはさらに効果的です。
■つわりにも利用できます。また，長期でなければ嘔吐の予防にも利用できます。

注意すること

• 冷たいものを摂るのは控えましょう。ただし，吐き気があってエキス剤や錠剤がお湯で服用しにくい場合は，冷たい水で少しずつ分けて服用します。
• お酒の飲み過ぎの場合は胃に熱のあることが多いので，この処方はあまり効果的ではなく，黄連などが入った冷やす処方で対応します。

製品

散剤	小半夏加茯苓湯エキス細粒(三和④)，小半夏加茯苓湯エキス細粒🥄(三和④)
錠剤・カプセル・丸	小半夏加茯苓湯エキス錠(三和⑤，ジェーピーエス⑤)
湯薬	小半夏加茯苓湯🌿(ウチダ※，東洋漢方※)

消風散（しょうふうさん） [医] [甘]

皮膚疾患で，かゆみが強くて分泌物が多く，ときに局所の熱感があるものの**湿疹・皮膚炎，蕁麻疹，水虫，あせも**

○	なかなか治らない湿疹で熱感があるもの 夏になると悪化する湿疹，あせも，水虫 赤くなって熱感を感じる蕁麻疹
×	皮膚が浅黒くなっている子どもの湿疹☞柴胡清肝湯(p140) 貧血気味で皮膚に熱感はなく，カサカサしてかゆい☞当帰飲子(p215)

処方のしくみ　当帰　地黄　石膏　防風　蒼朮　木通　牛蒡子　知母　胡麻　蝉退　苦参　荊芥　甘草

カラダに風や湿が入り込んで体表を侵すのでかゆみが生じています。
➡防風・荊芥・牛蒡子・蝉退で体表の風湿を除きます。
血に風や湿が入ると熱を生じてかゆみが悪化し，体表の水の流れも悪くなって湿疹が生じます。
➡石膏・知母・地黄で血の熱を除き，蒼朮・木通・苦参・甘草で体表の水の流れを調えて湿疹を抑えます。
血が熱をもつと血は少なくなり，体表の状態はさらに悪くなります。
➡当帰・胡麻・地黄で血を補い体表の状態を調えます。

利用のしかた

■若くて元気な人に適応が多く，貧血気味だったり，衰弱しているような人には利用しません。
■湿疹はジクジクしていることが多く，かさぶたになるとかゆみが強く出ます。また，かきむしると汁が出てさらに悪くなります。アトピー性皮膚炎に利用することが多い処方です。
■夏に悪化する湿疹で，ノドが渇き体表が熱っぽく感じていれば利用してみます。また，蕁麻疹でも地図状に赤く腫れているものに利用してみます。
■とても苦い処方です。エキス剤が服用できない場合には錠剤を利用します。

注意すること

- 脂っこいものや辛いものの摂取は控えましょう。
- にきびには，荊芥連翹湯(p106)や清上防風湯(p186)を利用してみます。
- 長期にわたって服用する必要があることが多く，効果がよくわからないときには1カ月ぐらい続けてみます。それでも効果がみられない場合には，他の処方を考えます。

製品

散剤	消風散(料)エキス(クラシエ②，建林，ツムラ②，松浦)，ホノミショウフン粒(剤盛堂)，JPS漢方顆粒-23号(ジェーピーエス)，消風散(料)エキス(一元，小太郎)，消風散(ウチダ)
錠剤・カプセル・丸	消風散料エキス錠(クラシエ⑤)，ホノミショウフン錠(剤盛堂⑤)，錠剤消風散💧(一元⑦)
湯薬	消風散(料)(タキザワ，栃本)

升麻葛根湯 （しょうまかっこんとう）

頭痛，発熱，悪寒などがあるものの**感冒の初期，湿疹・皮膚炎**

○	悪寒や頭痛があり，体表が熱っぽく感じる 水ぼうそう，風疹，はしかなどの初期（発疹はあまり出ておらず，体表の熱感だけが強い） 鼻血や目の充血
×	体表に熱感のある湿疹 ☞黄連解毒湯(p79)，温清飲(p71) 高熱が出て悪寒し，頭痛や肩こりのあるかぜ ☞葛根湯(p84)，麻黄湯(p252)

処方のしくみ　葛根　升麻　生姜　芍薬　甘草

肺の働きが低下して体表の生理活動が悪くなるとともに，血中に邪（病原）が侵入して血が熱をもっています。
➡生姜で体表の働きを調えて，升麻・甘草で血中の邪を除き，芍薬で血の熱を除きます。
血の熱は体表に発疹として出ようとしていますが，体表の生理活動が悪いため出せない状態にあります。
➡升麻・葛根で発疹を出させます。

利用のしかた
- 発疹そのものを治すのではなく，はしかなどで発疹が十分に出ずになかなか治らない場合に，発疹を出させる処方です（使い方の少し難しい処方です）。
- 発疹とは関係なく，頭痛や悪寒のする場合のノドの痛みや鼻血，目の充血に利用してみます。
- 体表に熱感があるときのかぜ（悪寒，発熱，頭痛）にも利用できます。

注意すること
- 発疹が出ているときに服用すると，よけいに発疹が出ることがあるので注意しましょう。
- よく似た名前の葛根湯(p84)とは全く違う処方なので気をつけてください。

製品

湯薬	升麻葛根湯 (ウチダ※)

逍遙散（しょうようさん） 🧍 [甘]

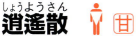

肩がこり，疲れやすく精神不安などの精神神経症状，ときに便秘の傾向のあるものの**冷え症，虚弱体質，月経不順，月経困難，更年期障害，血の道症，不眠症，神経症**

○	月経や更年期と関係のあるイライラや精神不安，それに伴う不眠，肩こり 冷え性で月経困難や月経不順
×	便秘気味で月経痛が強く，精神不安がある☞桃核承気湯(p214) がっしりしたタイプの人でのぼせのみられる肩こり，月経痛☞桂枝茯苓丸(p117)

処方のしくみ

当帰（とうき） 芍薬（しゃくやく） 柴胡（さいこ） 白朮（びゃくじゅつ） 茯苓（ぶくりょう） 甘草（かんぞう） 生姜（しょうきょう） 薄荷（はっか）

脾胃の働きが低下して血の産生が少なくなって，月経不順や冷え性，肩こりが生じます。
➔白朮・茯苓・甘草・生姜で脾胃の働きを高め，当帰・芍薬で血を補います。
肝の血の巡りが悪く，肝や心の働きが低下してイライラしたり不眠になります。
➔柴胡・薄荷で血の流れをよくします。

利用のしかた

- 疲れやすく華奢なタイプの人の月経時や更年期の精神的な症状に利用されます。
- 肩こりや食欲不振，月経痛，カラダや肌の不快感など，さまざまな症状が気になる場合に利用してみます。
- のぼせや顔面の紅潮がみられない人に適応があります。
- 加味逍遙散(p89)を服用していて下痢をする場合はこの処方を利用してみます。

注意すること

- この処方が適応する症状で，のぼせや顔面の紅潮がみられる場合には，加味逍遙散(p89，逍遙散に牡丹皮・山梔子を加えたもの)を利用します。

製品

散剤	逍遙散エキス(クラシエ，小太郎)，フラーリンL粒(剤盛堂)
錠剤・カプセル・丸	フラーリンL錠(剤盛堂⑤)，逍遙丸(イスクラ※)

辛夷清肺湯（しんいせいはいとう） [医]

濃い鼻汁が出て，ときに熱感を伴うものの**鼻づまり，慢性鼻炎，蓄膿症（副鼻腔炎）**

○	鼻づまり，蓄膿症 粘い痰や，黄色く濃い鼻汁が出る 鼻汁がノドに落ちる
×	鼻は詰まっているが，サラサラした透明の鼻水が出る（花粉症など）☞小青竜湯（p170）

処方のしくみ 辛夷（しんい） 知母（ちも） 百合（びゃくごう） 黄芩（おうごん） 山梔子（さんしし） 麦門冬（ばくもんどう） 石膏（せっこう） 升麻（しょうま） 枇杷葉（びわよう）

肺に熱が発生して肺の潤いがなくなっています。
➔知母・百合・黄芩・山梔子・升麻・枇杷葉で肺の熱を冷まし，麦門冬・百合で潤いを与えます。
熱と乾燥で鼻づまりが生じて，肺の機能も低下して咳が出ます。
➔辛夷で鼻づまりを解消し，枇杷葉で咳を抑えます。

目・耳・鼻・口・ノド

利用のしかた

■鼻づまりや副鼻腔炎（蓄膿症）に利用する処方です。ニオイがしないほど鼻が詰まっていて，ノドが渇いて鼻の中は乾燥した感じがあります。
■鼻汁はあまり出ないのですが，出てもとても粘くて，ときにはノドが痛みます。鼻汁がノドに落ちて気持ちが悪い場合（後鼻漏）にも利用します。
■激しい咳の出ることがありますが，咳がなくても利用できます。
■葛根湯加川芎辛夷（p86）で十分に鼻づまりが治らない場合に利用してみます。

注意すること

- 疲労感が強く，ぐったりしている場合には利用しません。
- よく似た名前の処方に清肺湯（p189）がありますが，これは咳と痰がよく出る場合に利用する処方なので気をつけてください。

製品

散剤	辛夷清肺湯エキス（クラシエ②，小太郎，東洋漢方②），ハイビナール（大杉），チクナインa（小林②），辛夷清肺湯エキス（ウチダ，東洋漢方②）
錠剤・カプセル・丸	ノーザV（小太郎⑤），チクナインb（小林⑤），チオセルエース（原沢⑦），ノンパースD（一元⑦）
湯薬	辛夷清肺湯（ウチダ，タキザワ，東洋漢方②）

秦艽防風湯 (じんぎょうぼうふうとう) 甘

便秘傾向があるものの**痔核で排便痛のあるもの**

○	痔とそれに伴う排便痛
×	体力があまりなく，硬い便の便秘がある ☞ 麻子仁丸 (p256)

処方のしくみ

秦艽（じんぎょう）　沢瀉（たくしゃ）　陳皮（ちんぴ）　柴胡（さいこ）　防風（ぼうふう）　当帰（とうき）　蒼朮（そうじゅつ）　桃仁（とうにん）　甘草（かんぞう）　黄柏（おうばく）　升麻（しょうま）　大黄（だいおう）　紅花（こうか）

気血水の流れが悪く，血が少なくなっています。
→陳皮・防風・柴胡・沢瀉・桃仁・紅花で気血の流れをよくして，当帰で血を補います。
血の潤いが少なくなり，腸は熱をもち痔になっています。
→升麻・大黄・黄柏で大腸の熱を除きます。
大腸の気血の流れも悪く，肛門に痛みが生じています。
→秦艽・蒼朮・柴胡・紅花・桃仁で気の流れをよくして痛みを除き，甘草が全体を調和させます。

利用のしかた

- もっぱら痔の痛みと排便時の痛みに利用します。
- 便秘の傾向があり，がっしりしたタイプの人に利用されます。

注意すること

- 辛いものやアルコールは控えましょう。

製品

散剤	恵痔（建林）

参蘇飲（じんそいん） [医] [甘]

胃腸が弱いものの**感冒，咳**

○	食欲がない人のかぜひき(頭痛や咳) 切れにくい痰と咳が出るかぜひき
×	くしゃみ，サラサラした鼻水が多いかぜ☞小青竜湯(p170) 高熱と強い悪寒がするかぜ☞葛根湯(p84)，麻黄湯(p252)

処方のしくみ 蘇葉（そよう） 枳実（きじつ） 桔梗（ききょう） 陳皮（ちんぴ） 葛根（かっこん） 前胡（ぜんこ） 半夏（はんげ） 茯苓（ぶくりょう） 人参（にんじん） 大棗（たいそう） 生姜（しょうきょう） 木香（もっこう） 甘草（かんぞう）

脾胃の働きが低下していて，気が少なくなって体表の生理活動が悪くなって悪寒などが生じています。
➡人参・大棗・生姜・甘草・陳皮・蘇葉で脾胃の働きを高めて，葛根・生姜で体表の活動を活発にします。
体表に寒さが入ってきて，肺の機能が低下し咳が出ています。
➡前胡・半夏で肺の働きを調えます。
肺が悪くなると水の流れが悪くなり，痰が出ます。また，水の流れが悪くなると気の流れも悪化して，気分が塞がります。
➡茯苓で水の流れを，枳実・木香・蘇葉・桔梗で気の流れを改善します。

利用のしかた

■食欲がなく，胃が弱い人のかぜ薬で，「胃薬付きのかぜ薬」と考えられる処方です。かぜをひいて葛根湯(p84)や麻黄湯(p252)，総合感冒薬などを服用すると胃が痛くなる人のかぜ薬として利用できます。
■いつもかぜをひいているような人や，子ども，高齢者によく利用されます。だいたいかぜをひくと長びくタイプの人には効果的な処方です。
■咳や頭痛があり，気分が塞がっているような場合にも利用できます。また，胃の不快感(吐き気や二日酔いなど)にも利用してみます。
■香りがよくて服用しやすい処方です。

注意すること

- 気分の塞がりが強くてかぜの症状がみられる場合には，香蘇散(p124)も利用してみます。
- 激しい発熱や悪寒がある場合やくしゃみ，サラサラした鼻水の多く出るかぜの場合には別の処方を考えます。

製品

散剤	参蘇飲エキス(クラシエ②，小太郎，松浦)，妙煎(建林)，参蘇飲エキス顆粒 KM(一元)
錠剤・カプセル・丸	ジンソニン(小太郎⑤)
湯薬	参蘇飲(ウチダ)

目・耳・鼻 口・ノド

こんなときに

神秘湯 (しんぴとう)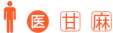

咳，喘鳴，息苦しさがあり，痰が少ないものの**小児喘息，気管支喘息，気管支炎**

○	呼吸が苦しくなるような咳 慢性的に続く咳，喘息
×	痰がたくさん出るような咳☞清肺湯(p189) 胃が弱くて咳が出る☞参蘇飲(p180) 黄色い痰が出て咳が続いて苦しい☞五虎湯(p126)，麻杏甘石湯(p254)

処方のしくみ　麻黄　杏仁　厚朴　陳皮　甘草　柴胡　蘇葉

環境の変化などで肝の気の流れが悪くなり，さらに肺の気の流れが悪くなって呼吸困難になっています。
➡蘇葉・柴胡で肝の，厚朴・陳皮で肺の気の流れをよくし，麻黄・杏仁・甘草で咳を止めます。
肺の機能が低下して痰が溜まり喘息のような咳が出ます。

利用のしかた

- 慢性化した咳や，呼吸が苦しくなるような咳に利用します。
- 痰はあまり出ない傾向があります。
- 子どもによく利用されます。

注意すること

- 服用すると不眠や動悸が起こる場合には，薬剤師に相談してください。
- 咳が続いて眠れない場合には，竹茹温胆湯(p204)を利用してみます。
- 胃が弱い人や吐き気のある場合には利用を控えます。

製品	
散剤	露恵(建林②)，神秘湯エキス散(ウチダ)
湯薬	神秘湯(ウチダ)

真武湯 しんぶとう

冷えがあって，疲労倦怠感があり，ときに下痢，腹痛，めまいがあるものの**下痢，急・慢性胃腸炎，胃腸虚弱，めまい，動悸，感冒，むくみ，湿疹・皮膚炎，皮膚のかゆみ**

おなか・腸

○	冷え性の人の慢性的な下痢，かぜひき（尿量は減る傾向があります） フワフワした感じのめまい むくみや動悸が気になる
×	下痢があって排便後もなかなか痛みが取れず，残っている感じがする☞桂枝加芍薬湯 (p110) 冷えはあるが，尿量が増えて下痢をしている☞附子理中湯 (p242)

頭

処方のしくみ　茯苓　芍薬　白朮　生姜　附子

体力が低下していて腎が冷えているため（気の不足）カラダが冷えます。
➡附子・生姜で温めて，芍薬で気を補います。
冷えは脾に伝わり，脾の働きが低下して下痢をします。また，気がさらにできなくなるので腎はますます冷えます。
➡白朮・生姜で脾の働きを高めます。
冷えてカラダに湿が溜まると水代謝が悪くなり，むくみが生じて尿量は減ります。また，心に影響を与えて動悸などを引き起こします。
➡茯苓で湿を除き，水の代謝を正常に戻します。また，茯苓は心の働きを調えます。

神経・関節

利用のしかた

■カラダが冷えている人のさまざまな症状に利用できる，とても利用範囲の広い処方です。基本的にはむくみ，めまい，下痢，神経痛，皮膚疾患などの治療に用いられますが，子どもへの適応はあまりありません。
■下痢は冷えるとひどくなりますが，出ると比較的スッキリします。尿量は少なくなっています。
■八味地黄丸 (p233) や牛車腎気丸 (p129) を服用していて胃もたれなどが強く出る場合に利用してみます。
■効果が出るまで時間がかかることがありますので，思った効果が出ない場合には1カ月程度は続けてみます（下痢はもっと早くに効果が出ます）。

冷え・のぼせ

注意すること

・服用してかえって動悸が強くなったりのぼせが強くなる場合は服用を中止して，薬剤師に相談してください。
・基本的にカラダは冷えていますので，冷たいものを食べたり寒さにあたるのは控えましょう。
・めまいはフワフワとした感覚があります。グルグル回る感じのめまいの場合には，五苓散 (p133) や苓桂朮甘湯 (p269) を利用してみます。

こんなときに

製品	
散剤	玄武温陽エキス顆粒A（クラシエ），玄武湯エキス細粒M（松浦），サンワロンS顆粒●（三和※）
錠剤・カプセル・丸	サンワロンS●（三和※）
湯薬	真武湯●（ウチダ※）

参苓白朮散
じんりょうびゃくじゅつさん

胃腸が弱く，やせて顔色が悪く，食欲がなく下痢が続く傾向があるものの**食欲不振，慢性下痢**，病後の体力低下，疲労倦怠，消化不良，慢性胃腸炎

○	食欲不振を伴う下痢・軟便 食欲がなく下痢気味で倦怠感がある
×	発熱や悪寒を伴う下痢☞桂枝人参湯(p116)，葛根黄連黄芩湯(p83) 強い腹痛を伴う下痢☞黄芩湯(p76)，桂枝加芍薬湯(p110)

処方のしくみ
人参　山薬　白朮　茯苓　薏苡仁　白扁豆　蓮肉　桔梗　縮砂　甘草

脾胃の働きが悪くなり，水の吸収ができず消化不良になっています。
➡人参・山薬・白朮・甘草・桔梗・縮砂で脾胃の働きを高め，茯苓で水の代謝をよくします。
脾は潤いがなくなり口が乾いて手足がほてります。
➡薏苡仁・白扁豆・蓮肉で潤いを与えます。

利用のしかた
- 普段からすぐ下痢をする人や病後の食欲不振・下痢・軟便に利用します。下痢をしやすい子どもにもよく効きます。また，食べるとすぐにおなかが膨れてしまうような人に利用してみます。
- 泥や水のような下痢があります。便臭はきつくなく，腹痛もあまり強くありません。
- 顔色があまりよくなく，ときに手足のほてりやノドの渇きがみられます。
- 少し甘みと独特の香りがあり，あまり強い味のしない処方です。

注意すること
- 発熱や悪寒がある場合には別の処方を考えます。
- 元気な人にはあまり適応がない処方で，そのような場合には，五苓散(p133)や平胃散(p244)を利用してみます。
- 特に子どもで元気がなく，腹痛を伴う下痢のある場合には，小建中湯(p167)を利用してみます。

製品
散剤	参苓白朮散(料)エキス(クラシエ②，小太郎)，健脾散エキス顆粒(イスクラ)，参苓白朮散(松浦)

清湿化痰湯 (せいしつけたんとう)

背中に冷感があり痛みがあるものの**神経痛，関節痛，筋肉痛**

○	咳をすると痛む筋肉痛，関節痛 カラダのあちらこちらが痛む
×	打ち身や外傷でカラダが痛む☞治打撲一方(p206)，通導散(p213) 強い悪寒と発熱がして関節が痛む☞麻黄湯(p252)

処方のしくみ　天南星　黄芩　生姜　半夏　茯苓　蒼朮　陳皮　羌活　白芷　白芥子　甘草

脾胃の働きが悪く気の働きが低下しているため，カラダの水の動きが悪くなっています。
➡生姜・陳皮・甘草で胃の働きを高め，半夏・茯苓・天南星で水の流れを改善します。
気の流れも悪くなって，湿が溜まり熱が出て痛みが生じています。
➡蒼朮・羌活・白芷・白芥子で湿を除き気の流れをよくして，黄芩で熱を除きます。

利用のしかた
■水太りのような人に適応があり，背中が冷たく感じることがよくあります。
■肋間神経痛や，胸や背中の痛みに利用されます。

注意すること
・発熱が伴うような痛みには別の処方を考えます。

製品
湯薬	清湿化痰湯（東洋漢方※）

清上蠲痛湯 (せいじょうけんつうとう)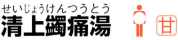

慢性化した痛みのあるものの**顔面痛，頭痛**

○	頭痛 顔の痛み，三叉神経痛 目の痛み
×	血圧が高い人の頭痛 ☞ 釣藤散 (p210)

処方のしくみ

麦門冬（ばくもんどう）　黄芩（おうごん）　羌活（きょうかつ）　独活（どっかつ）　防風（ぼうふう）　蒼朮（そうじゅつ）　当帰（とうき）　川芎（せんきゅう）　白芷（びゃくし）　蔓荊子（まんけいし）　細辛（さいしん）　甘草（かんぞう）　菊花（きくか）　（藁本（こうほん）　生姜（しょうきょう））

体表に風邪が入り，それが経絡を通って肝に入ります。
→羌活・独活・防風・白芷・蔓荊子・細辛・藁本が風邪を除きます。
肝の気血の流れが悪くなり発熱するために内風が起こり，頭痛が生じています。
→当帰・川芎で血の流れを改善し，黄芩は熱を冷まし，菊花は内風を抑えます。
麦門冬は全体に潤いを与え，蒼朮・生姜は気の産生を高めて，甘草は全体を調和させます。

利用のしかた

- 慢性化した頭痛や目の奥・周辺の痛み，顔面痛に利用します。
- 口唇ヘルペスの後のピリピリした痛みや歯痛にも利用できます。
- あまり強い痛みはなくて，のぼせたり頭重感のある場合に利用します。
- 中年女性に多く利用されるようです。
- 呉茱萸湯 (p130) や川芎茶調散 (p192) で効果がない場合に利用してみます。

注意すること

- 便秘気味の場合には，大柴胡湯 (p200) を利用してみます。
- 冷えるとひどくなる頭痛には，呉茱萸湯 (p130) を利用してみます。

製品

散剤	清上蠲痛湯エキス細粒 G (小太郎)，仁寿 (建林)

せいじょうぼうふうとう
清上防風湯 🚹 [医] [甘]

赤ら顔で，ときにのぼせがあるもののにきび，顔面・頭部の湿疹・皮膚炎，あかはな(酒さ)

○	にきび 頭部にできた湿疹
×	肥満体型で，にきびやカラダのあちらこちらに湿疹ができる☞防風通聖散(p246) 足に冷えがあり，にきびがよく出る☞桂枝茯苓丸(p117)

体表

処方のしくみ 荊芥(けいがい) 黄連(おうれん) 薄荷(はっか) 枳実(きじつ) 甘草(かんぞう) 山梔子(さんしし) 川芎(せんきゅう) 黄芩(おうごん) 連翹(れんぎょう) 白芷(びゃくし) 桔梗(ききょう) 防風(ぼうふう)

カラダの上部に熱が侵入しています。
➔黄連・黄芩・山梔子で熱を除きます。
熱は上半身の体表に及び，また熱により血流も悪くなっています。
➔連翹・薄荷・枳実で体表の熱を除き，川芎で血流を調えます。
体表の熱は膿を発生させて，にきびや湿疹を発生させています。
➔荊芥・連翹・白芷・防風で膿を除き，甘草が全体を調和します。

利用のしかた

■にきびに利用します。それ以外にも，顔や頭部にできた湿疹に利用してみます。思春期から青年期に利用することが多い処方です。
■のぼせて顔が赤くなっていることがよくあります。
■塗り薬と同時に利用しても問題ないと考えられています。
■防風の代わりに浜防風を使っている製品もありますが，効果の違いについてはよくわかっていません。

注意すること

- あまり顔が赤くなく，皮膚が黒っぽくなっている場合には，荊芥連翹湯(p106)を利用してみます。
- 便秘気味の場合には，大黄甘草湯(p197)や調胃承気湯(p209)などを利用して，まずは便通をよくしてみましょう。それによって，にきびが解消することがあります。
- カラダが冷えている人や胃腸が弱いタイプの人は利用を控えます。
- 長期に利用する場合には，甘草の副作用(むくみなど)に注意しましょう。

製品

散剤	清上防風湯エキス(クラシエ⑦，小太郎⑦，ツムラ②，松浦)，モリビナール(大杉※)，ヘトイン－S(剤盛堂)，ストレージタイプSA(武田②)，清上防風湯エキス顆粒KM🖌(一元)
錠剤・カプセル・丸	JPS清上防風湯エキス錠N(ジェーピーエス⑤)，ベーラコタローN・漢方ニキビ薬N(小太郎⑦)，錠剤清上防風湯💧(一元⑦)
湯薬	清上防風湯🍃(タキザワ⑦，東洋漢方※)

清暑益気湯 (せいしょえっきとう)

疲れやすく，食欲不振，ときに口渇などがあるものの**暑気あたり，暑さによる食欲不振・下痢，夏やせ，全身倦怠，慢性疾患による体力低下・食欲不振**

○	暑さにあたったときの下痢や食欲不振 夏場にとても疲れて食欲がないとき
×	おなかを冷やしたために下痢をした ☞人参湯(p227) 腹痛が強くて繰り返す下痢 ☞桂枝加芍薬湯(p110) 病後や貧血などで疲労感が強い ☞十全大補湯(p163)

処方のしくみ
人参(にんじん) 白朮(びゃくじゅつ) 麦門冬(ばくもんどう) 当帰(とうき) 黄耆(おうぎ) 五味子(ごみし) 陳皮(ちんぴ) 甘草(かんぞう) 黄柏(おうばく)

暑さなどで脾胃の働きが低下し，食欲不振や下痢が起こっています。
➔人参・白朮・黄耆・陳皮・甘草で脾胃の働きを高めます。
水や血が不足してカラダの潤いが低下し，体内に熱が発生します。
➔麦門冬・当帰で潤いと血を補い，黄柏で熱くなったカラダを冷やします。
熱により汗が出過ぎて，さらに体力が低下してしまいます。
➔五味子・黄耆で発汗を抑えます。

利用のしかた
- 夏場にだるくて眠気があり，食欲不振や下痢などの症状があれば利用してみます。腹痛や吐き気はあまり強くないことが多いようです。
- 尿の色は濃く，ノドが渇く人に適応があります。また，食後にすぐに眠くなる傾向がある人に適応が多いようです。
- 夏になると食欲が出ずにやせてしまう人に適応があります。

注意すること
- 体力がある人で，暑さにあたって下痢と頭痛・悪寒がする場合には，藿香正気散(p82)を利用してみます。
- めまいがする場合には，五苓散(p133)を利用してみます。

製品
散剤	清暑益気湯エキス細粒G(小太郎)，夢覚(建林)，清暑益気湯エキス細粒G✓(小太郎)

清心蓮子飲 <small>せいしんれんしいん</small>

胃腸が弱く，全身倦怠感があり，口や舌が乾き，尿が出しぶるものの**残尿感，頻尿，排尿痛，尿のにごり，排尿困難，こしけ（おりもの）**

○	過労で尿が濁っている 慢性的な頻尿，残尿感 白濁したようなおりものがある
×	血尿が出て排尿時に痛みがある☞猪苓湯(p211)，猪苓湯合四物湯(p212) 排尿痛があり尿が濁る☞竜胆瀉肝湯(p265)，五淋散(p132)

処方のしくみ　蓮肉　麦門冬　茯苓　人参　車前子　黄芩　黄耆　地骨皮　甘草

脾胃の働きが低下して，気や水の産生が少なくなって倦怠感があります。
➡蓮肉・人参・黄耆・甘草で脾胃の働きを高めて，麦門冬・人参で潤いを補います。
潤いが少ないため心が冷やされず，加熱して不眠や不安が起こっています。
➡黄芩・地骨皮で心を冷やし，蓮肉・茯苓で心の働きを調えます。
心の働きと連動している腎の働きが悪くなって，尿が濁ったり残尿感がみられます。
➡蓮肉・茯苓・車前子で腎の働きを改善します。

利用のしかた
■胃腸が弱い人に適応が多く，舌や口が乾き，冷えを感じることもあります。
■不安や不眠など精神症状のみられることが多く，神経質なタイプの人によく利用されます。
■男性の性的な障害（インポテンツ，遺精など）にも利用されます。
■桂枝加竜骨牡蛎湯(p112)で効果がない場合に利用してみます。

注意すること
- 排尿の痛みが強い場合や炎症があると思われる場合には，他の処方を考えます。
- 古典によると，過度な飲酒と性生活の乱れが原因の一つとされています。
- 胃腸障害のない高齢者の頻尿や残尿感の場合には，八味地黄丸(p233)も利用してみます。

製品	
散剤	清心蓮子飲エキス（小太郎，日邦），ユリナールa（小林※），清澄（建林）
錠剤・カプセル・丸	ユリナールb（小林※）
湯薬	清心蓮子飲（東洋漢方※）

清肺湯 せいはいとう

咳が続き，痰が多くて切れにくいものの**痰の多く出る咳，気管支炎**

○	粘くて切れにくい痰がたくさん出る咳 慢性的に咳が出る
×	サラサラした水のような痰がたくさん出る咳☞小青竜湯(p170) 発熱や強い悪寒がして咳が出る☞麻黄湯(p252)

処方のしくみ

黄芩（おうごん）　桔梗（ききょう）　桑白皮（そうはくひ）　杏仁（きょうにん）　山梔子（さんしし）　天門冬（てんもんどう）　貝母（ばいも）　陳皮（ちんぴ）　大棗（たいそう）　竹茹（ちくじょ）　茯苓（ぶくりょう）
当帰（とうき）　麦門冬（ばくもんどう）　五味子（ごみし）　生姜（しょうきょう）　甘草（かんぞう）

疲れや病気で脾胃の働きが低下し，水・血が産生できず肺の潤いがなくなっています。
➡**甘草・生姜**で脾胃の働きを補い，**当帰・天門冬・麦門冬・五味子**で肺を潤します。
肺は乾燥して熱を持ち，咳が出続けます。
➡**黄芩・山梔子・桑白皮・貝母**で肺の熱を除き，**杏仁・五味子・桔梗**で咳を抑えます。
胃の働きが悪く水の吸収がよくないため胃に湿が溜まり，肺には痰が溜まります。
➡**茯苓**で水の吸収をよくして，**陳皮・竹茹・桑白皮**で痰を除きます。

利用のしかた

- とにかく咳が続く，痰が出るまで続くような咳に利用します。
- だいたい慢性化していて，咳が続いたために声がかれていることもあります。
- 痰の色は黄色だけではなく，白い痰でも利用できます。
- たばこや空気の汚染による咳や痰にも利用してみます。

注意すること

- 冷えがあったりサラサラした鼻水が出るような場合には利用しません。
- 黄色い痰がよく出る咳の場合には，麻杏甘石湯(p254)も利用できます。
- 激しい咳が出て，あまり痰が出ないような場合には，麦門冬湯(p232)を利用してみます。
- よく似た名前の辛夷清肺湯(p178)は全く異なる処方なので気をつけてください。

製品

散剤	ダスモック（小林※），松鶴天与（建林）
湯薬	清肺湯（栃本）

折衝飲
せっしょういん

下腹部痛があるものの**月経不順，月経痛，月経困難，神経痛，腰痛，肩こり**

○	月経痛 なかなか止まらない産後の悪露 月経に伴う肩こりや腰痛
×	貧血気味で体力がない人の月経痛 ☞ 当帰芍薬散(p219)，当帰建中湯(p216)

処方のしくみ

牡丹皮（ぼたんぴ）　川芎（せんきゅう）　芍薬（しゃくやく）　桂皮（けいひ）　桃仁（とうにん）　当帰（とうき）　延胡索（えんごさく）　牛膝（ごしつ）　紅花（こうか）

下半身で血の流れが悪くなって月経痛・腰痛などの痛みが生じ，皮膚や筋肉の栄養が悪くなるため肩こりが生じます。
➡牡丹皮・桃仁・芍薬・川芎・当帰・牛膝・紅花で血の流れをよくして，延胡索で痛みを改善します。
気の流れも悪くなって血流はさらに悪くなり，肩こりは悪化します。
➡桂皮で気の流れを調えます。

利用のしかた

- 専ら婦人薬として利用されます。産後の体力回復や悪露の不調によく利用されます。
- 不正出血にも利用されることがあります。
- 桂枝茯苓丸(p117)，牛膝散(p127)とよく似た処方ですが，月経痛がさらに強い場合に利用してみます。
- 月経不順，月経困難で下腹部痛のある場合に利用してみます。

注意すること

- 産後の悪露が出にくい場合には，芎帰調血飲第一加減(p102)を利用します。
- 妊娠中は流産の危険があるので利用を控えてください。
- 肩こりには，葛根湯(p84)なども利用できます。

製品

散剤	折衝飲エキス（東洋※，松浦），折衝飲エキス細粒（東洋※）
錠剤・カプセル・丸	セッショイン（小太郎※）
湯薬	折衝飲（ウチダ※）

洗肝明目湯
せんかんめいもくとう 甘

目の充血・痛み・乾燥

○	目の充血・痛み・乾燥（ドライアイ）
×	高齢者で手足の冷えがあり，目がかすんで見えにくい☞八味地黄丸(p233) 目の奥が痛み，頭痛がする☞清上蠲痛湯(p185)

処方のしくみ

当帰　川芎　芍薬　地黄　黄連　黄芩　山梔子　石膏　連翹　防風　荊芥　薄荷
羌活　蔓荊子　決明子　桔梗　甘草　菊花　蒺藜子

体内に熱が発生して，肝の血の巡りが悪くなっています。
➡黄連・黄芩・山梔子・石膏で体内の熱を冷やし，当帰・川芎・地黄・芍薬で血の巡りをよくします。
肝は発熱し，目が充血したり痛みます。
➡蔓荊子・決明子・菊花・蒺藜子で目の痛みや充血を改善します。
カラダの上部に熱が溜まると，さらに目の炎症は強くなります。
➡連翹・防風・荊芥・薄荷・羌活で上部の熱を発散させて目の炎症を抑え，桔梗・甘草がこれら生薬の働きを調えます。

利用のしかた

- 専ら目のトラブルに利用されます。
- 慢性的に目が痛む，乾燥するという場合に利用してみます。
- 点眼薬を併用しても問題はないと考えられています。
- すぐに効果は出にくいので1～2週間は続けてみます。1カ月程度利用しても効果がない場合には，医師に相談してください。

注意すること

- 急性の目の痛みや炎症の場合には，越婢加朮湯(p73)を利用してみます。
- 目の疲労感が強い場合には杞菊地黄丸(p125)・滋腎明目湯(p156)なども利用してみます。
- 強い目の痛みがある場合には失明などの恐れもありますので，必ず医師の診断を受けてください。
- 服用していてむくみなどがみられた場合には服用を中止して，薬剤師に相談してください。

製品

散剤	洗肝明目湯エキス細粒G（小太郎）
湯薬	洗肝明目湯（ウチダ）

川芎茶調散
せんきゅうちゃちょうさん

頭痛があるものの**かぜ**，血の道症，頭痛

○	慢性化した頭痛
×	冷えが強くて頭痛がする ☞ 呉茱萸湯 (p130) 血圧が高いタイプの人で，慢性的な頭痛がある ☞ 釣藤散 (p210) 発熱や強い悪寒があり，頭痛がする ☞ 麻黄湯 (p252)，葛根湯 (p84)

処方のしくみ
白芷（びゃくし）　羌活（きょうかつ）　荊芥（けいがい）　防風（ぼうふう）　薄荷（はっか）　甘草（かんぞう）　細茶（さいちゃ）　川芎（せんきゅう）　香附子（こうぶし）

風邪が体表から体内，経絡に入り込んでいます。
➡白芷・羌活・荊芥・防風・薄荷で発散させて風邪を除きます。
経絡の気血の流れが悪くなって陽気だけが上昇し，頭痛が起きます。
➡川芎・香附子で気血の流れをよくして，細茶で陽気を抑え，頭痛を改善します。甘草はこれら生薬の働きを調えます。

利用のしかた
- 慢性頭痛の発作によく利用されます。特に女性に利用されることが多いようです。
- 頓服でも利用できます。
- かぜをひいた感じがあって，強い悪寒などがなく，頭が痛い場合にも利用してみます。
- やや甘い味がしますが，香りがとても強い処方です。香りの効果も期待できますので，できればお湯に溶かして服用するのがよいと思われます。

注意すること
- 継続的に利用できますが，甘草の副作用（むくみなど）に注意しましょう。
- 温度変化で頭痛は悪化する傾向がありますので，室温管理に気をつけてください。

製品
散剤	川芎茶調散料エキス（クラシエ，東洋②），頂調顆粒（イスクラ）

せんきんないたくさん
千金内托散

患部が化膿するものの**化膿性皮膚疾患の初期**，**痔**，**軽い床ずれ**

○	膿が出る痔，床ずれ，湿疹 痔や湿疹の痛み
×	体力が十分にある、または便秘傾向がある人で、痔の痛みがある☞乙字湯(p81)

処方のしくみ
黄耆　当帰　人参　川芎　防風　桔梗　白芷　厚朴　甘草　桂皮　金銀花

脾胃の働きが悪く，気血が十分にできていません。
➡黄耆・人参・甘草で気の産生を，当帰で血の産生をよくします。
血の流れが悪くなって皮膚が養われず，皮膚の状態が悪くなっています。
➡当帰・川芎で血流を改善します。
体表の気の流れも悪く膿ができています。
➡桂皮・防風・厚朴で体表と全身の気の流れをよくして，桔梗・白芷・金銀花・甘草で膿を押し出します。

利用のしかた
- 湿疹やできもの，床ずれでなかなか治らずに，場合によっては痛む場合に利用します。
- 長期で入院していたり，カラダが虚弱になっている場合に適応があります。
- かなり化膿している湿疹に利用してみます。
- 塗り薬などと併用しても問題はないと考えられています。

注意すること
- まだ化膿があまり進んでいない場合には，荊防敗毒散(p119)を利用してみます。
- 深くなってしまった床ずれには十分に対応できませんので，医師に相談してください。
- この処方でもなかなか治療が進まない場合には，補中益気湯(p249)や十全大補湯(p163)を利用してみます。

製品
散剤	千金内托散エキス細粒 G (小太郎)

続命湯 （ぞくめいとう） 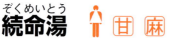 甘 麻

しびれ，筋力低下，高血圧に伴う症状（めまい，耳鳴り，肩こり，頭痛，頭重，頭部圧迫感），気管支炎，気管支喘息，神経痛，関節のはれや痛み，頭痛，むくみ

○	脳卒中の後遺症（手足のしびれや言葉のもつれ，カラダに力が入らないなど）顔面の痛み，しびれ
×	高齢者で冷えて腰や足がしびれる ☞ 牛車腎気丸（p129），八味地黄丸（p233）

処方のしくみ　麻黄　桂皮　当帰　人参　石膏　生姜　甘草　川芎　杏仁

脾胃の働きが悪く，気血が十分に産生できていません。
➡人参・甘草・生姜で気の産生を高めます。
経絡の気血の流れが悪くなり，痛みが生じています。
➡桂皮で気の流れを，当帰・川芎で血の流れを改善します。
水の流れも悪く，むくみやしびれが起こり，肺の働きが悪くなって咳や言葉のもつれが生じています。
➡麻黄・石膏で水の流れを改善し，杏仁で肺の働きを調えます。

利用のしかた
■顔面が痛い，言葉がもつれるなどの脳卒中の後遺症に利用されます。
■血圧が高くて頭痛や顔面痛，肩こりがする場合にも利用できます。
■麻痺や痛みでカラダが思うように動かない場合に利用してみます。顔面の神経麻痺にも利用してみます。
■むくむ傾向があり，咳やめまいがみられることもあります。

注意すること
●気管支喘息や耳鳴りにも有効ですが，他にも選択できる処方があります。
●服用して不眠や動悸がみられる場合には，薬剤師に相談してください。

製品
散剤	続命湯エキス（小太郎，松浦※）
湯薬	続命湯（ウチダ※）

疎経活血湯（そけいかっけつとう） 🚶 [医] [甘]

痛みがあり，ときにしびれがあるものの**関節痛，神経痛，腰痛，筋肉痛**

○	夜になったら痛む神経痛，関節痛，腰痛 神経のしびれ
×	発熱があり悪寒が強いときの関節痛☞麻黄湯(p252) 頻尿気味で口が乾き，腰が冷えて痛む，しびれる☞八味地黄丸(p233)

処方のしくみ 当帰（とうき） 地黄（じおう） 蒼朮（そうじゅつ） 川芎（せんきゅう） 桃仁（とうにん） 茯苓（ぶくりょう） 芍薬（しゃくやく） 牛膝（ごしつ） 威霊仙（いれいせん） 防已（ぼうい） 羌活（きょうかつ） 防風（ぼうふう） 竜胆（りゅうたん） 生姜（しょうきょう） 陳皮（ちんぴ） 白芷（びゃくし） 甘草（かんぞう）

経絡の気や血が不足して，湿気が溜まり神経に痛みが生じています。
➡生姜・陳皮・甘草で気を補い，蒼朮・茯苓・威霊仙・防已・羌活・防風・竜胆・白芷で湿を除きます。
血の不足は肝の血不足になって，筋肉痛が起こります。
➡当帰・地黄・芍薬で血を補います。
血が不足すると流れも悪くなり，さらに神経痛や関節痛などが生じます。
➡川芎・桃仁・牛膝で血の流れを改善します。

利用のしかた

- 原因は何であれ，神経痛や関節痛，筋肉痛，腰痛，しびれなどにまず利用してみるとよい処方です。痛みは特に下半身に出ることが多くあります。
- あまり血色がよくない人に適応が多く，夜や冷えたときに痛みが強くなります。また，飲酒の習慣がある人に適応が多いようです(飲酒習慣がなくても利用できます)。
- 附子の入っている処方(桂枝芍薬知母湯(p114)，桂枝加朮附湯(p111)，大防風湯(p202)など)で動悸や強いのぼせが出る場合に，この処方に変えてみます。
- 服用するとすぐに効果がみられることもあります。すぐに効果が出ない場合は2～3週間ほど続けてみます。

注意すること

- 飲酒によって悪化することが多いので，飲酒は控えましょう。
- 患部を冷やさないように注意しましょう(市販の湿布薬などは冷やす可能性があります)。
- 服用すると胃もたれがする場合には，薬剤師に相談してください。食後に服用することで解決することもあります。

製品

散剤	疎経活血湯エキス(大峰堂④，クラシエ②，小太郎②，東洋④)，疎風定痛湯(ウチダ)，モリハイツウン(大杉)，JPS 漢方顆粒-72 号(ジェーピーエス)，疎経活血湯エキス🖌(ウチダ，東洋※)
錠剤・カプセル・丸	疎経活血湯エキス錠(クラシエ⑤，ジェーピーエス⑤)，ソケーカン S(小太郎⑤)，散痛楽楽丸(イスクラ⑦)，痛絡丸(松浦⑦)，風濕舒筋丸(ハツ目※)
湯薬	疎経活血湯🖌(ウチダ※，角野，タキザワ)

蘇子降気湯（そしこうきとう） [甘]

足冷えや顔ののぼせがあり，息苦しさのあるものの**慢性気管支炎，気管支喘息**

○	足が冷える高齢者の咳 足腰が冷えてのぼせがあり，咳が出て苦しい
×	痰の切れない乾いた咳が出て，呼吸が苦しい☞麻杏甘石湯(p254) サラサラの痰が出て，手足の冷えがあり咳が出る☞麻黄附子細辛湯(p253)

処方のしくみ 紫蘇子（しそし） 半夏（はんげ） 陳皮（ちんぴ） 前胡（ぜんこ） 桂皮（けいひ） 当帰（とうき） 厚朴（こうぼく） 大棗（たいそう） 生姜（しょうきょう） 甘草（かんぞう）

脾胃の働きが悪くて(陽)気ができず，腎の陽気が減ってしまいます。
➡紫蘇子・陳皮・大棗・生姜・甘草で脾胃の働きを調えます。
腎の陽気の流れが悪く，冷たい水が下半身に溜まり足腰が冷えています。
➡桂皮で温めて，当帰が気血の流れをよくしています。
肺にも冷たさが入り気が上に上がって，のぼせて咳が出ます。
➡紫蘇子・半夏・前胡・厚朴で気を下げて咳を改善します。

利用のしかた

■痰が多く，呼吸が苦しくなるような咳が出ます。特に息を吸うときに苦しさを感じます。
■特に高齢者によく利用される処方ですが，足の冷えとのぼせがあれば咳だけでなく，歯周病で歯がグラグラしたり鼻血のある場合にも利用できます。

注意すること

• 長期の利用には甘草の副作用(むくみなど)に注意しましょう。

製品

散剤	平喘顆粒(イスクラ)，蘇子降気湯エキス細粒G(小太郎)
錠剤・カプセル・丸	蘇子降気湯エキス錠N(小太郎⑤)

大黄甘草湯（だいおうかんぞうとう） 👤 [医] [甘]

便秘，便秘に伴う頭重・のぼせ・湿疹・皮膚炎・ふきでもの（にきび）・食欲不振（食欲減退）・腹部膨満・腸内異常醗酵・痔などの症状の緩和

○	あまり頑固ではない便秘 便秘が続いていて，食欲が出ない
×	頑固な便秘☞調胃承気湯（p209）

処方のしくみ　大黄（だいおう）　甘草（かんぞう）

胃腸に熱があり，胃気が逆に上がって吐き気を催し，食欲が減退します。
➡大黄で熱を冷やします。
腸の熱により便が乾燥して便秘になります。
➡大黄・甘草で便を動かして便秘を解消します。

利用のしかた

- ■軽い便秘薬で，便秘と食欲不振以外にあまり強い症状がない場合に利用します。
- ■きつくないので，体力があまりない場合や普通の便秘薬でおなかが痛むような場合に利用してみます。
- ■便秘に伴う食欲不振や頭重感，のぼせにも利用できます。

注意すること

- 注意すれば妊娠中にも利用できますが，必ず医師に相談してください。
- 継続して利用すると甘草の副作用（むくみなど）が出ることがありますので，その場合には服用を中止して，薬剤師に相談してください。
- 便が硬くて出にくい場合には，麻子仁丸（p256）を利用してみます。

製品

散剤	大黄甘草湯エキス（ツムラ②，小太郎④，三和⑦），ダイカーン（大杉），大黄甘草湯Ａエキス細粒🌿（三和⑦）
錠剤・カプセル・丸	東亜漢方便秘薬小粒（北日本⑤），皇漢堂漢方便秘薬（皇漢堂⑤），大黄甘草湯Ａエキス錠（三和⑦），大正漢方便秘薬（大正⑤），タケダ漢方便秘薬（武田⑤），JPS大黄甘草湯🌿（ジェーピーエス⑦），大甘丸🌿（ウチダ④）
湯薬	大黄甘草湯🌿（タキザワ）

大黄牡丹皮湯
だいおうぼたんぴとう

下腹部痛があって，便秘しがちなものの**月経不順，月経困難，月経痛，便秘，痔疾**

○	下腹部の痛み（腹痛，月経痛，痔，泌尿器系の炎症など） 下腹部に熱感があり，腹痛・下痢がある
×	手足が冷えて下腹部痛がある ☞ 五積散(p128) 体力があまりなく貧血気味で下腹部痛がある ☞ 当帰芍薬散(p219)

処方のしくみ　大黄　牡丹皮　桃仁　芒硝　冬瓜子

腸に熱があるため便秘になっています。
➡芒硝・大黄で腸を冷やしています。
熱により腸に膿が発生して，下腹部痛が起きています。
➡冬瓜子で膿を解消します。
熱は血に入り血流が悪くなって，月経困難が起きます。
➡牡丹皮で血の熱を冷まし，下腹部の血流を改善します。

利用のしかた
■原因は何であれ下腹部や肛門が痛む場合に，まず利用してみます。
■女性の場合は，便秘気味の月経痛や月経困難，帯下によく利用されます。
■感染性の下痢などで，腹痛と残便感の続く下痢の場合に利用してみます。
■服用すると皮膚炎や湿疹が改善することもあります。

注意すること
・強い下腹部の痛みが続く場合には重篤な虫垂炎やその他，危険な疾患である可能性がありますので，必ず医師の診断を受けてください。
・便秘がない場合には，桂枝茯苓丸(p117)を利用してみます。
・流産の危険性があるので妊婦の利用は控えます。
・貧血気味や病後の体力が回復していない場合には，別の処方を考えます。

製品	
散剤	大黄牡丹皮湯エキス♦(松浦)，大黄牡丹皮湯エキス顆粒 KM（一元④）
錠剤・カプセル・丸	錠剤大黄牡丹皮湯♦(一元⑦)
湯薬	大黄牡丹皮湯(ウチダ※，タキザワ⑦，東洋漢方※)

大建中湯
だいけんちゅうとう

腹が冷えて痛むものの**下腹部痛，腹部膨満感**

○	ガスがグルグルと動く感じがして，腹痛がする ガスが溜まっておなかが張る
×	おなかの冷たさは感じず，腹痛だけがある ☞ 桂枝加芍薬湯(p110)，芍薬甘草湯(p161)

処方のしくみ　山椒（さんしょう）　乾姜（かんきょう）　人参（にんじん）　膠飴（こうい）

脾胃が冷えてしまい気の流れが悪くなって，ガスが溜まったり腹痛が起きます。
➡山椒・乾姜で温めて，人参で気の流れを調えます。
脾胃の働きが低下して下痢や嘔吐がみられます。
➡人参・膠飴で脾胃の働きを改善させます。

利用のしかた

- おなかを触ると冷たい感じがします。また，自分でもおなかが冷えている感じがあります。
- ガスがグルグルと動く感じがあって，下痢や便秘，吐き気のある場合にも利用してみます。触ると腸の動きがわかることもあります。
- エキスはお湯に溶かすと甘くて服用しやすくなります（山椒と生姜の味がします）。

注意すること

- 冷えるとさらに症状が悪化しますので，冷たいものは控えておなかは温めましょう。服用後30分くらいしたら温かいお粥を食べてみましょう。
- 冷たいものの食べ過ぎなどでおなかを冷やしてしまい腹痛のある場合には，人参湯(p227)や附子理中湯(p242)を利用してみます。

製品

散剤	大建中湯エキス細粒G（小太郎）

だいさいこ とう
大柴胡湯 [医]

体力が充実して，脇腹からみぞおちあたりにかけて苦しく，便秘の傾向があるものの**胃炎，常習便秘，高血圧や肥満に伴う肩こり・頭痛・便秘，神経症，肥満症**

○	がっしりしたタイプで，便秘気味の人の肥満 肥満に伴う肩こりや頭痛
×	水太りタイプで，むくんだ感じの肥満☞防已黄耆湯(p245) 太鼓腹で湿疹がよく出て便秘のある肥満☞防風通聖散(p246)

処方のしくみ　柴胡（さいこ） 半夏（はんげ） 生姜（しょうきょう） 黄芩（おうごん） 芍薬（しゃくやく） 大棗（たいそう） 枳実（きじつ） 大黄（だいおう）

寒さが体表から侵入し経絡に入り込んで経絡の流れが悪くなり，脇腹が痛くなっています。
➡柴胡で経絡の流れをよくします。
肝や胆に熱が発生してそれが胃腸に伝わり，吐き気や便秘になっています。
➡黄芩・大黄で熱を冷やし，芍薬・大棗・枳実・大黄で胃腸の働きを回復させ便秘を解消し，半夏・生姜で吐き気を抑えます。

利用のしかた

■本来はかぜが長引いて吐き気や便秘が現れた場合に利用される処方ですが，便秘がちの人の肥満改善によく利用されます。
■肥満の改善を目標にする場合は，筋肉質でがっしりしていて，高血圧や便秘，肩こりなどのあるタイプに適応があります。
■脇腹からみぞおちにかけて押すような痛みがあり，便秘や肩こりがある場合に利用してみます。
■喘息や耳鳴り，勃起不全が改善することがあります。

注意すること

- 体力がない人(病後でぐったりしている，貧血気味など)や冷えのある人には利用しません。
- 下痢がひどくなる場合は処方が合っていない可能性がありますので，薬剤師に相談してください。
- 1カ月ぐらい経っても変化が感じられない場合は服用を中止して，薬剤師に相談してください。
- 漢方薬だけで十分な肥満解消は期待できません。まずは生活習慣を改善することから始めましょう。

製品

散剤	大柴胡湯エキス(クラシエ④，三和④，ツムラ②，松浦)，モリ　カンポールン(大杉)，JPS漢方顆粒-31号(ジェーピーエス)，回陽(建林)，大柴胡湯エキス🖌(一元，ウチダ，三和④，東洋漢方②，東洋※)
錠剤・カプセル・丸	大柴胡湯エキス錠(三和⑤，ジェーピーエス⑤)，コッコアポG錠(クラシエ⑤)，ダイサインN(小太郎⑤)，ビスラットゴールドb・ビスラットゴールドEX(小林※)，ホノミジッキョウ錠(剤盛堂⑤)，錠剤大柴胡湯💧(一元⑦)
湯薬	大柴胡湯🍃(ウチダ※，タキザワ，東洋漢方，栃本※)

大柴胡湯去大黄
だいさいことうきょだいおう

脇腹からみぞおちあたりにかけて苦しいものの**胃炎**，**高血圧や肥満に伴う肩こり・頭痛**，**神経症**

○	がっしりしたタイプで，みぞおちから脇に押すような痛みのある人の肥満 肥満に伴う肩こりや頭痛，不眠などの神経症
×	水太りタイプで，むくんだ感じの肥満 ☞ 防已黄耆湯(p245) 太鼓腹で湿疹がよく出て便秘のある肥満 ☞ 防風通聖散(p246)

処方のしくみ
柴胡　半夏　生姜　黄芩　芍薬　大棗　枳実

寒さが体表から侵入し経絡に入り込んで経絡の流れが悪くなり，脇腹が痛くなっています。
➡柴胡で経絡の流れをよくします。
肝や胆に熱が発生してそれが胃腸や心に伝わり，吐き気や不眠になっています。
➡黄芩で熱を冷やし，芍薬・大棗・枳実で胃腸の働きを回復させ便秘を解消し，半夏・生姜で吐き気を抑えます。

利用のしかた
- 大柴胡湯(p200)が適応する人で便秘がない場合に利用します。または，大柴胡湯(p200)で下痢をする場合にも利用してみます。
- 肥満タイプの人で不眠の場合にも利用してみます。
- 喘息や耳鳴り，勃起不全が改善することがあります。

注意すること
- 極端に体力が低下しているような場合（長期の病後や産後など）には利用を控えます。
- 1カ月ぐらい経っても変化が感じられない場合は服薬を中止して，薬剤師に相談してください。
- 漢方薬だけで十分な肥満解消は期待できません。まずは生活習慣を改善することから始めましょう。

製品	
湯薬	大柴胡去大黄湯（ウチダ※）

大防風湯
だいぼうふうとう

貧血気味なものの慢性関節炎，関節のはれや痛み，神経痛

○	慢性的な関節の痛み（関節リウマチなど）
×	むくんだ感じがあり関節が痛む☞防已黄耆湯(p245), 越婢加朮湯(p73)

処方のしくみ	地黄　防風　杜仲　当帰　黄耆　芍薬　蒼朮(白朮)　羌活　牛膝　人参　甘草 附子　川芎　生姜　大棗

経絡に寒さとともに湿気が入り込み，気の流れが悪くなって関節が痛みます。
➡附子・生姜で経絡を温め，防風・羌活・蒼朮(白朮)・牛膝で湿を除きます。
気の流れが悪く脾胃の働きも低下して，さらに気が産生できなくなります。
➡人参・黄耆・蒼朮(白朮)・甘草・大棗・生姜で脾胃の働きを高めます。
気が少なくなり血も減少して，腎や肝の働きが低下しています。
➡地黄・当帰・芍薬で血を補い，杜仲・川芎・附子で腎や肝の働きを改善させます。

利用のしかた
- 体力がない人やとても疲れが溜まっている人で，関節の痛み，痛風の痛みのある場合に利用します。
- 全体的にやせている人に適応が多く，ツルの脚のように関節だけ膨らんでいることがよくあります。
- すぐに効果は出ないことが多いので，数週間は続けてみます。

注意すること
- 1カ月経って効果があまりみられない場合には，薬剤師に相談してください。
- 関節に熱をもっている場合には，桂枝芍薬知母湯(p114)を利用してみます。
- 服用して胃もたれなどが起こる場合は，薬剤師に相談してください。食後に服用することで解決することもあります。
- 附子が入っていますので，湯薬を作る際には少し長め（約1時間）に煎じましょう。また，他に附子の入った処方を服用している場合には，購入前に薬剤師に相談してください。

製品	
散剤	サンワロンD顆粒 (三和※)
錠剤・カプセル・丸	サンワロンD(三和※)
湯薬	大防風湯 (ウチダ※)

沢瀉湯 (たくしゃとう)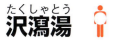

めまい，頭重

○	グルグルと回る強いめまい 頭が重たい（頭重感）
×	下半身が冷えて，めまいがする☞苓桂朮甘湯(p269)

処方のしくみ　沢瀉　白朮

何らかの原因で胃に水が溜まり，動きが悪くなって，めまいが生じています。
➡白朮で胃の水を除き，沢瀉で水の動きを改善します。

利用のしかた

■横になっても治らない急性のひどいめまいに頓服で利用されます。フワフワした感じではなく，グルグルと回る感じのめまいがします。どんなときにもどんな人にでも使える処方です。
■みぞおちがつかえる感じがして，頭が重たい場合に利用します。
■乗り物酔いにも利用できます。
■尿量は少ない傾向があります。

注意すること

• むくみがみられる場合や吐き気がある場合には，五苓散(p133)を利用してみます。

製品

散剤	沢瀉湯エキス細粒G（小太郎）

竹茹温胆湯 ちくじょうんたんとう

かぜ，インフルエンザ，肺炎などの回復期に熱が長引いたり，また平熱になっても気分がさっぱりせず，咳や痰が多くて安眠ができないもの

○	咳や痰がなかなか止まらずかぜが長引いている かぜの後にずっと熱が続いて眠れない 夜間に咳が出てなかなか眠れない
×	咳は出ておらず，疲労が溜まった感じで眠れない ☞酸棗仁湯(p147)

処方のしくみ

半夏　茯苓　生姜　陳皮　甘草　竹茹　枳実　黄連　柴胡　桔梗　香附子　人参　麦門冬

かぜが長引いて脾胃の働きが悪くなり，水の吸収などが悪くなっています。
➡生姜・甘草・人参で脾胃の働きを高め，茯苓で水の吸収を改善します。
カラダの中に湿が溜まり，肝の気の流れが悪くなって発熱し，イライラや精神不安が起きています。
➡陳皮・竹茹で湿を動かし，枳実・柴胡・香附子で肝気の流れを調えて，竹茹・黄連で熱を冷まします。
水の流れが悪く肺の働きが低下して痰や咳が出ます。
➡半夏・生姜・桔梗で肺の働きを調えて，痰や咳を抑えます。

利用のしかた

- かぜの後に咳や発熱がずっと続き，眠れない場合に利用します。夜によく咳が出ます。かぜをこじらせていることが多いですが，治りかけていることもあります。
- 麻黄の入っている製剤（葛根湯(p84)，小青竜湯(p170)など）で眠れなくなる人の咳に利用してみます。
- 咳が続き，精神的に不安定になったりイライラして眠れない場合にも利用してみます。
- 子どもや高齢者に利用が多い処方です。

注意すること

- 便秘気味の人でイライラが強くて眠れない場合には，柴胡加竜骨牡蛎湯(p137)を利用してみます。
- 不安感が強い場合や動悸がして眠れない場合には，加味温胆湯(p87)を利用してみます。

製品

散剤	竹茹温胆湯エキス（クラシエ，松浦②），ストナ漢方かぜフルー（佐藤②）

竹葉石膏湯

かぜが治りきらず，痰が切れにくく，ときに熱感，強い咳きこみ，口が渇くものの**空咳，気管支炎，気管支喘息，口渇，軽い熱中症**

○	高齢者のなかなか止まらない咳 ノドの渇きと熱感があり，苦しいほど咳が出る
×	サラサラした痰と鼻水が出る咳☞**小青竜湯**(p170) 冷えと寒気がして元気がなく咳が続く☞**麻黄附子細辛湯**(p253) 激しい咳が出て黄色い痰がよく出る☞**麻杏甘石湯**(p254)

処方のしくみ　竹葉　石膏　半夏　麦門冬　人参　甘草　粳米

胃の潤いがなくなり，脾胃の働きが低下していて水の吸収が悪化しています。
➡**人参・粳米**で胃に潤いを与えて，**人参・甘草**で脾胃の働きを高めます。
水が肺に上がらなくなり肺は乾燥して熱をもつためノドが渇き，気が上昇して咳が出ます。
➡**麦門冬**で肺を潤し，**石膏・竹葉**で肺の熱を除いて，**半夏**で気の上昇を抑えます。

利用のしかた

- かなり強い咳が出ていて，痰は粘くあまり出ません。息苦しさを感じることもあります。
- ノドの渇きやのぼせなど，熱感があります。
- 高齢者だけではなくカラダが虚弱なタイプの人の咳きこみに利用することができます。
- 夏場にノドが渇き，唇が乾燥するような軽い熱中症にも利用してみます。

注意すること

- ノドの渇きや熱感があまりないような場合には，**麦門冬湯**(p232)を利用してみます。
- 痰がたくさん出るような咳には利用しません。
- 長期に利用していると**甘草**の副作用（むくみなど）が出ることがありますので，注意しましょう。
- 熱中症は命にかかわりますので，水分を十分にとって，重篤な場合は必ず医師の診断を受けてください。

製品

散剤	竹葉石膏湯エキス細粒 G（小太郎）
湯薬	竹葉石膏湯（ウチダ※）

治打撲一方(ぢだぼくいっぽう)

腫れ, 痛みがあるものの**打撲, 捻挫**

○	打撲や捻挫による痛みや内出血 打撲や捻挫による腫れ
×	カラダを使い過ぎて筋肉痛がある ☞ 芍薬甘草湯(p161)

処方のしくみ　川芎(せんきゅう)　樸樕(ぼくそく)　川骨(せんこつ)　桂皮(けいひ)　甘草(かんぞう)　丁字(ちょうじ)　大黄(だいおう)

打撲や捻挫によって血の流れが悪くなり, 腫れや内出血を起こしています。
➡川芎・樸樕・川骨・大黄で血流を改善します。
血の流れが悪くなるため気の流れも悪化して, さらに痛みが強くなります。
➡桂皮・丁字で気の流れを改善し, 甘草で全体を調和させます。

利用のしかた
- 打ってから時間が経って, 内出血や痛みがひどくなってきたような場合に利用します。
- 打撲や捻挫をしてすぐに利用しても構いません。

注意すること
- 打撲や捻挫により腫れて痛い場合には, 桂枝茯苓丸(p117)も利用してみます。
- 打撲や捻挫による内出血が強い場合には, 通導散(p213)を利用してみます。
- 服用すると下痢をする場合は, 薬剤師に相談してください。下痢をすることで症状が改善することもあります。

製品
散剤	治打撲一方エキス細粒G(小太郎)

治頭瘡一方（ぢづそういっぽう）

顔面，頭部などの皮膚疾患で，ときにかゆみ，分泌物などがあるものの**湿疹・皮膚炎，乳幼児の湿疹・皮膚炎**

○	顔や頭にできたジクジクした湿疹
×	貧血気味でカラダがかゆい☞当帰飲子(p215)

処方のしくみ
連翹　蒼朮　川芎　防風　忍冬　荊芥　甘草　紅花　大黄

風や湿が体表に侵入して，血の流れが悪くなっています。
➡**防風・荊芥**が侵入した風や湿を追い出し，**川芎・紅花・大黄**で血の流れをよくします。
体表に栄養が十分に行かず，血の流れが悪いため体表に熱が生じて膿が出て湿疹ができます。
➡**連翹・忍冬・蒼朮・甘草**で体表の働きを調えます。

利用のしかた
- 主に頭部にできた湿疹に利用しますが，脇や陰部の湿疹にも利用できます。
- 湿疹はかなり分泌物が多いため，かさぶたができてかゆく，見た目にも汚くなっていることが多いようです。
- 子どもへの適応が多い処方です。

注意すること
- 服用すると下痢をする場合には，**清上防風湯**(p186)を利用してみます。
- かゆみが強くノドの渇きがみられる場合には，**消風散**(p175)を利用してみます。

製品	
散剤	治頭瘡一方（建林）

知柏地黄丸 (ちばくじおうがん)

疲れやすく胃腸障害がなく口渇があるものの**顔や四肢のほてり，排尿困難，頻尿，むくみ**

○	ノドの渇きがとても強く，尿の切れが悪い，頻尿など排尿のトラブルがある 顔や手足のほてりがあるときの排尿トラブル
×	ほてりはみられず足腰が冷えて，ノドの渇きと頻尿がある ☞八味地黄丸(p233) カラダが冷えて頻尿がみられる ☞五淋散(p132)

処方のしくみ　地黄（じおう）　山茱萸（さんしゅゆ）　山薬（さんやく）　牡丹皮（ぼたんぴ）　茯苓（ぶくりょう）　沢瀉（たくしゃ）　知母（ちも）　黄柏（おうばく）

腎の働きが低下して腎陰が少なくなっています。
➡地黄・山茱萸・山薬で腎陰を補います。
全体に陰が少なくなると陽気だけが強くなり，のぼせたりノドが渇きます。
➡牡丹皮・知母・黄柏で陽気を抑えます。
腎の働きが低下して水の代謝が悪くなり，むくみや頻尿などが起こります。
➡茯苓・沢瀉で水の流れを調えます。

利用のしかた
- 必ずノドの渇きやほてりなど熱感の症状があります。特に夜間に熱感は強くなり，尿の色は濃くなります。
- イライラしたり，目が乾燥・充血することがあります。
- 排尿時に熱感を感じたり，女性の場合，不正出血がみられる場合にも利用してみます。
- 男性の性的なトラブル(遺精，夢精，勃起障害，すぐに勃起してしまうなど)にも利用してみます。

注意すること
- ノドの渇きなどが強くない場合には，六味丸(p272)を利用します。
- 服用すると胃もたれや食欲減退がみられる場合には，薬剤師に相談してください。食後に服用することで解決することもあります。
- カラダに冷えがある場合には利用しません。

製品	
散剤	知柏地黄丸エキス細粒G(小太郎)，JPS漢方顆粒-76号(ジェーピーエス※)
錠剤・カプセル・丸	知柏地黄丸(クラシエ※，小太郎※)

調胃承気湯（ちょういじょうきとう） 🧍 [医] [甘]

便秘，便秘に伴う頭重・のぼせ・湿疹・皮膚炎・ふきでもの（にきび）・食欲不振（食欲減退）・腹部膨満，腸内異常醗酵・痔などの症状の緩和

○	常習的な便秘，おなかが張るような便秘 便秘が原因と思われるにきび・湿疹や頭痛，痔など
×	おなかが冷えた感じがある便秘☞小建中湯（p167），桂枝加芍薬大黄湯（p109）

処方のしくみ 大黄（だいおう） 芒硝（ぼうしょう） 甘草（かんぞう）

胃に熱がこもってその熱が腸に伝わったため，便秘や痔になっています。
➔大黄・芒硝で腸の熱を除いて，甘草で作用を調節します。
熱が体表に出ると湿疹になります。

利用のしかた

■比較的緩やかな便秘薬です。
■吐き気がない便秘に利用します。吐き気がある場合には，大黄甘草湯（p197）を利用します。
■のぼせや頭重感がみられることもありますが，なくても利用できます。
■食欲はあってもなくても利用できます。

注意すること

- 服用して下痢をする場合には，大黄甘草湯（p197）を利用してみます。
- 妊婦への利用は安全性がよくわかっていませんので，できるだけ控えます。
- 他の下剤と併用すると下痢や腹痛を起こすことがありますので注意しましょう。
- 高齢者などで硬い便が出にくい場合には，麻子仁丸（p256）を利用してみます。

製品

散剤	調胃承気湯エキス顆粒（クラシエ），調胃承気湯エキス💧（松浦）
錠剤・カプセル・丸	ワカ末漢方便秘薬錠（クラシエ⑤）

釣藤散（ちょうとうさん） 🧍 [医] [甘]

慢性に経過する頭痛，めまい，肩こりなどがあるものの**慢性頭痛，神経症，高血圧の傾向のあるもの**

○	**高血圧の傾向がある人の慢性頭痛，めまい，肩こり** **高血圧の傾向がある人でイライラや不安感がある** **ストレスや目の使い過ぎなどで頭が痛い**
×	**発熱や寒気がして（かぜをひいて）頭痛がする☞葛根湯（p84）** **手足が冷えてキリキリとした頭痛がする☞呉茱萸湯（p130）**

処方のしくみ

釣藤鈎（ちょうとうこう） 陳皮（ちんぴ） 半夏（はんげ） 麦門冬（ばくもんどう） 茯苓（ぶくりょう） 人参（にんじん） 防風（ぼうふう） 菊花（きくか） 甘草（かんぞう） 生姜（しょうきょう） 石膏（せっこう）

ストレスなどで脾胃の働きが悪くなり，気血の産生が低下します。
➡人参・甘草・生姜・陳皮で脾胃の働きを高めます。
肝での血の巡りが悪くなり発熱することでイライラが起こり，熱が心に伝わり高血圧になっています。
➡石膏で肝を冷やして，茯苓・麦門冬で心の働きを調えます。
肝の熱によって起こった風で湿が頭部を襲うため，頭痛やめまいがします。
➡釣藤鈎・防風・菊花・半夏で風と湿を抑えます。

利用のしかた

- 明け方に頭痛がする場合が多く，重たい感じの痛みがあります。
- 特に高血圧でなくても，のぼせて赤っぽい顔をしている人で，イライラしやすいタイプの人に適応があります。
- 中高年に適応が多く，子どもに利用することはあまりありません。
- 皮膚は乾燥していて耳鳴りや目の充血がみられることもあります。

注意すること

- カラダが冷えると頭痛がするような場合には，川芎茶調散（p192）を利用してみます。
- キリキリと差し込むような頭痛にはあまり利用されません。

製品

散剤	釣藤散エキス（大杉※，クラシエ※，小太郎④，ツムラ②，東洋漢方※，松浦），双鈎順気（ウチダ※），ズッキノン（小林※），JPS 漢方顆粒-63 号（ジェーピーエス），ストレージタイプZK（武田②），真仙（建林），釣藤散エキス🥄（一元※，ウチダ※，東洋漢方※，東洋※）
錠剤・カプセル・丸	釣藤散エキス錠（クラシエ※，ジェーピーエス⑤），錠剤釣藤散（一元※），チョウトーン（小太郎⑤）
湯薬	釣藤散（料）🍃（ウチダ※，タキザワ※，東洋漢方※，栃本※）

ちょれいとう
猪苓湯 🧍 [医]

排尿異常があり，ときに口が渇くものの**排尿困難，排尿痛，残尿感，頻尿，むくみ**

○	さまざまな排尿トラブル（排尿困難，排尿痛，残尿感，頻尿）
×	高齢者で，足腰の冷えがあって排尿困難や頻尿がある☞八味地黄丸（p233），牛車腎気丸（p129）

処方のしくみ　猪苓（ちょれい）　茯苓（ぶくりょう）　滑石（かっせき）　沢瀉（たくしゃ）　阿膠（あきょう）

熱が膀胱に入って働きが低下し，排尿困難や頻尿などになります。
➔沢瀉・滑石で冷やして働きを改善して，猪苓・茯苓で排尿を調えます。
熱により血（陰）が消耗し，全体の水の流れも悪くなるためノドが渇きます。
➔阿膠で血を補います。

利用のしかた

■特に利用しにくいタイプはありませんので，排尿トラブルにはまず利用してみます。
■ノドや口の中が渇くことが多く，不眠や下痢がみられることもあります。
■慢性化していても利用できます。甘草が含まれないので，比較的長く利用しても副作用が出にくい処方です。

注意すること

- 排尿時に強い痛みがあって血が混じる場合には，猪苓湯合四物湯（p212）や竜胆瀉肝湯（p265）を利用してみます。
- 疲れやカラダに冷えがあり，尿が濁ったり排尿しにくい場合には，五淋散（p132）か清心蓮子飲（p188）を利用してみます。

製品

散剤	猪苓湯エキス（クラシエ，三和④，ツムラ②，松浦），ホノミボウネツ粒（剤盛堂），JPS 漢方顆粒-32 号（ジェーピーエス），猪苓湯エキス🌿（一元，ウチダ，三和④，東洋漢方，東洋※）
錠剤・カプセル・丸	猪苓湯エキス錠（大峰堂⑤，クラシエ⑤，小太郎⑤，三和⑤，ジェーピーエス⑤，伸和⑤，日邦⑤），チョレインN（小太郎⑤），ホノミボウネツ錠（剤盛堂⑤），錠剤猪苓湯🌿（一元※）
湯薬	猪苓湯🌿（ウチダ④，タキザワ，東洋漢方④）

猪苓湯合四物湯（ちょれいとうごうしもつとう） [医]

皮膚が乾燥し，色つやが悪く，胃腸障害のない人で，排尿異常があり口が渇くものの**排尿困難，排尿痛，残尿感，頻尿**

○	皮膚がカサカサして血色がよくなく，排尿障害や残尿感がある 血尿が出る
×	高齢者で，足腰の冷えがあって排尿困難や頻尿がある☞八味地黄丸(p233)，牛車腎気丸(p129)

体表

処方のしくみ　当帰（とうき）　芍薬（しゃくやく）　川芎（せんきゅう）　地黄（じおう）　猪苓（ちょれい）　茯苓（ぶくりょう）　滑石（かっせき）　沢瀉（たくしゃ）　阿膠（あきょう）

猪苓湯(p211)に四物湯(p159)を合わせた処方です。
熱が膀胱に入って働きが低下し，排尿困難や頻尿などになります。
➡沢瀉・滑石で冷やして働きを改善して，猪苓・茯苓で排尿を調えます。
熱により血(陰)が消耗し，全体の水や血の流れも悪くなるためノドが渇き，皮膚の色が悪くカサカサになります。
➡阿膠・当帰・芍薬・地黄で血を補い，当帰・川芎で血の流れをよくします。

排尿 陰部

利用のしかた

■尿に血が混じるような場合に利用してみます。
■皮膚の状態は悪く，カサカサしていてツヤがありません。

注意すること

- 血尿が出て痛みが強い場合には，竜胆瀉肝湯(p265)を利用してみます。
- 服用して胃もたれがする場合には，薬剤師に相談してください。食後に服用することで解決することもあります。

製品

散剤	ホノマリア顆粒(剤盛堂)
錠剤・カプセル・丸	ホノマリア錠(剤盛堂⑤)

通導散 (つうどうさん)

下腹部に圧痛があって便秘しがちなものの**月経不順，月経痛，更年期障害，腰痛，便秘，打ち身（打撲），高血圧の随伴症状（頭痛，めまい，肩こり）**

○	打ち身や捻挫による内出血 便秘気味で，更年期や月経と関係のある頭痛・めまいや肩こりがある 下腹部痛・月経痛
×	貧血気味でめまいや月経痛がある ☞ 当帰芍薬散(p219) 手足が冷たくて下腹部痛がする ☞ 当帰四逆加呉茱萸生姜湯(p217)

処方のしくみ

当帰　大黄　芒硝　枳実(枳殻)　厚朴　陳皮　木通　紅花　蘇木　甘草

打撲などで血の流れが悪くなって，内出血や月経痛になっています。
➡当帰・厚朴・蘇木で血の流れを改善します。
血の流れが悪くなると気や水の流れが悪くなり，肩こりなどが起こります。
➡枳実(枳殻)・厚朴・陳皮で気の流れを，木通で水の流れを改善します。
気血の動きが悪いため，腸の働きが低下して便秘になっています。
➡大黄・芒硝で腸の動きを調えて，甘草で全体を調和させます。

利用のしかた

- 外傷による内出血に利用します。このとき，下腹部に痛みがなくても利用できます。
- 広い範囲の内出血でも利用できます。
- どちらかといえば肥満気味の人の月経痛，下腹部の痛みに利用します。

注意すること

- 時間が経った内出血の痛みには，治打撲一方(p206)を利用してみます。
- イライラや精神不安がある場合には，桃核承気湯(p214)を利用してみます。
- 妊婦には利用できません。
- 服用すると下痢をする場合には，桂枝茯苓丸(p117)を利用してみます。下痢をすることで効果が出る場合もあります。
- 飲酒は控えましょう。

製品

散剤	通導散エキス細粒G(小太郎②)，通導散🖋(ウチダ※)
錠剤・カプセル・丸	ツードーンS(小太郎※)
湯薬	通導散(料)🖋(ウチダ※，角野※)

桃核承気湯（とうかくじょうきとう） 🚺 [医] [甘]

のぼせて便秘しがちなものの**月経不順，月経困難症，月経痛，月経時や産後の精神不安，腰痛，便秘，高血圧の随伴症状(頭痛，めまい，肩こり)，痔疾，打撲症**

○	便秘気味な人でイライラや精神不安がある のぼせて足腰が冷える 打ち身や捻挫による内出血，痔，肩こり
×	貧血気味でめまいや月経痛がある☞当帰芍薬散(p219) 胃腸が弱いタイプの人で，不安があって眠れない☞加味帰脾湯(p88)

処方のしくみ　桃仁（とうにん）　桂皮（けいひ）　大黄（だいおう）　芒硝（ぼうしょう）　甘草（かんぞう）

腸内に熱がこもっていて，下腹部に痛みが生じています。
➔大黄・芒硝で熱を除き，甘草はそれを調節します。
熱により下半身の気血の流れが悪化して便秘になります。
➔桂皮で気の流れを改善し，桃仁で血の流れを改善します。
熱は心にも及んで精神不安になっています。

利用のしかた

■女性に利用されることがほとんどで，症状は月経や更年期と関係があります。
■便秘とのぼせがみられる人に適応があり，痔や肩こりなどには女性だけではなく男性にも利用できます。
■精神不安による不眠にも利用できます。
■歯痛や腹痛，排尿痛など幅広い痛みに利用できる可能性があります。

注意すること

- 服用して下痢をする場合には，薬剤師に相談してください。
- 流産の危険性もあるため，妊婦の利用は控えます。
- 便秘があまり強くなく，のぼせてイライラする場合には，加味逍遙散(p89)を利用してみます。
- のぼせや不安があまりなく，便秘気味で月経痛が強い場合には，大黄牡丹皮湯(p198)を利用してみます。

製品

散剤	桃核承気湯エキス(クラシエ０・⑦，三和④，ツムラ②)，トーショキン(大杉④)，JPS 漢方顆粒-33 号(ジェーピーエス④)，更賜(建林)，桃核承気湯エキス🥄(一元④，三和④，東洋漢方※，東洋※)，ツウケイ散🥄(剤盛堂)，桃核承気湯エキス💧🥄(松浦)
錠剤・カプセル・丸	桃核承気湯エキス錠(大峰堂⑦，三和⑤，ジェーピーエス⑤，伸和⑦，日邦⑦)，トーガックＶ(小太郎⑤)，ホノミツウケット錠(剤盛堂⑤)，錠剤桃核承気湯💧(一元※)，桃核承気丸🌿(ウチダ※)
湯薬	桃核承気湯🌿(タキザワ⑦，東洋漢方※)

当帰飲子(とうきいんし) 🧍 [医] [甘]

冷え症で，皮膚が乾燥するものの**湿疹・皮膚炎（分泌物の少ないもの），かゆみ**

○	乾燥肌でとてもかゆい
×	膿が出たりジクジクしていてとてもかゆい☞消風散(p175) 体表が熱をもっている感じで，かゆみがある☞黄連解毒湯(p79)，梔子柏皮湯(p154)

体表

処方のしくみ 当帰(とうき) 芍薬(しゃくやく) 川芎(せんきゅう) 蒺藜子(しつりし) 防風(ぼうふう) 地黄(じおう) 荊芥(けいがい) 黄耆(おうぎ) 何首烏(かしゅう) 甘草(かんぞう)

全体に気血の不足があり，皮膚が養われないため乾燥します。
➡黄耆・甘草で気を補い，当帰・芍薬・地黄・川芎・何首烏で血の流れを調えます。
肝に血が巡らず発熱して風が起こり，体表に出ると湿疹やかゆみになります。
➡蒺藜子で肝の風を抑えます。
体表から風邪が侵入して，さらに湿疹やかゆみをひどくさせています。
➡防風・荊芥で風を追い出します。

利用のしかた

■血色があまりよくなく，冷え性で貧血気味の人によく効きます。女性の場合は月経不順の傾向があります。
■皮膚は粉を吹いた感じで，炎症があったり化膿はしていません。皮膚だけでなく唇が乾燥して割れたり，髪のつやがなくなっています。
■かゆみは特に夜間強くなる傾向があり，ひっかくと皮膚に跡が残ります。
■高齢者に比較的適応が多いようです。

注意すること

- 皮膚に強い炎症があったり熱感がある場合には利用しません。
- 服用して胃もたれがする場合には，薬剤師に相談してください。食後に服用することで解決することもあります。
- 皮膚を乾燥させると症状は悪化しますので，保湿に心がけてください。外用保湿剤や入浴剤との併用は特に問題ないと考えられています。

製品

散剤	当帰飲子エキス（クラシエ②，小太郎④，松浦），JPS 漢方顆粒-68 号（ジェーピーエス）
錠剤・カプセル・丸	当帰飲子エキス錠（ジェーピーエス⑤，ロート⑤），トーキイン（小太郎⑤）
湯薬	当帰飲子🌿（ウチダ※）

当帰建中湯（とうきけんちゅうとう） [医] [甘]

疲労しやすく血色のすぐれないものの**月経痛，月経困難症，月経不順，腹痛，下腹部痛，腰痛，痔，脱肛の痛み，病後・術後の体力低下**

腸
おなか

○	疲れやすく貧血気味の人の月経痛，腹痛，腰痛，痔 冷え性や貧血気味の人の疲労回復 月経後や出産後にも残る腹痛
×	冷えがあり便秘気味で月経痛が強い☞桃核承気湯（p214） 下半身が冷えてほてりがあり月経痛が強い☞桂枝茯苓丸（p117）

処方のしくみ 当帰（とうき） 桂皮（けいひ） 生姜（しょうきょう） 大棗（たいそう） 芍薬（しゃくやく） 甘草（かんぞう）

脾が冷えて働きが悪くなったため下痢をしていて，気血の産生が低下したため疲労感が強くなります。
➡桂皮・生姜で脾を温めて，大棗・生姜・甘草で胃の働きを高めます。
脾の働きが低下すると肝の気の流れも悪くなり，腹痛が起こっています。
➡芍薬で肝の気の流れをよくします。
血が少なくなると流れが悪くなり，月経痛や痔になります。
➡当帰・芍薬で血を補い血流を改善します。

利用のしかた

- 冷え性で疲れやすく血色の悪い人に適応があります。
- 主に女性に利用されることの多い処方ですが，すぐに疲れたという子どもの疲労回復にも利用できます。
- 痔の痛みにも利用してみます。

女性

注意すること

- 服用して胃もたれがする場合には，薬剤師に相談してください。食後に服用することで解決することもあります。
- 疲れやすい子どもで下痢や腹痛のある場合には，小建中湯（p167）を利用してみます。

製品

散剤	エルネース G（伸和/日邦④）
錠剤・カプセル・丸	フジパイゾール K 錠（湧永⑤）
湯薬	当帰建中湯（ウチダ※）

こんなときに

当帰四逆加呉茱萸生姜湯（とうきしぎゃくかごしゅゆしょうきょうとう） 🚻 [医] [甘]

手足の冷えを感じ，下肢の冷えが強く，下肢または下腹部が痛くなりやすいものの**冷え症，しもやけ，頭痛，下腹部痛，腰痛，下痢，月経痛**

○	手足が冷える(冬になると手先や足先が痛い) 手足に冷えがあり，月経痛や下腹部痛，頭痛，胃の不快感がある 冷え性で，しもやけになりやすい
×	便秘気味で冷えがあまりなく月経痛が強い☞桃核承気湯(p214) 顔が紅潮し血圧が高い傾向の人の頭痛☞釣藤散(p210)

処方のしくみ 当帰（とうき） 桂皮（けいひ） 芍薬（しゃくやく） 木通（もくつう） 細辛（さいしん） 甘草（かんぞう） 大棗（たいそう） 呉茱萸（ごしゅゆ） 生姜（しょうきょう）

脾胃が冷えて働きが低下し，血が不足し冷えが生じています。
➡呉茱萸・生姜で胃を温めて，甘草・大棗・生姜で脾胃の働きを高めます。
肝も冷えていて，血の不足と同時に血と水の流れが悪くなって月経痛や頭痛などが起きています。
➡当帰・芍薬で血を補い，細辛で温めて，木通で水の流れも改善します。

利用のしかた

■手先や足先が冷える人に適応があります。冷えそのものの改善にも，冷えからくるさまざまな症状にも利用できます。
■夏場の冷房で冷えてしまう場合に利用してみます。また，冷えて下腹部が痛む場合にも利用してみます。
■おなかが冷えてガスが溜まる場合や，吐き気や下痢をする場合にも利用してみます。
■特に中高年の女性に適応が多いですが，男性の冷えやインポテンツ(勃起不全)にも利用してみます。

注意すること

- 冷やすと悪化しますので，必ずカラダを温めるようにしましょう。
- 服用すると胃もたれや食欲不振になる場合には，薬剤師に相談してください。食後に服用することで解決することもあります。
- 味のよくない処方なので，服用しにくい場合はお湯に溶かさずに服用するか，錠剤にしてみます。

製品

散剤	当帰四逆加呉茱萸生姜湯エキス(小太郎④，松浦)，順血温補湯(ウチダ④)，トーゴシュウ(大杉④)，JPS 漢方顆粒-34 号(ジェーピーエス④)，当帰四逆加呉茱萸生姜湯エキス🖌(ウチダ④，東洋漢方②)
錠剤・カプセル・丸	当帰四逆加呉茱萸生姜湯エキス錠(大峰堂⑤，クラシエ⑤，ジェーピーエス⑤，伸和⑤，日邦⑤)，ベルクリーン錠(クラシエ⑤)，シモラN(小太郎⑤)，ホノミオンケツ錠(剤盛堂⑤)，錠剤当帰四逆加呉生姜湯💧(一元※)
湯薬	当帰四逆加呉茱萸生姜湯🖌(ウチダ※，タキザワ※，東洋漢方④)

当帰四逆湯（とうきしぎゃくとう）

手足が冷えて下腹部が痛くなりやすいもののしもやけ，下腹部痛，腰痛，下痢，月経痛，冷え症

○	手足が冷えて月経痛や下痢がある
×	便秘気味で冷えがあまりなく月経痛が強い☞桃核承気湯(p214) 顔が紅潮し血圧が高い傾向の人の頭痛☞釣藤散(p210)

処方のしくみ　当帰　桂皮　芍薬　木通　大棗　細辛　甘草

脾胃の働きが低下し，血が不足し冷えが生じています。
➡甘草・大棗で脾胃の働きを高めます。
肝も冷えていて，血の不足と同時に気・血・水の流れが悪くなって月経痛や頭痛などが起きています。
➡当帰・芍薬で血を補い，細辛で温めて，桂皮・木通で気と水の流れも改善します。

利用のしかた
■手先，足先の冷えとそれに伴う月経痛などに利用します。

注意すること
- 頭痛や吐き気，胃の不快感がある場合には，当帰四逆加呉茱萸生姜湯(p217)を利用します。
- 冷やすと悪化しますので，必ずカラダを温めるようにしましょう。
- 服用すると胃もたれや食欲不振になる場合には，薬剤師に相談してください。食後に服用することで解決することもあります。

製品

散剤	帯子（建林）

当帰芍薬散 （とうきしゃくやくさん） 医

冷え症で貧血の傾向があり疲労しやすく，ときに下腹部痛，頭重，めまい，肩こり，耳鳴り，動悸などを訴えるものの**月経不順，月経異常，月経痛，更年期障害，産前産後あるいは流産による障害（貧血，疲労倦怠，めまい，むくみ），めまい・立ちくらみ，頭重，肩こり，腰痛，足腰の冷え症，しもやけ，むくみ，しみ，耳鳴り**

○ 冷え性で血色が悪く，疲れやすいタイプの人の立ちくらみ，頭重感，肩こり，めまいなど
　月経の異常（月経痛，月経不順など）があり，冷えて貧血気味
　更年期からのしみやしもやけ，耳鳴り，動悸

× 下半身が冷えて，のぼせがあって月経痛が強い ☞ 桂枝茯苓丸(p117)
　胃腸が弱いタイプの人でめまいがする ☞ 半夏白朮天麻湯(p237)

処方のしくみ　当帰（とうき）　芍薬（しゃくやく）　川芎（せんきゅう）　茯苓（ぶくりょう）　白朮（蒼朮）（びゃくじゅつ（そうじゅつ））　沢瀉（たくしゃ）

脾胃の働きが悪く，気血の産生が低下して冷えが生じています。
➡白朮（蒼朮）・茯苓で脾胃の働きを調えて，当帰・芍薬で血を補います。
肝の血も少なくなり血の流れは悪くなって，月経不順や月経痛を起こしています。
➡当帰・川芎で血の流れを改善します。
脾胃の働きが弱いため，水の産生が悪くなり全身に湿気が溜まって，めまいやむくみが生じています。
➡茯苓・沢瀉で水の流れを調えます。

利用のしかた

- 冷え性で血色が悪くてふらつくような人に適応があります。適応範囲はとても広く，このようなタイプの人の月経時トラブル，皮膚トラブル，肩こりなどに利用されます。
- あまりガッシリとはしておらず，どちらかといえば線の細いタイプの人に適応が多いようです。女性に利用されることの多い処方で，月経周期や更年期と関係した症状によく利用されます。
- 冷えて疲れやすい人には男女を問わず利用できます。動悸や耳鳴り，むくみ，頭重感が気になる場合に利用してみます。また，しみや湿疹などにも利用してみます。
- 妊娠中の疲労感やめまい，冷え性などに利用してみます。妊婦への使用は特に問題ないと考えられています。

注意すること

- 服用すると胃がもたれたり食欲不振がある場合には，薬剤師に相談してください。食後に服用することで解決することもあります。または当帰芍薬散加人参(p221)を利用してみます。
- 服用して下痢をしたり腹痛がある場合には服用を止めて，薬剤師に相談してください。
- イライラなど精神症状がある場合には，加味逍遙散(p89)を利用してみます。

製品

散剤	当帰芍薬散(料)エキス(クラシエ，小太郎④，三和④，ツムラ②，東洋④，松浦，湧永④)，婦徳安潤(ウチダ④)，モリ　エーシャン(大杉④)，JPS 漢方顆粒-35 号(ジェーピーエス④)，涌出(建林)，當帰芍薬散💧(東洋漢方④)，てんぐ当帰芍薬散🍃(二反田⑦)，当帰芍薬散(料)エキス🌱(一元④，ウチダ④，三和④，東洋※)，当帰芍薬散料エキス顆粒💧🌱(東洋漢方⑦)，当帰芍薬散🍃🌱(ウチダ※)，かんぽう咲々当帰芍薬散🍃🌱(松浦)
錠剤・カプセル・丸	当帰芍薬散(料)エキス錠(大峰堂⑤，小太郎⑤，三和⑤，ジェーピーエス⑤，伸和⑤，ツムラ⑤，日邦⑤)，トウシャンN(小太郎⑤)，錠剤当芍散💧(一元⑦)，カイケツ EP 錠💧(剤盛堂⑤)，当帰芍薬散錠🍃(クラシエ⑤)
液剤	漢方濃縮煎剤当帰芍薬散(松浦※)
湯薬	当帰芍薬散料🍃(ウチダ※，タキザワ⑦，東洋漢方④，栃本)，角野血の薬🍃(角野)，立花振薬🍃(田尻)

当帰芍薬散加人参

胃腸が弱く，冷え症で貧血の傾向があり，疲労しやすく，ときに下腹部痛，頭重，めまい，肩こり，耳鳴り，動悸などを訴えるものの**月経不順，月経異常，月経痛，更年期障害，産前産後あるいは流産による障害(貧血，疲労倦怠，めまい，むくみ)，めまい・立ちくらみ，頭重，肩こり，腰痛，足腰の冷え症，しもやけ，むくみ，しみ，耳鳴り**

○ 当帰芍薬散(p219)と同じで胃腸が弱い

× 当帰芍薬散と同じ

処方のしくみ　当帰　川芎　芍薬　茯苓　白朮　沢瀉　人参

脾胃の働きが悪く，気血の産生が低下して冷えが生じています。
➡白朮・茯苓・人参で脾胃の働きを高めて，当帰・芍薬で血を補います。
肝の血も少なくなり血の流れは悪くなって，月経不順や月経痛を起こしています。
➡当帰・川芎で血の流れを改善します。
脾胃の働きが弱いため，水の産生が悪くなり全身に湿気が溜まって，めまいやむくみが生じています。
➡茯苓・沢瀉で水の流れを調えます。

利用のしかた

- 当帰芍薬散(p219)と同じ働きがありますが，胃腸が弱いタイプの人はこの処方を利用します。
- 利用のしかたは当帰芍薬散と同じです。

注意すること

- 服用すると胃もたれなどがある場合には，薬剤師に相談してください。

製品

錠剤・カプセル・丸	ルビーナめぐり(武田⑦)

どっかつかっこんとう
独活葛根湯 [甘] [麻]

四十肩，五十肩，寝ちがえ，肩こり

○	肩や首の痛み（寝ちがえやむち打ちなど） 四十肩，五十肩など肩が痛くて上がらない
×	発熱や悪寒があり頭痛や首・肩の痛みがある☞葛根湯（p84） 胃腸があまり強くないタイプの人の四十肩や五十肩☞二朮湯（p224）

処方のしくみ　葛根　桂皮　芍薬　麻黄　独活　生姜　地黄　大棗　甘草

葛根湯（p84）に独活・地黄を加えた処方です。
体表に寒さなどが侵入して気の流れが悪くなって，痛みが生じています。
➡桂皮・葛根・独活で気の流れを改善して，芍薬・甘草で痛みを除きます。
脾胃の働きが悪化し，気血水の産生が低下して筋肉が痛みます。同時に水や血の流れも悪くなり，痛みが強くなります。
➡生姜・大棗・甘草で脾胃の働きを高めて，麻黄で水の動きを調え，地黄で水・血を増やして流れを改善します。

利用のしかた

■四十肩・五十肩や寝ちがえ，むち打ちなど，肩や首が痛い場合に利用します。
■梅雨時期や冷房などで冷えるとさらに痛みます。温めると楽になる痛みです。
■主に上半身の痛みに利用されますが，手足のしびれや麻痺にも利用してみます。

関節 神経

注意すること

- 胃腸が弱いタイプの人は利用を控えます。
- よく似た名前の葛根湯（p84）とは異なる使い方をする処方なので気をつけてください。
- 肩こりはあまりなく，五十肩などで肩が上がらない場合には，二朮湯（p224）を利用してみます。

製品

散剤	独活葛根湯エキス細粒G（小太郎），パスタントン顆粒（阪本※），顧痛（建林），肩用ラックル顆粒（日本臓②）
錠剤・カプセル・丸	独活葛根湯エキス錠（クラシエ※），シジラック（小林⑤），ガチラック（ロート※）
液剤	大協漢方肩こり内服液（カイゲン※）

独活湯 (どっかつとう) 甘

腰痛，手足の屈伸痛

○	関節の曲げ伸ばしをすると痛い
×	打ち身や捻挫で痛い☞通導散(p213)，治打撲一方(p206) 足腰を冷やしすぎて痛みがある☞疎経活血湯(p195) ノドが渇き，足腰が冷えてしびれる☞八味地黄丸(p233)，牛車腎気丸(p129)

処方のしくみ
独活　羌活　防風　桂皮　大黄　沢瀉　当帰　桃仁　連翹　防已　黄柏　甘草

体表に風や湿が入り込み，気血の流れが悪くなって痛みが生じています。
➡独活・羌活・防風・沢瀉・防已で風や湿を除き，桂皮で気の流れを，当帰・桃仁で血の流れを改善します。
血の流れが悪くなって，熱が生じるためさらに痛みは強くなります。
➡大黄・黄柏・連翹で熱を除きます。甘草がこれら生薬を調和させます。

利用のしかた
- 足腰を使い過ぎて，屈伸をすると痛い場合に利用します。
- 雨の日や梅雨時期には痛みが強くなります。

注意すること
- 足腰を冷やし過ぎて痛む場合には，別の処方を考えます。
- 服用して下痢をする場合には，薬剤師に相談してください。
- 病後などで体力がないときには利用を控えます。

製品
散剤	示顕(建林※)

神経 関節

二朮湯 にじゅつとう

肩や上腕などに痛みがあるものの**四十肩，五十肩**

○	肩を上げると痛い（四十肩，五十肩）
×	発熱や悪寒があり頭痛や首・肩の痛みがある ☞ 葛根湯 (p84)

処方のしくみ	白朮	茯苓	陳皮	天南星	香附子	黄芩	威霊仙	羌活	半夏	蒼朮	甘草
	生姜										

脾胃の働きが悪く，水の代謝が悪くなっています。
➡白朮・甘草・生姜・陳皮で脾胃の働きを高めます。
水の流れが悪く湿が上半身に溜まって，熱を生じて痛みになっています。
➡茯苓・天南星・香附子・半夏で湿を除き，黄芩で熱を除きます。
経絡にも湿が入ると神経の痛みになります。
➡威霊仙・羌活・蒼朮で経絡の湿を除きます。

利用のしかた

- 肩を上げると痛い四十肩や五十肩に利用します。特に雨の日や梅雨時期に痛みが強くなる傾向があります。
- 肥満気味でがっちりしたタイプの人によく利用されます。
- 胃腸が弱くても利用できる処方です。
- 肩や腕のしびれにも利用してみます。

注意すること

- 肩こりや首の痛みがある場合には，独活葛根湯 (p222) を利用してみます。

製品	
散剤	二朮湯エキス顆粒KM（一元※）
湯薬	二朮湯（タキザワ※）

二陳湯 (にちんとう)

悪心，嘔吐があるものの**胃部不快感**，**慢性胃炎**，**二日酔い**

○	吐き気や胃の不快感，胃の痛み 二日酔いで胃が気持ち悪い，痛い
×	胃の不快感と下痢がみられる☞六君子湯(p263) 嘔吐と下痢がありノドが渇く☞五苓散(p133)

処方のしくみ　半夏　茯苓　陳皮　生姜　甘草

脾胃が冷えて水の吸収が悪くなり，胃に水が溜まっています。
➡半夏・生姜で胃を温めて，甘草で脾胃の働きを調え，茯苓で水の吸収を促進します。
胃の働きが低下すると気が上昇し，吐き気を催します。
➡陳皮・半夏・生姜で気の流れを改善し，吐き気を抑えます。
肺にも水が溜まり，気が上がるため咳や痰が出ます。
➡半夏・生姜で気の流れを改善し，咳を止めます。

利用のしかた

- 胃の中に水が溜まった感じがして，吐き気や不快感のある場合に頓服で利用します。
- 胃の不快感とともに咳や痰が出る場合にも利用します。痰は粘くなく，白くて薄いものが出ます。
- 特に理由がはっきりしていなくて，吐き気や胃痛のある場合にも利用してみます。

注意すること

- 吐き気のある場合には，冷たい水で服用してみます。ただし，冷たいものの摂り過ぎは控えましょう。
- 下痢をしている場合には，別の処方を考えます。

製品

散剤	二陳湯エキス顆粒（クラシエ②）

女神散 にょしんさん

のぼせとめまいのあるものの**産前産後の神経症，月経不順，血の道症，更年期障害，神経症**

○	下半身が冷える人の月経時ののぼせやイライラ，精神不安 更年期障害で，特にのぼせやめまいが気になる
×	貧血気味で冷えとめまい，月経不順などがある ☞当帰芍薬散(p219)

処方のしくみ	当帰	川芎	白朮	香附子	桂皮	黄芩	人参	檳榔子	黄連	木香	丁字
	甘草	大黄									

脾胃の働きが悪く，肝での気血の流れが悪くなっていて，イライラや精神不安があります。
➡**白朮・人参・甘草**で脾胃の働きを高め，**当帰・川芎・香附子・木香**で肝の働きを調えます。
脾胃の働きが悪化して，血の産生が少なくなり月経不順などがあります。
➡**当帰**で血を補います。
肝の働きが不順なため経絡の気の流れが悪くなり上半身に熱がこもるため，のぼせや下半身の冷え，めまいなどが起こります。
➡**桂皮・檳榔子・大黄**で気の流れを改善し，**黄連・黄芩**で上部を冷やして，**丁字**で下半身を温めます。

利用のしかた
- 月経や更年期と関係があるのぼせやほてり，めまい，イライラに利用されます。
- 下半身は冷えていて，月経不順や不正出血などがみられることがあります。
- 女性の利用が多いですが，不安やイライラが強くのぼせるという症状があれば男性でも利用できます。

注意すること
- 下痢をする場合には，逍遙散(p177)や加味逍遙散(p89)を利用してみます。

製品	
散剤	女神散エキス細粒G(小太郎②)，**女神散(料)エキス**(一元※，小太郎②)

にんじんとう
人参湯 🧎 [医] [甘]

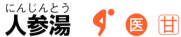

疲れやすくて手足などが冷えやすいものの**胃腸虚弱，下痢，嘔吐，胃痛，腹痛，急・慢性胃炎**

○	**冷えて吐き気や下痢，胃痛がある 食事をすると胸や胃が痛む 疲れが溜まって下痢や吐き気がある**
×	**ノドが渇き尿量が減って，吐き気や下痢がある☞五苓散(p133) 食べ過ぎで胃が痛い☞平胃散(p244)，加味平胃散(p91) 二日酔いで吐き気がする，胃が痛い☞二陳湯(p225)，黄連湯(p80)**

処方のしくみ **人参**(にんじん) **甘草**(かんぞう) **白朮**(びゃくじゅつ) **乾姜**(かんきょう)

脾の働きが低下しているため，下痢や吐き気が生じています。
➡人参・甘草・白朮で脾を補って，気血の産生を高めます。
気や血が不足していて体中央部(中焦)が冷えているため，冷えが生じています。
➡乾姜・甘草で中焦を温めます。

利用のしかた

■手足が冷えてノドの渇きがない吐き気や下痢に広く利用できます。
■尿量は普段より増えています。
■病後など，口の中に唾液(なまつば)が溜まりやすい，空腹になると下痢をするというような症状にも利用できます。
■エキスなどはお湯に溶かすなど，温かくして服用します。甘みとショウガの味が強くする処方です。

注意すること

- 冷えがとても強い場合には，附子理中湯(p242)を利用してみます。
- 頭痛や発熱を伴って下痢がある場合には，桂枝人参湯(p116)を利用してみます。
- 甘草の量が多いので，むくみなどがみられた場合には服用を中止して，薬剤師に相談してください。
- 冷たいものの摂り過ぎは控えましょう。

製品

散剤	人参湯エキス(クラシエ②，小太郎，三和④，ツムラ②，松浦)，JPS 漢方顆粒-38 号(ジェーピーエス)，理中(建林)，人参湯エキス顆粒💧(東洋漢方④・②)，人参湯エキス🥄(一元，三和④，東洋※)，ホノミヨウジョウ粒🥄(剤盛堂)，人参湯エキス顆粒💧🥄(東洋漢方②)
錠剤・カプセル・丸	ホノミヨウジョウ錠(剤盛堂⑤)，人参湯エキス錠(三和⑤)，錠剤人参湯💊(一元※)，理中丸💊(ウチダ④)
湯薬	人参湯💊(ウチダ※，タキザワ，東洋漢方②，栃本※)

人参養栄湯
にんじんようえいとう

病後・術後などの体力低下，疲労倦怠，食欲不振，寝汗，手足の冷え，貧血

○	病後や出産後に体力が低下して不眠や咳，寝汗がある 貧血気味で疲労感が強く，食欲不振や不眠がある 顔色が悪く，動悸や息切れ，脱毛などがある
×	やや便秘気味でイライラが強くて眠れない ☞ 柴胡加竜骨牡蛎湯 (p137)

処方のしくみ

人参　当帰　芍薬　地黄　白朮　茯苓　桂皮　黄耆　陳皮　遠志　五味子　甘草　生姜

疲労などで気の産生が低下し，脾胃の働きも悪くなって食欲不振になっています。
➡人参・白朮・黄耆・陳皮・甘草・生姜で脾胃の働きを高めます。
気血が減少して疲労感が強く，また，心や肝の血も少なくなるため不眠や寝汗が生じています。
➡当帰・芍薬・地黄で血を補い，茯苓・遠志で心の働きを調えます。
気が少なくなり，肺の働きも低下して咳が出ます。
➡黄耆・五味子で肺の働きを高めます。

利用のしかた

- 長期の病気や手術，出産などで体力がとても低下していて，眠れないなど精神的な症状のある場合に利用してみます。
- 元気な人には適応のない処方で，見た目もぐったりしている人に適応されます。
- 貧血で疲れやすい場合に利用してみます。
- すぐには効果が出にくいので，1カ月ほどは続けてみます。それ以上続けても効果が出ない場合には，違う処方を考えます。

注意すること

- かぜが長引いていて咳が止まらず眠れない場合には，竹茹温胆湯 (p204) を利用してみます。
- 体力低下や食欲不振があって不眠や精神症状があまりみられない場合には，十全大補湯 (p163) を利用してみます。
- 服用して胃もたれや食欲不振がある場合には，薬剤師に相談してください。食後に服用することで解決することもあります。

製品

散剤	人参養栄湯エキス顆粒（クラシエ②）
湯薬	人参養栄湯 (ウチダ※，タキザワ)

はいのうさん
排膿散

化膿性皮膚疾患の初期または軽いもの，患部が化膿するものの**歯肉炎，扁桃炎**

○	**膿のある腫れ物（おでき）で硬いもの** **歯肉炎，歯茎の腫れ** **扁桃腺炎の痛み，顔面痛**
×	**強い咳が出るためノドが痛い☞麦門冬湯（p232）** **下痢や消化不良があり，体表が化膿していてかゆい☞黄耆建中湯（p75）** **全身やとても広い範囲に湿疹が出ている☞十味敗毒湯（p164）**

体表
目・耳・鼻
口・ノド

処方のしくみ　枳実（きじつ）　芍薬（しゃくやく）　桔梗（ききょう）

熱が体表に侵入し，体表の気血の流れが悪くなって皮膚に栄養が行かなくなり，痛みが生じています。
➔枳実・芍薬で気血の流れを調えます。
体表の熱と栄養不足で膿が発生しています。
➔桔梗で膿を除きます。

利用のしかた

■場所にかかわらず，狭い範囲に発生した膿のある腫れもの・できものに利用します。歯肉炎・歯周病も歯茎にできた「できもの」と考えてこの処方が利用できます。また，痔（いぼ痔）にも利用してみます。
■化膿性皮膚炎の場合，硬くて膿がまだ出ていない場合に利用します。膿が出ている場合には，排膿散及湯（p230）や排膿湯（p231）を利用してみます。
■胃腸障害や貧血，悪寒や発熱その他のトラブルがない場合に利用します。
■外用剤などとの併用は問題ないと考えられています。

注意すること

- 全身や広い範囲に皮膚炎や湿疹が広がっている場合には，別の処方を考えます。
- 扁桃炎で痛みが強い場合には，桔梗湯（p99）を利用してみます（桔梗湯でうがいをすると痛みが軽減します）。
- 比較的虚弱なタイプの人には，排膿散及湯（p230）を利用します。
- 1 週間くらいの間に改善しない場合には，別の処方を考えます。

製品

散剤	排膿散料エキス細粒（三和④），排膿散料エキス細粒🥄（三和④），排膿散料エキス顆粒💧🥄（東洋漢方④），排膿散🍃🥄（ウチダ）
錠剤・カプセル・丸	排膿散料エキス錠（三和⑤，ジェーピーエス⑤）
湯薬	排膿散料🍃（タキザワ，東洋漢方④）

排膿散及湯
はいのうさんきゅうとう

化膿性皮膚疾患の初期または軽いもの，歯肉炎，扁桃炎

○	膿のある腫れ物（おでき） 歯肉炎，歯茎の腫れ 扁桃腺炎の痛み
×	排膿散（p229）と同じ

処方のしくみ　桔梗　甘草　大棗　芍薬　生姜　枳実

気血の産生が少なくなっています。
➡甘草・大棗・生姜で胃の働きを高めて，気血の産生を高めます。
熱が体表に侵入し，体表の気血の流れが悪くなって皮膚に栄養が行かなくなり，痛みが生じています。
➡枳実・芍薬で気血の流れを調えます。
体表の熱と栄養不足で膿が発生しています。
➡桔梗で膿を除きます。

利用のしかた

■排膿散（p229）と同じですが，歯周病でも膿が出ていたり，体表の腫れ物（おでき）で既に膿が外に出ている場合に利用してみます。また，蓄膿症などにも利用してみます。
■あまり体力を考えずに利用することができます。
■胃腸障害や貧血，悪寒や発熱，その他のトラブルがない場合に利用します。
■外用剤などとの併用は問題ないと考えられています。

注意すること

・全身や広い範囲に皮膚炎や湿疹が広がっている場合には，別の処方を考えます。
・1週間くらいの間に改善しない場合には，別の処方を考えます。

製品	
散剤	排膿散及湯エキス／（松浦）
錠剤・カプセル・丸	排膿散及湯エキス錠（ジェーピーエス⑦）
湯薬	排膿散及湯（ウチダ※）

はいのうとう
排膿湯

患部が化膿するものの**化膿性皮膚疾患・歯肉炎・扁桃炎の初期または軽いもの**

○	膿のある腫れ物（おでき）で柔らかく，膿が出ているもの 歯肉炎，歯茎の腫れ 扁桃腺炎
×	排膿散(p229)と同じ

処方のしくみ　甘草　桔梗　生姜　大棗

気血の産生が少なくなっています。
➡甘草・大棗・生姜で胃の働きを高めて，気血の産生を高めます。
熱が体表に侵入し，体表の気血の流れが悪くなって皮膚に栄養が行かなくなり，膿と痛みが生じています。
➡桔梗で膿を除きます。

利用のしかた

- 排膿散(p229)と同じですが，できものはあまり硬くなく，つぶれかけていたりつぶれている場合に利用します。
- 胃腸障害や貧血，悪寒や発熱，その他のトラブルがない場合に利用します。
- 外用剤などとの併用は問題ないと考えられています。

注意すること

- 全身や広い範囲に皮膚炎や湿疹が広がっている場合には，別の処方を考えます。
- １週間くらいの間に改善しない場合には，別の処方を考えます。

製品

湯薬	排膿湯 (タキザワ※，東洋漢方④)

ばくもんどうとう
麦門冬湯 🧍 [医] [甘]

痰が切れにくく，ときに強く咳きこみ，または咽頭の乾燥感があるものの**空咳，気管支炎，気管支喘息，咽頭炎，しわがれ声**

○	あまり痰がでない強い咳が出る 咳によって声がかれている，ノドが痛い ノドが乾燥して渇く
×	ノドが渇いて黄色い痰が出る咳☞麻杏甘石湯(p254)，五虎湯(p126) サラサラの痰がたくさん出る咳☞小青竜湯(p170) 切れにくい痰がたくさん出る咳☞清肺湯(p189)

処方のしくみ　麦門冬（ばくもんどう）　半夏（はんげ）　粳米（こうべい）　大棗（たいそう）　人参（にんじん）　甘草（かんぞう）

脾胃の働きが低下して，水の吸収が低下しています。
➡粳米・大棗・人参・甘草で脾胃の働きを高めます。
カラダの潤いが少なくなり，肺は乾燥してノドが乾燥します。
➡麦門冬で肺を潤します。
肺が熱をもつため，気が逆上して咳が出ます。
➡半夏で気を降ろします。

利用のしかた

■痰の少ない空咳に利用する代表的な処方です。痰は粘くて少量なので，引っかかってなかなか出ません。こみ上げるような咳が連続して出ます。
■ノドは乾燥した感じがあり，のぼせがみられる場合もあります。くしゃみがよく出る場合にも利用してみます。
■ストレスが原因で咳が出ていることがあります。
■妊娠中の咳に利用します。ただし，妊婦への安全性は十分に確認されていませんので，必ず医師に相談してから利用してください。

注意すること

- 痰の多い咳には利用しません。
- 服用して下痢をしたり食欲がなくなる場合は服薬を中止して，薬剤師に相談してください。
- ノドの渇きが強い場合には，竹葉石膏湯(p205)を利用してみます。
- 甘草の副作用(むくみなど)がみられたら服用を中止して，薬剤師に相談してください。

製品

散剤	麦門冬湯エキス(北日本，クラシエ，三和④，ツムラ②，東洋漢方②，二反田②，松浦)，バクニン(大杉)，ホノミダイギャク粒(剤盛堂)，麦門冬湯顆粒(阪本)，JPS 漢方顆粒-37 号(ジェーピーエス)，麦門冬湯エキス🖌(一元，三和④，東洋漢方②，東洋※)
錠剤・カプセル・丸	麦門冬湯エキス錠(三和⑤，ジェーピーエス⑤)，バックモンS・漢方せき止めトローチS「麦門冬湯」(小太郎⑤)，ホノミダイギャク錠(剤盛堂⑤)，錠剤麦門冬湯💧(一元⑦)
液剤	JPS 麦門冬湯液(ジェーピーエス※)，内服液麦門冬湯 S(ツムラ※)，漢方濃縮煎剤麦門冬湯(松浦※)
湯薬	麦門冬湯🍃(ウチダ※，タキザワ，東洋漢方②)

八味地黄丸 (はちみじおうがん)

疲れやすくて，四肢が冷えやすく，尿量減少又は多尿で，ときに口渇があるものの**下肢痛，腰痛，しびれ，高齢者のかすみ目，かゆみ，排尿困難，残尿感，夜間尿，頻尿，むくみ，高血圧に伴う随伴症状の改善（肩こり，頭重，耳鳴り），軽い尿漏れ**

○	手や足腰が冷えて腰痛や足のしびれ，むくみがある 頻尿，排尿困難，残尿感，尿漏れ 耳鳴り，かすみ目，ノドの渇き
×	排尿困難で，排尿時に痛みがある ☞ 猪苓湯(p211)，五淋散(p132) 尿量が多く下痢をしている ☞ 人参湯(p227) 胃腸が弱く排尿困難がある ☞ 清心蓮子飲(p188)

処方のしくみ　地黄　山茱萸　山薬　沢瀉　茯苓　牡丹皮　桂皮　附子

腎の働きが衰えると腎陽が不足し，冷えて下半身のしびれや痛みが生じます。
➡**桂皮・附子**で腎を温めます。
腎の働きである水の代謝が不調になるのでむくんだり，排尿困難や頻尿になります。
➡**沢瀉・茯苓**で水の流れを調えます。
腎陰（精）も不足して血（肝血）が不足すると目がかすみます。
➡**山薬・山茱萸・地黄**で肝血を増やして，**牡丹皮**で流れを調えます。

利用のしかた

- 男女を問わず中高年に適応が多い処方です。疲れやすい，または下半身の冷えがあって，夜間に何度もトイレに行ったり尿の出が悪いなどの排尿トラブルに利用されます。高齢者の尿漏れにも利用してみます。
- 中高年のかすみ目や耳鳴り，めまいや頭重感などに利用されます。また，高齢者で皮膚が乾燥してかゆい場合にも利用してみます。
- 前立腺肥大による排尿障害や中高年の勃起不全（インポテンツ），性欲減退にも利用してみます。
- 若年者でも長期の病後や産後の排尿トラブルに利用できます。ただし，小児に利用することはほとんどありません。

注意すること

- 服用して胃もたれや食欲不振のある場合には，薬剤師に相談してください。食後に服用することで解決することもあります。
- 足のしびれが強い，排尿困難がとても気になる場合には，牛車腎気丸(p129)を利用してみます。
- 吐き気や下痢など消化器症状のある場合には，別の処方を考えます。
- 服用して鼻血が出たり，動悸や息切れがみられる場合には服用を中止して，薬剤師に相談してください。

製品

散剤	八味地黄丸(料)エキス(クラシエ④，ツムラ②)，オースギ八味地黄丸A(大杉⑦)，JPS漢方顆粒-61号(ジェーピーエス④)，ケアテ顆粒A(ツムラ②)，サンワロン顆粒💧(三和※)，腎陽温補散🍃(松浦)，八味地黄丸料エキス顆粒KM🥄(一元⑦)
錠剤・カプセル・丸	八味地黄丸(料)エキス錠(大峰堂⑦，協同⑦，クラシエ⑦，小太郎⑤，ジェーピーエス⑦，ホノミカツジン錠(剤盛堂⑤)，サンワロン💧(三和※)，ベルアベトン🍃・リエイジEX錠🍃(クラシエ※)，八味地黄錠🍃(建林⑤)，八味丸🍃(ウチダ※，大峰堂⑦，第一薬品⑦，大晃※，二反田※，日邦⑦，三星※)，八味地黄丸🍃(大草⑦，クラシエ※，廣貫堂⑤，阪本※，三宝※，ジェーピーエス⑦，伸和※，ゼネル※，東洋⑦，湧永※)，蘭州金匱腎気丸🍃(イスクラ/ハツ目※)，健康丸🍃(栃本※)
湯薬	八味丸料🍃(ウチダ※)，八味地黄丸料🍃(タキザワ④)

はんげこうぼくとう
半夏厚朴湯 🚹 [医]

気分がふさいで，咽喉・食道部に異物感があり，ときに動悸，めまい，嘔気などを伴う次の諸症：
不安神経症，神経性胃炎，つわり，咳，しわがれ声，ノドのつかえ感

○	ストレスや過労が原因でノドの詰まりや息苦しさを感じる，咳が止まらない，吐き気がする 気分がふさぎがちでノドに不快感がある 緊張すると声が出ない，ノドが詰まる，咳が出る
×	痰があまり出ず，激しい咳をする☞麦門冬湯(p232) 声を出し過ぎて声がかれている☞響声破笛丸(p103) ノドが痛くて，気持ちが悪い☞甘草湯(p94)，桔梗湯(p99)

処方のしくみ　半夏(はんげ)　茯苓(ぶくりょう)　厚朴(こうぼく)　蘇葉(そよう)　生姜(しょうきょう)

ストレスで肝の気の流れが悪くなり，精神的な症状が出ています。
➡蘇葉で肝気の流れを改善します。
胃気や肺気の流れも悪くなって，吐き気や咳が出ています。
➡半夏・厚朴・生姜でこれらの気の流れを改善します。
肺の働きが低下して水の流れが悪くなったため，ノドのあたりに湿気が溜まり息苦しさを感じます。
➡茯苓で水の流れを改善します。

利用のしかた

- ■過度な緊張やストレス，不安などで呼吸に異常がある場合に利用します。ノドの苦しさや詰まった感じがあり，吐き気や咳がこみ上げることもあります。
- ■人前などで緊張すると息が上がってきて声が出ない，かすれるというような場合にも利用できます。「眠気の出ない精神安定剤」として利用してみます。
- ■几帳面で細かいことが気になる，聞いたことはメモを取っておきたいというようなタイプの人に適応が多いようです。
- ■味は淡泊で服用しやすい処方です。

注意すること

- 気力がなくて，食欲が低下したり寒気がして，気分が落ち込んでいるような場合には，香蘇散(p124)を利用してみます。
- 咳が強く出る場合には，柴朴湯(p143)を利用してみます。

製品

散剤	半夏厚朴湯エキス(クラシエ，小太郎，三和④，ツムラ②，松浦)，理気利心(ウチダ)，ハイ・コーミン(大杉)，JPS 漢方顆粒-39 号(ジェーピーエス)，ストレージタイプ H(武田②)，雲桂(建林)，半夏厚朴湯エキス🥄(一元，ウチダ，三和④，東洋漢方②)，ホノミアンセイ粒🥄(剤盛堂)
錠剤・カプセル・丸	半夏厚朴湯エキス錠(大峰堂⑤，三和⑤，ジェーピーエス⑤，伸和⑤，日邦⑤)，ハンゲコーN(小太郎⑤)，ホノミアンセイ錠(剤盛堂⑤)，錠剤半夏厚朴湯🍃(一元※)
湯薬	半夏厚朴湯🍃(ウチダ※，タキザワ，東洋漢方④，栃本※)

はんげしゃしんとう
半夏瀉心湯

[医] [甘]

消化 胃

おなか 腸

目・耳・鼻 口・ノド

みぞおちがつかえた感じがあり，ときに悪心，嘔吐があり食欲不振で腹が鳴って軟便又は下痢の傾向のあるものの**急・慢性胃腸炎，下痢・軟便，消化不良，胃下垂，神経性胃炎，胃弱，二日酔い，げっぷ，胸やけ，口内炎，神経症**

○	おなかがゴロゴロ鳴る下痢 口内炎 二日酔い，胸やけ，胃がムカムカする
×	腹痛が強い下痢で，排便後も痛みと残便感が続く☞桂枝加芍薬湯(p110) ノドの渇きが強くて嘔吐と下痢があるとき☞五苓散(p133) 食べ過ぎで胸がつかえて下痢をしている☞平胃散(p244)

処方のしくみ　半夏（はんげ）　黄芩（おうごん）　乾姜（かんきょう）　人参（にんじん）　甘草（かんぞう）　大棗（たいそう）　黄連（おうれん）

カラダの中心あたりで気の流れが悪くなっていて，上部に熱がこもり口内炎になります。
➡黄連，黄芩で熱を除きます。
気の流れが悪いと脾胃の働きが悪くなり，脾が冷えて下痢が生じます。
➡大棗，甘草，人参で脾胃の働きを高めて，乾姜で冷えを温めます。
胃の機能が低下していて，気が逆流して吐き気が起きて，げっぷ，しゃっくりが出ます。
➡半夏と乾姜で気の流れを調えます。

利用のしかた

■おなかの調子が悪い場合に利用します。ゴロゴロとおなかが鳴っていて，胃痛や腹痛はあまり強くなく，下痢の場合は便が出るとスッキリして残便感があまりありません。吐き気はあっても吐くことはあまりありません。
■二日酔いの吐き気や胸やけに利用してみます。また，口内炎にも利用できます。いずれも，腹痛や下痢はあってもなくても構いません。
■みぞおちのあたりがつかえていることが多く，げっぷやしゃっくりがよく出る場合に利用できます。
■比較的苦い処方なので，服用しにくい場合は，エキス剤は少量の冷たい水で服用するか，錠剤を利用します。

注意すること

- 胃痛や腹痛の強い下痢の場合には，黄連湯(p80)を利用してみます。
- 下痢があって，病後などで体力がなくなっている場合や冷えのある場合には，人参湯(p227)や真武湯(p182)を利用してみます。

製品

散剤	半夏瀉心湯エキス(クラシエ②，三和④，ツムラ②，東洋漢方②，東洋②，松浦)，中焦健和(ウチダ)，モリ漢方胃腸薬(大杉)，JPS漢方顆粒-40号(ジェーピーエス)，ストレージタイプG(武田②)，鶴寿(建林)，半夏瀉心湯エキス(一元，ウチダ，三和④，東洋漢方②，東洋※)
錠剤・カプセル・丸	半夏瀉心湯エキス錠(大峰堂⑤，クラシエ⑤，三和⑤，ジェーピーエス⑤，伸和⑤，日邦⑤)，ハンシャンN(小太郎⑤)，ホノミイチョウ錠(剤盛堂⑤)，錠剤半夏泻心湯💧(一元※)
湯薬	半夏瀉心湯🍃(ウチダ，タキザワ，東洋漢方)

こんなときに

はんげびゃくじゅつてんまとう

半夏白朮天麻湯 🧍 [医]

胃腸が弱く下肢が冷えるものの**頭痛，頭重，立ちくらみ，めまい，蓄膿症(副鼻腔炎)**

○	胃腸が弱いタイプの人のめまい，頭重感，頭痛
×	冷え性で月経時に起こるめまいや頭重感☞当帰芍薬散(p219) むくみがあり手足が冷えて，めまいやふらつきがある☞真武湯(p182)

処方のしくみ 半夏(はんげ) 白朮(びゃくじゅつ) 陳皮(ちんぴ) 茯苓(ぶくりょう) 麦芽(ばくが) 天麻(てんま) 生姜(しょうきょう) 神麹(しんきく) 黄耆(おうぎ) 人参(にんじん) 沢瀉(たくしゃ) 黄柏(おうばく) 乾姜(かんきょう) (蒼朮(そうじゅつ))

脾が冷えて働きが低下し，気血が出ないため足腰の冷えが生じています。

➔白朮・生姜・黄耆・人参で脾の働きを高めます。

胃の働きも悪く消化不良を起こして水の吸収が悪くなって，カラダの中心あたりに湿が溜まってしまっています。

➔麦芽・神麹で消化を助け，半夏・茯苓・生姜・沢瀉で水の吸収を改善し，陳皮・蒼朮・黄柏で湿を除きます。

肝での血の流れが悪く，肝は発熱し風が生じて，それが頭痛や頭重感，めまいとなります。

➔天麻で風を抑えます。

利用のしかた

- 食欲不振や下痢がみられる人でめまい，頭痛，頭重感がある場合に利用します。常習性のめまいや頭痛にも利用できます。また，胃腸が弱い人の蓄膿症(副鼻腔炎)にも利用してみます。
- 足腰が冷えていて，食後に眠くなるタイプの人に適応があります。食後に頭痛がしてくる場合に利用してみます。また，雨が降りそうなときの頭痛にも利用してみます。
- ストレスや食生活の乱れが続いていて，吐き気やめまい，頭痛がある場合，蓄膿症や鼻づまりが続く場合にも利用してみます。
- 製品によって構成生薬が少しずつ違いますが，基本的な効果に大きな違いはないと考えられています。

注意すること

- 吐き気があって突然起こる頭痛や偏頭痛，冷えると起こる頭痛の場合には，呉茱萸湯(p130)を利用してみます。
- めまいが激しく吐き気がする場合には，五苓散(p133)を利用してみます。
- 冷えが強くて下痢気味の場合には，桂枝人参湯(p116)を利用してみます。

製品

散剤	半夏白朮天麻湯エキス(クラシエ②，三和④，松浦)，生令(建林)，半夏白朮天麻湯エキス🖌(一元，三和④)
錠剤・カプセル・丸	半夏白朮天麻湯Aエキス錠(三和⑤)
湯薬	半夏白朮天麻湯🍃(ウチダ※，タキザワ，栃本)

頭

冷えのぼせ

白虎加桂枝湯 (びゃっこかけいしとう) 🚹 甘

熱感，口渇，のぼせがあるもののノドの渇き，ほてり，湿疹・皮膚炎，皮膚のかゆみ

○	ノドが渇く人で，熱をもった感じの湿疹とそれに伴うかゆみ 熱が高くノドが渇く
×	冷えて体力がなく，皮膚がカサカサしてかゆい ☞当帰飲子(p215) 下痢気味でぐったりしていて湿疹がある ☞黄耆建中湯(p75)

体表
目・耳・鼻
口・ノド

処方のしくみ　知母（ちも）　粳米（こうべい）　石膏（せっこう）　甘草（かんぞう）　桂皮（けいひ）

内臓に熱が入っていて，脾胃の働きが低下しています。
➡知母・石膏で熱を除き，甘草・粳米で脾胃の働きを調えます。
体表に熱が出て気の流れも悪くなり，湿疹やかゆみとなっています。
➡桂皮で体表の気の流れを改善します。
脾胃の働きが悪く，熱が生じているためにカラダに潤いがなくなり，ノドが渇きます。
➡知母・石膏・粳米で潤いを与え，熱を冷やします。

利用のしかた

- 体表や体内に熱感があって，ノドが渇く場合に利用します。体表の熱感は皮膚のかゆみや目の充血，歯茎の腫れや痛みなどとなって出ていますので，これらの症状にも利用してみます。
- 手足のほてりがみられ，のぼせもあります。熱中症などにも利用できます。
- 陰部のかゆみにも利用してみます。

注意すること

- 湿疹やかゆみが強くなくてノドが渇く場合には，白虎加人参湯(p239)を利用します。
- 高熱が続く場合や重篤な熱中症は，必ず医師の診断を受けてください。
- ノドが渇かない場合には，黄連解毒湯(p79)や温清飲(p71)を利用してみます。

製品	
散剤	白虎加桂枝湯エキス顆粒KM（一元）
湯薬	白虎加桂枝湯（ウチダ※）

びゃっこかにんじんとう

白虎加人参湯 🧍 [医] [甘]

熱感と口渇が強いもののノドの渇き，ほてり，湿疹・皮膚炎，皮膚のかゆみ

○	ノドの渇きが強く，熱感がある湿疹や手足のほてり 熱中症(暑気あたり)
×	冷えて体力がなく，皮膚がカサカサしてかゆい☞当帰飲子(p215) 熱中症で吐き気や下痢をしている☞藿香正気散(p82)，柴苓湯(p144)

処方のしくみ　知母(ちも)　石膏(せっこう)　甘草(かんぞう)　粳米(こうべい)　人参(にんじん)

内臓に熱が入っていて，脾胃の働きが低下しています。
➡知母・石膏で熱を除き，人参・甘草・粳米で脾胃の働きを調えます。
脾胃の働きが悪く，熱が生じているためにカラダに潤いがなくなり，ノドが渇きます。
➡知母・石膏・粳米で潤いを与え，熱を冷やします。
体表に熱が出て気の流れも悪くなり，湿疹やかゆみとなっています。

利用のしかた

- ■水を何杯飲んでもノドの渇きが収まらず，体表や体内に熱がある感じの場合に利用します。
- ■ノドや口の渇きが気になる場合には，原因が何であれ利用してみます。糖尿病や発熱，熱中症によるノドの渇きなどに利用できます。
- ■湿疹や蕁麻疹は赤くてかゆみが強く，触れると熱く感じることがあります。

注意すること

- 重篤な熱中症は危険ですので，必ず医師の診断を受けてください。
- 皮膚の熱感と湿疹があり，ノドの渇きが少ない場合には，黄連解毒湯(p79)を利用してみます。
- カラダが冷えたり下痢をしている場合には利用しません。

製品

散剤	白虎加人参湯エキス(クラシエ，三和④，東洋漢方②，松浦)，JPS 漢方顆粒-41 号(ジェーピーエス)，白虎加人参湯エキス🖌(一元，三和④)
錠剤・カプセル・丸	白虎加人参湯エキス錠(三和⑤，日邦⑤)
湯薬	白虎加人参湯🍃(ウチダ※，タキザワ，東洋漢方④)

体表

目・耳・口・ノド・鼻

茯苓飲 (ぶくりょういん)

吐き気や胸やけ，上腹部膨満感があり尿量減少するものの**胃炎**，**神経性胃炎**，**胃腸虚弱**，**胸やけ**

○	食欲はあるのに，胃がつかえて食べられない感じがする 胃酸が上がり，胸やけがする げっぷが出たり，軽い吐き気がある
×	胸やけがしていて吐き気や下痢がある☞半夏瀉心湯(p236) 冷えがあって胃が痛い，吐き気がする☞人参湯(p227) 食欲がなく胃痛や下痢，胸やけがする☞六君子湯(p263)

処方のしくみ　茯苓　白朮　人参　生姜　陳皮　枳実(橘皮)

脾胃の働きが低下して，消化不良になっています。
➡白朮・人参・生姜・陳皮で脾胃の働きを高めます。
胃の気が逆上するので，吐き気やげっぷが生じます。
➡生姜・陳皮・枳実(橘皮)で胃の気を調えます。
胃の働きが弱いため胃に水が溜まり，それが上がって胸やけがします。
➡茯苓・白朮で水を除きます。

利用のしかた

■ 気持ちとして「食べられない」のではなく，胃が張って物理的に食べられない感じの場合に利用してみます。
■ 無理に食べると吐いてしまうことがありますが，気持ちが悪いわけではありません。
■ げっぷや胃酸の上がりが気になる場合に利用してみます。
■ 服用すると比較的すぐに効くことが多いので，頓服で利用します。

注意すること

● 食べ過ぎで胃が苦しい場合には，平胃散(p244)または加味平胃散(p91)を利用してみます。
● 胃が冷えて（冷たいものの摂りすぎなど）胃が痛んだり消化不良になっている場合には利用しません。
● 慢性的に胃が痛い場合や胸やけが続く場合には，別の処方を考えます。

製品	
錠剤・カプセル・丸	錠剤茯苓飲(一元⑦)
湯薬	茯苓飲(ウチダ※，タキザワ，東洋漢方④)

ぶくりょうたくしゃとう
茯苓沢瀉湯 🧍 [甘]

胃のもたれ，悪心，嘔吐のいずれかがあり，渇きを覚えるものの**胃炎，胃腸虚弱**

○	食べたものが消化できず吐いてしまう（吐くとノドが渇く） ノドが渇いて吐き気がある
×	冷えがあって胃が痛い，吐き気がする☞人参湯（p227） ノドの渇きはなく吐き気がする☞二陳湯（p225），小半夏加茯苓湯（p174）

処方のしくみ
茯苓（ぶくりょう）　沢瀉（たくしゃ）　白朮（びゃくじゅつ）　桂皮（けいひ）　生姜（しょうきょう）　甘草（かんぞう）

脾胃の働きが悪く水が十分に吸収されず，胃に水が溜まります。
➔白朮・生姜・甘草で脾胃の働きを高めて，沢瀉・茯苓で水の吸収を改善します。
胃の働きが低下しているため気が逆上し，胃の水が上がって吐いてしまいます。
➔桂皮で胃の気の流れをよくします。
水が十分にカラダを巡らないため，ノドが渇きます。

利用のしかた
- 吐くとノドが渇きますが，水を飲むとしばらくしてまた吐いてしまうような場合に利用します。
- 消化はよくなく，食べたものをそのまま吐いている感じがあります。
- すぐに吐くのではなく，食後しばらくしてから吐き気がします（朝食べたものを夜に吐いたり，前夜に食べたものを翌朝に吐いたりします）。吐くのは１日１～２回程度です。

注意すること
- ノドの渇きとめまいや下痢もあって頻繁に吐く場合には，五苓散（p133）を利用します。

製品

散剤	茯苓沢瀉湯エキス細粒（三和④），茯苓沢瀉湯エキス細粒（三和④）
錠剤・カプセル・丸	茯苓沢瀉湯エキス錠（三和⑤）

附子理中湯（ぶしりちゅうとう） [医] [甘]

手足の冷えが強く，疲れやすいものの**胃腸虚弱，下痢，嘔吐，胃痛，腹痛，急・慢性胃炎**

○	**手足の冷えが強く，吐き気や下痢，胃痛がある** **病後などで元気がなく，下痢または便秘がある**
×	ノドが渇き尿量が減って，吐き気や下痢がある☞五苓散(p133) 食べ過ぎで胃が痛い☞平胃散(p244)，加味平胃散(p91) 二日酔いで吐き気がする，胃が痛い☞二陳湯(p225)，黄連湯(p80)

処方のしくみ

人参（にんじん） 附子（ぶし） 乾姜（かんきょう） 甘草（かんぞう） 白朮（びゃくじゅつ） 大棗（たいそう）

脾の働きが低下しているため，下痢や吐き気が生じています。
➡人参・甘草・白朮で脾を補って気血の産生を高めます。
脾の働きが悪いと腎の働きも悪くなり陽気が減少するため，冷えが強くなります。
➡附子・乾姜で腎を温めます。

利用のしかた

- かなりぐったりして手足の冷えが強い場合の吐き気や胃痛，下痢に利用します。ノドの渇きはあまりなく，尿量は普段より増えています。
- 体力が著しく低下して手足がとても冷たい人は，下痢だけではなく便秘にも利用することができます。
- おなかを冷やして下痢をしている場合にも利用してみます。
- 口の中に唾液（なまつば）がよく溜まります。

注意すること

- 手足の冷えがあまり強くないと感じる場合には，人参湯(p227)も利用できます。
- 頭痛や発熱を伴って下痢がある場合には，桂枝人参湯(p116)を利用してみます。
- 服用すると動悸や口のしびれがある場合には服用を中止して，医師または薬剤師に相談してください。
- 冷たいものを摂ると症状は悪化しますので気をつけましょう。

製品

散剤	療方扶陽理中顆粒（クラシエ），サンワロンＮ顆粒💧（三和※）
錠剤・カプセル・丸	サンワロンＮ💧（三和⑤）

ぶんしょうとう
分消湯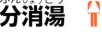

尿量が少なくて，ときにみぞおちがつかえて便秘の傾向のあるものの**むくみ，排尿困難，腹部膨満感**

○	むくんで，腹がパンパンに張っている 尿が出にくく便秘がちでむくみがある
×	疲れやすくてよく汗をかき，むくみがある☞防已黄耆湯(p245) 中高年で尿量が少なく下半身がむくみ，足腰が冷えてしびれる☞牛車腎気丸(p129)，八味地黄丸(p233) 食欲がなくて冷えがあり，腹が張っている☞補気建中湯(p248)

処方のしくみ

蒼朮　白朮　茯苓　陳皮　厚朴　香附子　猪苓　沢瀉　枳実　大腹皮　縮砂
木香　生姜　灯心草

脾胃の働きが悪く，気の産生が低下しています。
➡白朮・生姜で脾胃の働きを高めます。
全身の気の巡りが悪くなっていて，特に脾胃の気の流れが悪いため腹が張ります。
➡陳皮・厚朴・香附子・枳実・縮砂・木香で脾気の気の流れをよくします。
水の流れも悪くなっているため，むくみが生じています。
➡蒼朮・茯苓・猪苓・沢瀉・大腹皮・灯心草で水の流れを改善します。

利用のしかた
- むくんでいて，おなかの張りやげっぷ，胃酸過多などがある場合に利用します。
- みぞおちがつかえた感じがあり，食べたらすぐにおなかいっぱいになってしまいます。

注意すること
- 体力が十分にある人に適応があります。冷えや疲労感が強い場合には，五苓散(p133)などの別の処方を考えます。
- 食べ過ぎでおなかが張る場合には，平胃散(p244)や加味平胃散(p91)を利用します。

製品	
散剤	分消湯エキス細粒G(小太郎)，寿徳(建林)
湯薬	分消湯(東洋漢方④)

平胃散（へいいさん） ♀ [医] [甘]

胃がもたれて消化が悪く，ときに吐き気，食後に腹が鳴って下痢の傾向のあるものの**食べ過ぎによる胃のもたれ，急・慢性胃炎，消化不良，食欲不振**

○	食欲不振，胃もたれ，胃痛 消化不良，腹部膨満感
×	ストレスなどで普段から胃痛がする☞六君子湯(p263) カラダがとても冷えていて胃痛がある☞人参湯(p227)，附子理中湯(p242)

処方のしくみ 蒼朮（そうじゅつ） 厚朴（こうぼく） 陳皮（ちんぴ） 甘草（かんぞう） 生姜（しょうきょう） 大棗（たいそう）

脾胃の気の流れが悪くなっていて，カラダの中心あたりに湿が溜まっています。
➔厚朴・陳皮で気の流れをよくして，蒼朮で湿を除きます。
脾胃の働きが低下して消化不良や食欲不振，胃もたれを起こしています。
➔蒼朮・甘草で脾の働きを，生姜・大棗で胃の働きを高めます。

利用のしかた

- 胃の不快感(痛みや膨満感)がある場合に利用します。吐き気があったり下痢をしていても利用できます。
- 食べるとおなかがゴロゴロ鳴って，すぐに下痢をするような場合に利用してみます。
- 食後，みぞおちのあたりが痛む場合に利用してみます。

注意すること

- 食べ過ぎて苦しい場合や胃が痛い場合には，加味平胃散(p91)を利用します。
- 冷えが強い，ストレスなどで胃が痛い場合には，別の処方を考えます。
- 甘いものや脂っこいものの摂取は控えましょう。

製品

散剤	平胃散(料)エキス(クラシエ②，三和④)，JPS 漢方顆粒-43 号(ジェーピーエス)，平胃散(料)エキス／(ウチダ※，三和④)，平胃散🌿／(ウチダ)
錠剤・カプセル・丸	平胃散エキス錠(三和⑤)，錠剤平胃散🌿(一元※)
湯薬	平胃散(料)🌿(ウチダ※，東洋漢方②)

防已黄耆湯（ぼういおうぎとう） 🧍 [医] [甘]

疲れやすく，汗のかきやすい傾向があるものの**肥満に伴う関節の腫れや痛み，むくみ，多汗症，肥満症（筋肉にしまりのない，いわゆる水太り）**

○	肥満とそれによる膝や腰の痛み 多汗症 むくみ
×	太鼓腹で湿疹がよく出て便秘のある肥満☞防風通聖散(p246) ガッシリしたタイプの人で，便秘傾向のある肥満☞大柴胡湯(p200) 頻尿や排尿困難があり，腰が冷え，しびれてむくむ☞牛車腎気丸(p129)，八味地黄丸(p233)

処方のしくみ 防已（ぼうい） 黄耆（おうぎ） 白朮（びゃくじゅつ）(蒼朮（そうじゅつ）) 生姜（しょうきょう） 大棗（たいそう） 甘草（かんぞう）

脾胃の働きが悪く，気が少なくなって体表が守れなくなっているために汗が出やすくなります。
➔黄耆・白朮・生姜・大棗・甘草で脾胃の働きを高めて，防已・黄耆で汗をコントロールします。
気が少なくなって肺の働きが悪くなり，水の循環も悪くなるためにむくみが生じて水太りになります。
➔防已が水代謝を改善します。
経絡に湿が侵入して，痛みが起きています。
➔防已・白朮(蒼朮)で湿を除きます。

利用のしかた

■すぐ疲れて，汗をかきやすく膝や腰が痛む人に利用します。
■尿量は少なく，ノドはあまり渇きません。ただし，下半身は冷えてむくんでいることが多いようです。
■ぽっちゃりしたタイプの肥満（水太りタイプ）に利用されます。色白の人が多く，肌は触ると柔らかくて冷たい感じがします。
■すぐに効果の出る人もいますが，効果がみえるまでは多少時間がかかることが多いようです。

注意すること

- 下半身が冷えている場合には温めましょう。ただし，汗が出過ぎないように注意しましょう。
- 漢方薬だけで十分な肥満解消は期待できません。まずは生活習慣を改善することから始めましょう。
- 便通をよくする作用はありませんので，便秘気味の人は別の処方を考えます。
- 1カ月ぐらい利用して効果がみられない場合には，薬剤師に相談するか別の処方を考えます。

製品

散剤	防已黄耆湯エキス（クラシエ②，小太郎，三和④，全薬，ツムラ②，松浦），表湿清澄（ウチダ），ハクスイトウ（大杉），JPS 漢方顆粒-44 号（ジェーピーエス），松鶴鶴姿（建林），ビトラック S（東洋漢方②），防已黄耆湯エキス✎（一元，ウチダ，三和④，東洋漢方②）
錠剤・カプセル・丸	防已黄耆湯エキス錠（大峰堂⑤，北日本⑤，クラシエ⑤，三和⑤，ジェーピーエス⑤，伸和⑤，日邦⑤），ロコフィット GL（太田※），コッコアポ L 錠（クラシエ⑤），ボーキット N（小太郎⑤），ラクリア（ロート⑤），錠剤防已黄耆湯💧（一元⑦）
湯薬	防已黄耆湯🌿（ウチダ※，タキザワ，東洋漢方④）

防風通聖散
ぼうふうつうしょうさん

  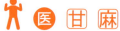

腹部に皮下脂肪が多く，便秘がちなものの**高血圧や肥満に伴う動悸・肩こり・のぼせ・むくみ・便秘，蓄膿症（副鼻腔炎），湿疹・皮膚炎，ふきでもの（にきび），肥満症**

○	湿疹が多く便秘気味の肥満症 肥満からくる高血圧やのぼせ，肩こり，動悸 肥満気味の人の便秘
×	水太りで汗をよくかき，ブヨブヨした感じの肥満 ☞ 防已黄耆湯（p245） ガッシリしていて便秘がちの肥満 ☞ 大柴胡湯（p200）

処方のしくみ	当帰	芍薬	川芎	山梔子	連翹	薄荷	生姜	荊芥	防風	麻黄	大黄	芒硝
	白朮	桔梗	黄芩	甘草	石膏	滑石						

脾胃に熱があり，それが腸，心，肺に及んで便秘や高血圧になっています。
➡**大黄・芒硝**で腸の熱を，**山梔子・黄芩・石膏**で心や肺の熱を除きます。
脾胃の働きが悪くなり気血の産生が低下したため，体表に邪が入り込んでいます。
➡**白朮・生姜・甘草**で脾胃の働きを高め，**当帰・芍薬・川芎**で血を補い，**麻黄・防風・生姜**で体表の邪を除きます。
体表の働きが悪くなり水の流れが悪くむくみが生じ，また，肺の熱が体表に及んで湿疹が出ています。
➡**山梔子・滑石**で水の流れを改善し，**連翹・薄荷・桔梗・荊芥・防風**で湿疹を抑えます。

利用のしかた
- 肥満改善によく利用されます。胃腸は丈夫なタイプの人で，太鼓腹ででっぷりと太り，脂ぎった感じで便秘気味の人に適応があります。
- 肥満によって湿疹や吹き出物がたくさん出たり，のぼせや肩こり，動悸がある場合にも利用してみます。
- 肥満タイプの人の蓄膿症や痔，円形脱毛症などにも利用してみます。
- 便秘以外はすぐに効果が出にくいので，しばらくは続けてみます。

注意すること
- 服用して下痢が続く場合には服用を中止して，薬剤師に相談してください。また，妊婦には利用を控えます。
- 1カ月くらい続けて効果がみられない場合には，薬剤師に相談するか別の処方を考えます。
- 服用すると湿疹などが一時期悪くなることがあります。続けていると，その後は改善・治癒に向かいますが，心配な場合は医師または薬剤師に相談してください。
- 体脂肪を減少させる効果があるとされていますが，漢方薬だけで肥満は改善しません。まずは生活習慣を見直してみましょう。

製品

散剤	防風通聖散(料)エキス(クラシエ④，小太郎④，三和④，ツムラ②，松浦)，攻肥聖健(ウチダ※)，モリカッコミン(大杉※)，JPS 漢方顆粒-45 号(ジェーピーエス)，ビナ SLM(東洋漢方※)，防風通聖散(料)エキス🖌(一元※，ウチダ※，三和④，東洋※)
錠剤・カプセル・丸	防風通聖散(料)エキス錠(OJAS ⑤，大峰堂⑤，北日本⑤・※，協同※，クラシエ※，小太郎⑤，サラヤ⑤，三和⑤，ジェーピーエス⑤，伸和⑤，日邦⑤，本草※，ロート※)，サンスラット(大峰堂⑤)，コッコアポ EX 錠・コッコアポプラス A 錠・新コッコアポ A 錠・新コッコアポ S 錠(クラシエ※)，ボーツーン N(小太郎⑤)，ナイシトール 85a・ナイシトール G・ナイシトール Z(小林※)，ホノミサンイン錠(剤盛堂⑤)，アンラビリ SS・アンラビリゴールド(阪本※)，ココスリム(佐藤⑤)，エバユーススリム F(第一三共⑤)，スリムゴールド(大協※)，ラーメンド F(寧薬※)，アトシトール(薬王⑤)，錠剤防風通聖散💧(一元※)
湯薬	防風通聖散料🍃(ウチダ※，タキザワ※，東洋漢方※)

補気建中湯
ほ き けんちゅうとう

胃腸が弱いものの**腹部膨満感，むくみ**

○	体力がない人の腹の張り，むくみ 食欲がなく，腹部膨満感が続く
×	ノドの渇きがあり，むくんでめまいがする ☞ 五苓散(p133)

処方のしくみ

| 白朮 | 茯苓 | 陳皮 | 蒼朮 | 人参 | 黄芩 | 厚朴 | 沢瀉 | 麦門冬 |

脾胃の働きが悪く，気や水が十分に産生できていません。
➡**白朮・陳皮・人参・厚朴**で脾胃の働きを高めます。
胃には水が溜まり，腹が張ります。
➡**茯苓・蒼朮・沢瀉**で水を除きます。
水の流れが悪いため潤いが偏り，潤いがなくなると発熱します。
➡**黄芩**は熱を取り，**麦門冬**は潤いを与えて偏りをなくします。

利用のしかた

- むくみやおなかの張りが続いてなかなか治らず，体力がなくなってしまっている場合に利用します。
- 疲労倦怠感があり，おなかが張っている感じが続く場合に利用してみます。

注意すること

- 急なむくみや体力が充実しているような人には，**柴苓湯**(p144)や**分消湯**(p243)など別の処方を考えます。

製品

散剤	補気建中湯エキス細粒 G (小太郎)

補中益気湯 (ほちゅうえっきとう)

元気がなく，胃腸のはたらきが衰えて，疲れやすいものの**虚弱体質，疲労倦怠，病後・術後の衰弱，食欲不振，寝汗，感冒**

○
疲労倦怠感が強く食欲が出ない，食事がおいしくない
病後などの疲労がなかなか回復しない，息切れや寝汗がみられる
高齢者や虚弱な人のかぜひき

×
吐き気やめまいがあって食欲が低下している☞小柴胡湯(p168)，五苓散(p133)
強い悪寒と発熱があるかぜひき☞葛根湯(p84)，麻黄湯(p252)
疲れやすく，下半身に冷えやむくみがあり，頻尿や排尿困難がみられる☞八味地黄丸(p233)

処方のしくみ
人参　白朮(蒼朮)　黄耆　当帰　陳皮　大棗　柴胡　甘草　生姜　升麻

脾胃の働きが低下して，食欲不振が起きています。
➡人参・白朮(蒼朮)・黄耆で脾の働きを，陳皮・大棗・甘草・生姜で胃の働きを高めます。
気の産生が少なくなっているため疲労感が強く，また血も不足して貧血や寝汗があります。
➡当帰で血を補います。
気が少なくなると臓器が下がるため，痔や胃下垂などが起こります。
➡柴胡・升麻で臓器の落ちこみを改善します。

利用のしかた
■疲れを回復するための処方で，特に食事がおいしくない，食べたくないという場合によく効きます。
■基本的には，高齢者や病中・病後，産後などで声や目に力がなく，手足がぐったりしているような人に適応がありますが，何となく疲れがある，食後に眠くなるなどの場合にも利用できます。熱いものを食べたり飲んだりするのを好む傾向があります。
■疲労が溜まって息切れや寝汗があるとき，慢性的な下痢，食欲不振，高齢者のかぜひきなどに利用してみます。また，痔や疲労時の不正出血，勃起不全(インポテンツ)に利用してみます。
■食欲不振などは数日で改善することもありますが，疲労回復には少し長期に利用する必要があります。

注意すること
- 食欲不振で手足の冷えがある場合には，十全大補湯(p163)や人参養栄湯(p228)を利用してみます。
- 疲労倦怠感が強く，寝汗が特に気になる場合には，黄耆建中湯(p75)や帰耆建中湯(p97)を利用してみます。
- 服用してかえって胃もたれがしたり，息切れがするような場合には，薬剤師に相談してください。

製品	
散剤	補中益気湯エキス（クラシエ④，小太郎，三和④，ツムラ②，東洋②，松浦），保中回帰（ウチダ），モリエーポン（大杉），療方昇陽顆粒（クラシエ④），JPS漢方顆粒-46号（ジェーピーエス），悦我（太虎），調寿（建林），補中益気湯エキス🖌（一元，ウチダ，三和④，東洋漢方②，東洋※）
錠剤・カプセル・丸	補中益気湯エキス錠（大峰堂⑤，クラシエ⑤，小太郎⑤，三和⑤，ジェーピーエス⑤，伸和⑤，日邦⑤，ロート⑤），ワカゲン錠（クラシエ⑤），ホエキンN（小太郎⑤），ホノミホイオー錠（剤盛堂⑤），錠剤補中益気湯🖌（一元※）
液剤	JPS補中益気湯液（ジェーピーエス※），漢方濃縮煎剤補中益気湯（松浦※）
湯薬	補中益気湯🖌（ウチダ※，タキザワ，東洋漢方②）

補陽還五湯
（ほようかんごとう）

しびれ，筋力低下，頻尿，軽い尿漏れ

○	手足や半身の麻痺があり，しびれる 言葉がもつれたり，筋力が低下して軽い尿漏れがある
×	排尿困難や頻尿があり，足腰が冷えて痛み，しびれる ☞ 牛車腎気丸（p129）

処方のしくみ　黄耆　当帰　芍薬　地竜　川芎　桃仁　紅花

脾の働きが悪く気が少なくなっていて，疲れやすくなっています。
➡黄耆で脾の働きを高めます。
血流が悪くなっていて，痛みやしびれを生じています。
➡当帰・芍薬・地竜・川芎・桃仁・紅花で血流を改善します。

利用のしかた

- 長期の入院や術後，加齢などで手足，カラダのしびれや痛みが続く場合に利用します。
- 脳梗塞の後遺症で思うように話ができない，力が入らずカラダが思うように動かない場合に利用します。
- すぐには効果が出ないため，比較的長期に利用します。

注意すること

- 脳卒中（脳梗塞や脳出血）を起こしたときに利用する処方ではありません。発症したら救急車を呼ぶなど，必ず適切な処置をとってください。
- 脳梗塞の後遺症でとても疲れやすい場合には，続命湯（p194）も利用してみます。
- １カ月ぐらいしても効果がみられない場合には，薬剤師に相談してください。
- 冷えがあったり出血がある場合には利用しません。脳出血を起こしたことのある人は，医師や薬剤師に相談してから利用してください。

製品

散剤	補陽還五湯エキス細粒G（小太郎※）

第3部 処方解説

麻黄湯（まおうとう） [医] [甘] [麻]

かぜのひきはじめで，寒気がして発熱，頭痛があり，咳が出てカラダのふしぶしが痛く汗が出ていないものの**感冒，鼻かぜ，気管支炎，鼻づまり**

○	汗をかいておらず，強い寒気と咳が出るかぜ かぜのひき始めで強い頭痛と関節痛がある
×	疲労感が強く，手足が冷えて寒気があり咳が出る☞麻黄附子細辛湯(p253) かぜをひいて頭痛や悪寒があり，胃腸の調子がよくない(食欲不振など)☞柴胡桂枝湯(p139) 強い悪寒や発熱はないが，かぜをひいてカラダがだるく頭が痛い☞桂枝湯(p115)

処方のしくみ　麻黄（まおう）　杏仁（きょうにん）　桂皮（けいひ）　甘草（かんぞう）

体表から寒が侵入して経絡や体表の気の流れを悪くしているため，痛みや悪寒が生じます。
➔桂皮・麻黄で気の流れをよくします。
体表の働きが悪くなり汗が出ず，また肺の働きも悪くなって咳が出ます。
➔麻黄・桂皮・甘草で体表の働きを調えて，麻黄・杏仁で咳を抑えます。

利用のしかた

- 食欲不振などがない人で，かぜをひいて汗をかいておらず，ふしぶしが痛み激しい悪寒がみられる場合に利用します。咳がよく出て鼻づまりがあり，鼻血が出るような場合にも利用します。熱はあってもなくても利用することができますが，高熱が出ていることが多いようです。
- かぜのひき始めに使います。2～3日飲んでも治らない場合には，別の処方を考えます。
- 子どものかぜひきや鼻づまり，咳などに利用できます。また，インフルエンザによく利用されます。眠くならないかぜ薬です。
- 汗をかいていない人に適応があります。服用すると汗が出ますので必ず拭って冷やさないようにしましょう。

注意すること

- カラダが冷える(寒気ではなく)，疲れてぐったりしている，汗が出ているような場合には利用しません。消化器症状のある場合はかえって悪くなる可能性がありますので，別の処方を考えます。
- 服用して食欲不振や動悸，不眠，排尿障害などがみられたらすぐに服用を中止して，薬剤師に相談してください。特に高齢者の利用には気をつけましょう。
- 肩や首，背中が特に痛い場合には，葛根湯(p84)を利用します。

製品

散剤	麻黄湯エキス(クラシエ，三和④，ツムラ②，松浦)，コルゲンコーワ顆粒かぜ薬(興和②)，JPS 漢方顆粒-47 号(ジェーピーエス)，麻黄湯エキス🖌(一元，三和④，東洋漢方②)
錠剤・カプセル・丸	麻黄湯エキス錠(一元※，三和⑤)，ホノミキネツ錠(剤盛堂⑤)
液剤	コルゲンコーワ液体かぜ薬(興和※)，ルル内服液〈麻黄湯〉(第一三共※)，内服液麻黄湯(ツムラ※)
湯薬	麻黄湯🌿(ウチダ，タキザワ，東洋漢方※)

まおうぶしさいしんとう
麻黄附子細辛湯 [医] [麻]

手足に冷えがあり，ときに悪寒があるものの**感冒**，**アレルギー性鼻炎**，**気管支炎**，**気管支喘息**，**神経痛**

○	冷えがあって体力がない人のかぜひき，咳，神経痛
×	冷えがなく，強い悪寒や発熱があるかぜ☞麻黄湯(p252)，葛根湯(p84) ノドが渇き，空咳が出て苦しい☞麻杏甘石湯(p254)，五虎湯(p126)

処方のしくみ　麻黄（まおう）　細辛（さいしん）　附子（ぶし）

心や腎の陽気が少なくなり，全身の陽気も少なくなっていて，手足が冷えて倦怠感があります。
➡附子・細辛で心や腎を温めて，陽気を回復します。
体表から寒が侵入し，さらに陽気が体表を温めないので寒気がします。
➡麻黄・細辛で体表を温めて，寒を除きます。
肺の働きも低下して咳が出ます。

利用のしかた

■疲労倦怠感が強く，ぐったりしているかぜ症状(悪寒や咳，鼻水など)に利用します。元気がない人のかぜ薬です。悪寒はしますが熱はあまり高くなくて，鼻水は水のようにサラサラしています。
■かぜの症状がなくても，朝起きても頭がボーっとしてなかなか目が覚めない，特に冬になると午前中は活動ができないというようなタイプの人に利用してみます。
■普段から冷え性で，冬場や冷房などで冷やすと神経痛が出る場合にも利用してみます。
■中高年への適応が比較的多いようです。子どもに利用することはあまりありません。

注意すること

- 服用して動悸がしたり不眠，食欲不振がみられたり，特に高齢者の場合に排尿障害がみられる場合には服用を中止して，薬剤師に相談してください。
- 水のような鼻水がたくさん出て特に気になるような場合には，小青竜湯(p170)を利用してみます。

製品

散剤	麻黄附子細辛湯エキス細粒G(小太郎④)，サンワロンM顆粒💧(三和※)
錠剤	サンワロンM💧(三和⑤)
湯薬	麻黄附子細辛湯🍃(ウチダ※)

おなか 腸

目・耳・鼻 口・ノド

麻杏甘石湯（まきょうかんせきとう） [医] [甘] [麻]

咳が出て，ときにノドが渇くものの**咳，小児喘息，気管支喘息，気管支炎，感冒，痔の痛み**

○	ノドが渇いて強い咳と黄色い痰が出る 子どもの気管支喘息や百日咳 痔の痛み
×	悪寒，高熱のある時の咳☞麻黄湯(p252) 痰があまり出ない空咳☞麦門冬湯(p232) サラサラした透明の痰が出る咳☞小青竜湯(p170)

処方のしくみ 麻黄（まおう） 杏仁（きょうにん） 甘草（かんぞう） 石膏（せっこう）

肺の働きが低下して熱を持ったため，水分が少なくなり痰の粘い咳が出ます。
➲石膏が肺の熱を除き，麻黄・杏仁で咳を止めます。
肺の熱が体表に伝わって汗となって出ます。するとさらに水分が少なくなります。
➲石膏・麻黄で汗を止めて，石膏で水分を補い，甘草が全体の働きをまとめます。

利用のしかた

■粘くて黄色い痰と激しい咳が出ていれば利用してみます。痰は出ないこともあります。
■息切れがする場合にも利用できます。また，痔の痛みにも利用すると効果的な場合があります。
■特異な香りがしますが，甘みがあって子どもでも服用しやすい処方です。

注意すること

- 咳が強い場合には，五虎湯(p126)を利用してみます。
- 痰がたくさん出る場合には，清肺湯(p189)を利用してみます。
- 病後など，体力がなくてぐったりしている場合や胃腸の調子が悪い場合には利用できません。病後に咳が続く場合には，竹茹温胆湯(p204)を利用してみます。
- 夜に服用すると眠りにくい場合は日中に服用しておきます。また，服用して動悸などが起こる場合には，味麦地黄丸(p257)を利用してみるか，薬剤師に相談してください。
- 悪寒や発熱，発汗のある場合には利用できません。

製品

散剤	麻杏甘石湯エキス(北日本④，三和②，ツムラ，二反田②，松浦)，モリアンソクトウ(大杉)，JPS 漢方顆粒-48 号(ジェーピーエス)，麻杏甘石湯エキス🖌(一元，ウチダ①，三和②，東洋②)
錠剤・カプセル・丸	麻杏甘石湯エキス錠(一元※，三和⑤)，マキョーN(小太郎⑤)，ホノミゼンガイ錠(剤盛堂⑤)
湯薬	麻杏甘石湯🖌(ウチダ②，タキザワ，東洋漢方④)

まきょうよくかんとう
麻杏薏甘湯 [医] [甘] [麻]

関節痛，神経痛，筋肉痛，いぼ，手足のあれ(手足の湿疹・皮膚炎)

○	冷えると痛くなる神経痛や関節痛，筋肉痛 イボ
×	発熱と悪寒があり関節痛がする☞麻黄湯(p252) かゆみの強い湿疹，皮膚炎☞消風散(p175)，黄連解毒湯(p79)

処方のしくみ 麻黄(まおう) 杏仁(きょうにん) 薏苡仁(よくいにん) 甘草(かんぞう)

体表から風や湿が侵入して経絡の流れが悪くなり，関節痛や神経痛が起こっています。
➡麻黄・薏苡仁・甘草で風や湿を除き，経絡の流れをよくします。
肺も不調となり水の流れもさらに悪くなり，痛みが強くなります。
➡麻黄・杏仁で肺の働きを調えます。

利用のしかた

■カラダを冷やしたために生じた神経痛や関節痛，筋肉痛に利用します。冷えると痛みが強くなります。また，夕方頃に痛みが強くなる傾向があります。
■神経痛などとはあまり関係なく，イボの多い人も利用してみます。
■夕方になると熱が上がるかぜに利用してみます。
■鎮痛効果が出るまで比較的時間がかかることが多いようです。数週間程度は続けて様子をみてみましょう。

注意すること

- 服用すると夜眠れない，動悸や息切れがある，排尿しにくくなった場合には服用を中止して，薬剤師に相談してください。
- 汗をかくことがありますが，必ず拭って，風に当たったり冷やさないようにしましょう。
- この処方でなかなか痛みが取れない場合には，薏苡仁湯(p259)を利用してみます。

製品

散剤	麻杏薏甘湯エキス(クラシエ②，三和④，松浦)，モリハイツウル(大杉)，痛効散(救心)，JPS漢方顆粒-49号(ジェーピーエス)，豊温(建林)，麻杏薏甘湯エキス(一元，ウチダ，三和④，東洋※)
錠剤・カプセル・丸	麻杏薏甘湯エキス錠(クラシエ⑤，ジェーピーエス⑤，三和⑤)，マヨッカンN(小太郎⑤)
湯薬	麻杏薏甘湯(ウチダ※，タキザワ，東洋漢方※)

体表

関節 神経

ましにんがん
麻子仁丸 🚹 [医]

ときに便が硬く塊状なものの**便秘，便秘に伴う頭重・のぼせ・湿疹・皮膚炎・ふきでもの（にきび）・食欲不振（食欲減退）・腹部膨満・腸内異常醗酵・痔**などの症状の緩和

○	**便が硬くてなかなか出にくい便秘**
×	**がっちりした体格で肥満気味の人の便秘☞大柴胡湯（p200）**

処方のしくみ 麻子仁（ましにん） 芍薬（しゃくやく） 枳実（きじつ） 厚朴（こうぼく） 大黄（だいおう） 杏仁（きょうにん）

脾の働きが低下して水の産生が少なくなり，カラダの潤いがなくなっています。
➡芍薬で脾の働きを高めます。
潤いが少なくなって腸が熱をもち，便が乾燥するため固くなった便秘になります。
➡大黄で熱を除き，麻子仁・杏仁で便に潤いを与えます。
カラダの気の流れも悪くなっていて腸の動きが悪く，便秘がさらに悪くなっています。
➡枳実・厚朴で気の流れを改善します。

利用のしかた

- ■高齢者に多い便秘で，ウサギの糞のような便が詰まってしまい，なかなか排便できない場合に利用します。皮膚がカサカサして尿量が多い人に適応が多いようです。
- ■センナが主成分の下剤や**調胃承気湯**（p209）で腹痛がしたり効かない場合に利用してみます。
- ■便秘に伴う食欲不振や頭重感，痔，のぼせ，湿疹などにも利用してみます。
- ■高齢者で肌が乾燥して便秘のある場合に利用してみます。

注意すること

- 体力がとても低下している場合や，この処方を服用して腹痛や下痢をする場合には，**小建中湯**（p167）を利用してみます。それでも下痢がある場合は服用を中止して，薬剤師に相談してください。
- あまり便が硬くない場合には，**大黄甘草湯**（p197）を利用してみます。
- 貧血気味で皮膚の乾燥が強い場合には，**潤腸湯**（p165）を利用してみます。

製品

散剤	麻子仁丸料エキス（三和④，東洋漢方④），モリマシン（大杉），JPS 漢方顆粒-50 号（ジェーピーエス），麻子仁丸💧（松浦），麻子仁丸料エキス細粒🖌（三和④）
錠剤・カプセル・丸	麻子仁丸料エキス錠（クラシエ※，三和⑤，ジェーピーエス⑤），マシニーンＶ（小太郎⑤），麻子仁丸🌿（ウチダ⑦）
湯薬	麻子仁丸料🌿（タキザワ，東洋漢方④）

味麦地黄丸 (みばくじおうがん)

疲れやすく胃腸障害がなく，ときに咳，口渇があるものの**下肢痛，腰痛，しびれ，高齢者のかすみ目，かゆみ，排尿困難，頻尿，むくみ，息切れ，空咳**

○	体力がなく疲れやすい人や高齢者の空咳，息切れ 高齢者のかゆみ
×	痰が絡んで激しい空咳が出る ☞ 麦門冬湯(p232) 高齢者でかぜをこじらせて痰と咳が続く ☞ 竹茹温胆湯(p204)

処方のしくみ
麦門冬（ばくもんどう）　五味子（ごみし）　地黄（じおう）　山茱萸（さんしゅゆ）　山薬（さんやく）　牡丹皮（ぼたんぴ）　沢瀉（たくしゃ）　茯苓（ぶくりょう）

六味丸(p272)に潤いを与える麦門冬・五味子を合わせた処方です。
腎陰が不足しているため，全身の潤いが不足し，肺は乾いて空咳が出ます。
➡地黄・山茱萸・山薬で腎陰を補い，麦門冬・五味子で潤いを与えます。
逆に陽気は強くなり手足がほてります。
➡牡丹皮で陽気を抑えます。
腎の働きが悪いと水の代謝も悪くなるため，むくんだり頻尿になったりします。
➡茯苓・沢瀉で水の代謝をよくします。

利用のしかた
- 主に高齢者の空咳（痰があまりでない咳）や息切れ（息を吸うのがつらい）に利用されます。口が乾き，皮膚が乾燥してかゆく，手足にほてりがあります。
- むくみや頻尿，排尿困難などがみられることもあります。
- 老化に伴うかすみ目にも利用してみます。
- 若年者でも疲れやすい体質でこのような症状があれば利用してみます。

注意すること
- ほてりがなくて排尿困難や頻尿が気になる場合には，八味地黄丸(p233)を利用してみます。
- 血色が悪く疲労感が強くて咳がよく出る場合には，人参養栄湯(p228)を利用してみます。

製品

散剤	味麦地黄丸エキス細粒G(小太郎)
錠剤・カプセル・丸	味麦地黄丸エキス錠N(小太郎⑤)

木防已湯
もくぼういとう

みぞおちがつかえ，血色すぐれないものの**動悸**，**息切れ**，**気管支喘息**，**むくみ**

○	胸が詰まるような息切れや咳 動悸
×	疲労感が強く，冷えがあるときのむくみや動悸☞真武湯(p182)，苓甘姜味辛夏仁湯(p266) 高齢者の動悸や息切れ，空咳☞味麦地黄丸(p257)

処方のしくみ　防已　石膏　桂皮　人参(竹節人参)

肺の働きが悪く水の流れが悪くなっていて，むくみが起きています。
➡防已が水の流れを改善します。
胸のあたりで熱が発生して肺の働きがさらに悪くなるため，息が切れたり咳が出ます。
➡石膏で冷やしています。
胸のあたりの気と水の流れも悪く，心の働きが低下するため動悸が起こります。
➡桂皮・人参で気と水の流れを改善します。

利用のしかた

- 動悸や息切れがする場合に利用します。呼吸が時に苦しく，横になるのもつらいような場合に利用してみます。
- 尿量が少なくむくみやすい人で，すぐに息が上がるような場合に利用してみます。
- ノドの渇きや胸の痛みを感じることがよくあります。

注意すること

- 動悸や息切れがよくある場合は重篤な心疾患の可能性もありますので，気になる場合は必ず医師の診断を受けてください。

製品

散剤	木防已湯エキス散／(ウチダ)

薏苡仁湯（よくいにんとう） 🧍 [医] [甘] [麻]

関節や筋肉のはれや痛みがあるものの**関節痛，筋肉痛，神経痛**

○	慢性的な関節痛や神経痛
×	関節が熱をもっていて痛い☞桂枝芍薬知母湯(p114) カラダが冷えて関節や神経が痛い☞桂枝加朮附湯(p111)

処方のしくみ 麻黄（まおう） 当帰（とうき） 蒼朮（そうじゅつ） 薏苡仁（よくいにん） 桂皮（けいひ） 芍薬（しゃくやく） 甘草（かんぞう）

気血が不足していて，関節や筋肉が痛みます。
➔当帰・芍薬・甘草で気血を補います。
気血の不足で経絡に湿が入り込み，経絡の流れが悪くなって，神経が痛みます。
➔麻黄・蒼朮・薏苡仁で湿を除き，桂皮で気の流れを改善します。

利用のしかた

- ■あまり熱感の感じられない関節の痛みや神経痛，筋肉痛に利用します。痛みの程度はあまり強くありません。
- ■肩こりや関節リウマチの痛みにも利用してみます。
- ■桂枝芍薬知母湯(p114)や桂枝加朮附湯(p111)など，附子の入っている処方を服用すると動悸やのぼせ，口の渇きなどが出る場合に利用してみます。

注意すること

- イボや皮膚のトラブルに使われる「ヨクイニン」とは全く違う薬なので気をつけてください。この処方にはイボや皮膚トラブルへの適応はありません。
- 服用して不眠や食欲不振がみられる場合には服用を中止して，薬剤師に相談してください。
- 冷えると痛む関節痛や神経痛の場合には，麻杏薏甘湯(p255)も利用してみます。

製品

散剤	薏苡仁湯エキス(クラシエ，小太郎，二反田②，松浦)，流水(建林)，薏苡仁湯エキス🖌(一元，三和④，東洋漢方②)
錠剤・カプセル・丸	薏苡仁湯エキス錠(三和⑤)
湯薬	薏苡仁湯🌿(ウチダ※，タキザワ，東洋漢方②，栃本)

関神
節経

よくかんさん
抑肝散 🧍 [医] [甘]

神経がたかぶり，怒りやすい，イライラなどがあるものの**神経症，不眠症，小児夜泣き，小児疳症（神経過敏），歯ぎしり，更年期障害，血の道症**

○	イライラして眠れない，興奮状態が収まらない 子どもの夜泣き，かんのむし（0歳児から適応のある商品のみ） 更年期や月経時のイライラ，不安，不眠
×	日中に疲れ過ぎて，かえって眠れない☞酸棗仁湯（p147） 不安が募ったり，いやな夢を見て眠れない☞桂枝加竜骨牡蛎湯（p112）

処方のしくみ 当帰（とうき） 釣藤鈎（ちょうとうこう） 川芎（せんきゅう） 白朮（びゃくじゅつ） 茯苓（ぶくりょう） 柴胡（さいこ） 甘草（かんぞう）

脾胃の働きが悪く気血の産生が十分ではないため，肝の血の流れが悪くなっています。
➔白朮・茯苓・甘草で脾胃の働きを高め，当帰・川芎で肝の血の流れを改善します。
肝は熱を発生し，風が起きるためにイライラして怒りやすくなり，また夜泣きなどがみられます。
➔柴胡で熱を冷やし，釣藤鈎で風を抑えます。
肝の熱は心に影響を与えて不眠や神経症になっています。
➔茯苓で心の働きを調えます。

利用のしかた

- 「眠くならない精神安定剤」として，イライラや神経の高ぶりなどに幅広く利用されます。イライラすると怒って大声で叫んだり，物や人にあたったりする，いわゆるキレやすいタイプの人に適応があります。
- 子どもの夜泣きには親も一緒に飲みなさいと原典に書かれています。親の不安やイライラと子どもの夜泣きは関係があるという考えからです。子どものチック症状にも利用してみます（製品によっては小児に適応のないものもありますので注意してください）。
- 歯ぎしりが気になる人や過度な緊張・興奮状態の場合に利用してみます。
- 認知症の周辺症状などですぐ怒りだしたり，夜中に叫んだりする場合にも利用してみます。

注意すること

- イライラによる不眠がつらい場合には，**抑肝散加芍薬黄連**（p261）を利用してみます。
- 胃腸があまり丈夫ではない人には，**抑肝散加陳皮半夏**（p262）を利用してみます。
- 更年期や月経時の不安感があるイライラの場合には，**加味逍遙散**（p89）を利用してみます。
- 夜泣きや疳の虫の場合には，**甘麦大棗湯**（p95）も利用できます。

製品

散剤	オーカン（大杉），アロパノール顆粒（全薬），抑肝散料エキス顆粒 KM🖌（一元）
錠剤・カプセル・丸	アロパノール（全薬⑤），錠剤抑肝散（一元⑤）
液剤	アロパノール内服液（全薬※），漢方濃縮煎剤抑肝散（松浦※）
湯薬	抑肝散🍃（タキザワ）
ゼリー	抑肝散ゼリー（松浦※）

よくかんさんかしゃくやくおうれん
抑肝散加芍薬黄連 [甘]

神経のたかぶりが強く，怒りやすい，イライラなどがあるものの**神経症，不眠症，小児夜泣き，小児疳症（神経過敏），歯ぎしり，更年期障害，血の道症**

○ 抑肝散（p260）の適応で特に不眠が気になる

× 抑肝散と同じ

処方のしくみ
当帰（とうき） 釣藤鈎（ちょうとうこう） 川芎（せんきゅう） 白朮（びゃくじゅつ） 茯苓（ぶくりょう） 柴胡（さいこ） 甘草（かんぞう） 芍薬（しゃくやく） 黄連（おうれん）

抑肝散（p260）に肝血の流れをよくする芍薬と心の熱を取る黄連を合わせた処方です。
脾胃の働きが悪く気血の産生が十分ではないため，肝の血の流れが悪くなっています。
➡白朮・茯苓・甘草で脾胃の働きを高め，当帰・川芎・芍薬で肝の血の流れを改善します。
肝は熱を発生し，風が起きるためにイライラして怒りやすくなり，また夜泣きなどがみられます。
➡柴胡・黄連で熱を冷やし，釣藤鈎で風を抑えます。
肝の熱は心に影響を与えて不眠や神経症になっています。
➡茯苓・黄連で心の働きを調えます。

利用のしかた
■抑肝散（p260）の適応する人で特に不眠が気になる場合に利用します。
■上記以外は抑肝散と同じです。

注意すること
- 子どもに利用する場合は，製品の適応年齢に気をつけてください（現在販売されている製品は，5歳未満は利用できません）。
- 上記以外は抑肝散（p260）と同じです。

製品

錠剤・カプセル・丸	抑肝散加芍薬黄連錠（クラシエ⑤）

女性
子ども
精神

よくかんさんかちんぴはんげ
抑肝散加陳皮半夏 🧍 [医] [甘]

やや消化器が弱く，神経が高ぶり，怒りやすい，イライラなどがあるものの次の諸症：**神経症，不眠症，小児夜泣き，小児疳症（神経過敏），更年期障害，血の道症，歯ぎしり**

○	抑肝散（p260）の適応する人で胃腸があまり丈夫ではない
×	抑肝散と同じ

処方のしくみ
当帰（とうき） 釣藤鈎（ちょうとうこう） 川芎（せんきゅう） 白朮（びゃくじゅつ） 茯苓（ぶくりょう） 柴胡（さいこ） 甘草（かんぞう） 陳皮（ちんぴ） 半夏（はんげ）

抑肝散（p260）に脾胃の気の流れをよくする陳皮・半夏を合わせた処方です。
脾胃の働きが悪く気血の産生が十分ではないため，肝の血の流れが悪くなっています。
➡白朮・茯苓・甘草・陳皮・半夏で脾胃の働きを高め，当帰・川芎で肝の血の流れを改善します。
肝は熱を発生し，風が起きるためにイライラして怒りやすくなり，また夜泣きなどがみられます。
➡柴胡で熱を冷やし，釣藤鈎で風を抑えます。
肝の熱は心に影響を与えて不眠や神経症になっています。
➡茯苓で心の働きを調えます。

利用のしかた
- 抑肝散（p260）の適応する人で，胃腸が弱く体力がやや低下している人に利用されます。
- 子どもの夜泣きやかんのむしにはこの処方がよく利用されます。
- 上記以外は抑肝散と同じです。

注意すること
- 子どもに利用する場合は，製品の適応年齢に気をつけてください。
- 上記以外は抑肝散（p260）と同じです。

製品

散剤	抑肝散加陳皮半夏エキス（ウチダ，クラシエ，小太郎，松浦），松鶴和悦（建林），抑肝散加陳皮半夏エキス散🖌（ウチダ）
錠剤・カプセル・丸	ヨクカーンN（小太郎⑤），ホノミヨクゲン錠（剤盛堂⑤）
湯薬	抑肝散加陳皮半夏湯🍃（ウチダ，東洋漢方②）

六君子湯（りっくんしとう） 🧍 [医] [甘]

胃腸が弱く，食欲がなく，みぞおちがつかえ，疲れやすく，貧血性で手足が冷えやすいものの胃炎，胃腸虚弱，胃下垂，消化不良，食欲不振，胃痛，嘔吐

○	ストレスや疲労からくる胃の痛み，食欲不振，消化不良 慢性的な胃の痛み，食欲不振，胃酸過多 たくさん食べられない
×	食べ過ぎで胃が痛い☞平胃散(p244)，加味平胃散(p91) 二日酔いで吐き気や胃痛がある☞黄連湯(p80) 疲労感は特になく，胃痛がする☞安中散(p64)

処方のしくみ

人参（にんじん） 白朮（びゃくじゅつ） 茯苓（ぶくりょう） 半夏（はんげ） 陳皮（ちんぴ） 大棗（たいそう） 甘草（かんぞう） 生姜（しょうきょう）

脾胃の働きが弱っていて，胃痛や食欲不振があります。
➔人参・白朮で脾の働きを，大棗・生姜・甘草・陳皮で胃の働きを高めます。
胃の気の流れが悪く，吐き気が生じています。
➔陳皮・半夏・生姜で気の流れをよくして吐き気を抑えます。

利用のしかた

- 普段から疲れやすく，いつも胃腸の調子が悪いと感じている人に適応があります。食が細く，食べるとすぐにおなかいっぱいになって眠たくなるような人に利用してみます。
- みぞおちのあたりが痛み，胃酸(むしず)の上がりが気になる場合に利用してみます。
- いつも下痢気味の人や，高齢者の食欲不振・便秘にも利用してみます。

注意すること

- 元気な人にはあまり適応はなく，二日酔いなどによる胃痛・吐き気には別の処方を考えます。
- 胃痛が特に気になる場合には，柴芍六君子湯(p142)を利用してみます。
- 吐き気や食欲不振が気になり，気分の塞がりがある場合には，香砂六君子湯(p123)を利用してみます。

製品

散剤	六君子湯エキス(クラシエ，三和④，ツムラ②，松浦)，ハイリクン(大杉)，療方健脾顆粒(クラシエ)，ギャクリア(小林※)，JPS 漢方顆粒-52 号(ジェーピーエス)，六君子湯エキス✒(一元，ウチダ④，三和④，東洋漢方②，東洋※)
錠剤・カプセル・丸	六君子湯エキス錠(三和⑤，ジェーピーエス⑤)，リックーン S(小太郎⑤)，ホノミリキ錠(剤盛堂⑤)，錠剤六君子湯💧(一元⑦)
液剤	漢方濃縮煎剤六君子湯(松浦※)
湯薬	六君子湯🌿(ウチダ※，タキザワ，東洋漢方②)

りっこうさん
立効散

歯痛，抜歯後の疼痛

○	歯痛や抜歯後の痛み
×	

処方のしくみ　細辛　升麻　防風　甘草　竜胆

体表から寒さが入り込み，経絡の気の流れが悪くなり歯痛が起きています。
➡細辛・防風で温めて，細辛・竜胆で経絡の気の流れを調えます。
胃や大腸に熱があり，それが経絡の気の流れをさらに悪化させています。
➡升麻で熱を除き，甘草は全体を調和します。

利用のしかた
■歯の痛みや抜歯後の痛み・出血に，ゆっくりと口に含みながら服用します。
■即効性がありますので，頓服で利用します。
■ストレスからくる歯の痛みにも利用してみます。

注意すること
• 歯以外の疾患には利用しません。
• 炎症や痛みが悪化する恐れがありますので，熱いお湯で服用するのは控えます。

製品
湯薬	立効散 (タキザワ)

りゅうたんしゃかんとう
竜胆瀉肝湯 🚺 [医] [甘]

下腹部に熱感や痛みがあるものの**排尿痛，残尿感，尿のにごり，こしけ（おりもの），頻尿**

○	排尿痛や尿の濁り，頻尿 こしけ，陰部のかゆみ
×	足腰が冷えて疲れやすく残尿感や頻尿がある☞八味地黄丸(p233)，牛車腎気丸(p129) 胃腸が弱く疲労感があって，尿の濁りや排尿痛がある☞清心蓮子飲(p188)

処方のしくみ 当帰（とうき）　地黄（じおう）　木通（もくつう）　黄芩（おうごん）　沢瀉（たくしゃ）　車前子（しゃぜんし）　竜胆（りゅうたん）　山梔子（さんしし）　甘草（かんぞう）　（芍薬（しゃくやく）　川芎（せんきゅう）　黄連（おうれん）　黄柏（おうばく）　連翹（れんぎょう）　薄荷（はっか）　防風（ぼうふう））

カラダの内部に熱が侵入し，水の流れが悪化しています。
➡黄芩・山梔子・竜胆・黄連・黄柏で熱を冷やして，木通・沢瀉・車前子で水の流れを改善します。
熱が胆や肝に入り，血の流れも悪化するため皮膚が養われなくなっています。
➡竜胆・薄荷で熱を除き，当帰・地黄・芍薬・川芎で血の流れを改善します。
肝からの経絡に熱が入り，膀胱や陰部に及んで排尿トラブルや皮膚の炎症，かゆみが発生しています。
➡竜胆・沢瀉で熱を除いて，連翹・防風でかゆみや炎症を抑え，甘草で全体を調和します。

利用のしかた

■排尿時に熱感があり，尿の色が濃くてニオイが気になる場合に利用してみます。同時に，残尿感がある場合にも利用してみます。
■陰部のかゆみは男女問わず利用できます。陰部の痛みや不快感にも利用してみます。
■イライラしたり目の充血などがみられることもあります。
■製品によって構成生薬が異なりますが，これは出典が異なっているためで基本的には同じ使い方をします。構成生薬の多い製品（小太郎）は，慢性化している場合に利用してみます。

注意すること

- 陰部のかゆみや痛みは，感染症や膀胱炎になっている可能性もありますので，気になる場合には必ず医師の診断を受けてください。
- 熱感はあまりなく，慢性的に排尿痛や排尿困難がある場合には，五淋散(p132)を利用してみます。
- 血尿が出るような場合には，猪苓湯(p211)を利用してみます。
- 服用して胃もたれがする場合には，薬剤師に相談してください。食後に服用することで解決することもあります。

製品

散剤	竜胆瀉肝湯エキス（ウチダ，クラシエ②，小太郎，三和④，松浦），瀉火利湿顆粒（イスクラ），モリシンニョウA（大杉），JPS漢方顆粒-69号（ジェーピーエス），制竜（建林），竜胆瀉肝湯エキス🖌（一元，ウチダ，三和④）
錠剤・カプセル・丸	竜胆瀉肝湯エキス錠（クラシエ⑤，三和⑤），リュウセーヌN（小太郎⑤）
湯薬	竜胆瀉肝湯🍃（ウチダ※，タキザワ，東洋漢方※）

苓甘姜味辛夏仁湯
りょうかんきょうみしんげにんとう

胃腸が弱り，冷え症で薄い水様の痰が多いものの**気管支炎，気管支喘息，動悸，息切れ，むくみ**

○	サラサラした鼻水が止まらない 薄い痰の出る咳 冷えのある人の動悸，息切れ
×	空咳と粘い痰が出る☞麦門冬湯(p232) 疲れやすく，ほてりや便秘のみられる人の動悸や息切れ☞炙甘草湯(p160)

処方のしくみ 茯苓 半夏 杏仁 五味子 甘草 乾姜 細辛

脾が冷えて働きが悪化しているため気血の産生が低下し，貧血や冷えがあります。
➡乾姜で脾を温めて，甘草で脾の働きを高めます。
肺も冷えていて水の動きが悪くなっているので水が溜まり，痰となって出てきます。
➡乾姜・細辛で肺を温めて，茯苓・半夏で水の動きを調えて痰を除きます。
肺の働きが低下して咳が出ます。
➡半夏・杏仁・五味子で肺の働きを高めます。

利用のしかた

- 貧血気味，または冷えがあって，薄い痰や鼻水が比較的多く出るような場合に利用します。花粉症などのアレルギーにもよく利用されます。
- 小青竜湯(p170)とよく似た使い方をしますが，小青竜湯を服用すると胃もたれがする，眠れない，排尿困難があるなどの場合に利用してみます。普段から胃腸虚弱な人に適応が多いようです。
- 少し動くと息が上がるような場合に利用してみます。
- 冷え性でむくみが気になる場合に利用してみます。

注意すること

- 黄色い痰や鼻汁の出る場合には利用しません。
- 動悸や息切れで口の渇きや尿量の減少がある場合には，木防已湯(p258)を利用してみます。
- 特に冷えや貧血などがなくて，水のような鼻水がよく出るような場合には，小青竜湯(p170)を利用してみます。

製品	
散剤	苓甘姜味辛夏仁湯エキス(松浦④)

りょうきょうじゅつかんとう
苓姜朮甘湯 🧍 [医] [甘]

腰から下肢に冷えと痛みがあって，尿量が多いものの**腰痛，腰の冷え，夜尿症，神経痛**

○	**腰が冷えて痛い** **夜尿症**
×	**胃腸が弱く，手足と下半身がとても冷える**☞当帰四逆加呉茱萸生姜湯(p217) **尿量が少なく，むくんで下半身が冷える**☞防已黄耆湯(p245) **おなかが弱い子どもの夜尿症**☞小建中湯(p167)

処方のしくみ　茯苓(ぶくりょう)　乾姜(かんきょう)　白朮(びゃくじゅつ)　甘草(かんぞう)

寒さや湿気がカラダに侵入して，それが下半身に溜まって腰の冷えが生じています。
➔白朮・甘草でカラダの防御を強めて，乾姜で下半身を温め，茯苓・白朮で湿を乾かします。
下半身の気の流れが悪くなり痛みが生じて，腎の機能も低下するため尿量が増えてしまいます。

利用のしかた

■腰から下が冷えてとても重だるく，ときに痛みを感じる場合に利用します。まるで「腰から下を水に浸けている」ような感じです。
■尿量がとても増えていることが多く，子どもの場合は夜尿症(おねしょ)になっていることがあります。
■食欲不振，吐き気，下痢などの胃腸症状がない人に適応があります。

注意すること

- 温めると痛みが緩和しますので，下半身は温めるようにしましょう。
- 高齢者などで足腰が冷えてしびれがあり，頻尿や排尿困難などがみられる場合には，八味地黄丸(p233)や牛車腎気丸(p129)を利用してみます。
- よく似た名前の苓桂朮甘湯(p269)は全く異なる処方なので気をつけてください。

製品

散剤	JPS 漢方顆粒-54 号(ジェーピーエス)，苓姜朮甘湯エキス細粒(三和②)，苓姜朮甘湯エキス細粒🖌(三和②)
錠剤・カプセル・丸	苓姜朮甘湯 A エキス錠(三和⑤)，錠剤苓姜朮甘湯💧(一元⑦)
湯薬	苓姜朮甘湯💊(ウチダ※，タキザワ，東洋漢方②)

関節 神経

子ども

苓桂甘棗湯
りょうけいかんそうとう

のぼせや動悸があり神経が高ぶるものの**動悸，精神不安**

○	動悸や発汗があって胸が苦しく息苦しい 下から突き上げるような動悸がある
×	カラダに冷えがあって動悸や息切れがする ☞ 苓甘姜味辛夏仁湯 (p266)

処方のしくみ　茯苓　桂皮　大棗　甘草

腎陰の不足から陽気が強くなり，この陽気が心を温めるため心の陽気が強くなって動悸がしています。
➡ 大棗・甘草で水，血の産生を促し，腎陰を補います。
陽気が一気に上昇して心の働きが悪くなって，不安や息苦しさを感じます。
➡ 茯苓で心の働きを調えて，桂皮で陽気を巡らせて気の流れを改善します。

利用のしかた

- 何かのきっかけで急に息苦しくなり，汗が出て動悸を感じる場合に利用します。動悸はおへそのあたりで起こって上に突き上げる感じがあります。しばらくすると自然に治ってしまいます。
- のぼせることが多く，心配性で几帳面な人に適応が多いようです。尿量は減る傾向があります。
- パニック障害の発作が起きた場合，またその心配がある場合に利用してみます。また，人前に出ると緊張して強い動悸がして息苦しい場合にも利用してみます。
- 急な胃の痛みや下腹部の痛みにも利用してみます。

注意すること

- 急な動悸や発汗がある場合は，心不全や心筋梗塞などの危険性もありますので，気になる場合は必ず医師の診断を受けてください。
- 緊張によるノドのつまり感には，半夏厚朴湯 (p235) も利用してみます。
- 服用していて手足のだるさ，筋肉の痛みなどが出た場合は服用を中止して，薬剤師に相談してください。

製品

散剤	ノイ・ホスロール (救心)，苓桂甘棗湯エキス細粒G (小太郎)

りょうけいじゅつかんとう
苓桂朮甘湯 🚹 [医] [甘]

めまい，ふらつきがあり，ときにのぼせや動悸があるものの**立ちくらみ，めまい，頭痛，耳鳴り，動悸，息切れ，神経症，神経過敏**

○	めまいや立ちくらみ 動悸，息切れ
×	ノドの渇きと下痢があり，めまいや頭痛がする☞五苓散(p133) 血圧が高い，イライラが続くなどでめまいや動悸がある☞黄連解毒湯(p79) 貧血気味でめまいやふらつきがある☞当帰芍薬散(p219)

処方のしくみ　茯苓（ぶくりょう）　桂皮（けいひ）　白朮（びゃくじゅつ）　甘草（かんぞう）

脾が冷えて水の吸収が悪くなっているため，胃に水が溜まっています。
➡白朮・甘草で脾の働きを高め，茯苓・白朮で水を除きます。
気の巡りも悪くなっていて，肺や心の働きも低下して，めまいや動悸，息切れが生じています。
➡桂皮で気の巡りをよくします。

利用のしかた

■めまいやふらつきが気になる場合に利用します。めまいは頭を動かすとグルグルと回る感じで，吐き気を伴うこともあります。尿量は減少する傾向があります。
■手足や腰に冷えがあって，おなかが張った感じ(胃に水が溜まっている感じ)のする人に適応が多いようです。
■乗り物酔いや目の腫れ(むくんでいる)，「キーン」と鳴る耳鳴りなどにも利用してみます。
■甘くて服用しやすい処方なので，子どものめまいや立ちくらみに利用してみます(製品によっては小児用量のないものもあります)。

注意すること

- 胃腸が悪く常習性のめまいがある場合には，半夏白朮天麻湯(p237)を利用してみます。
- めまいよりも動悸や息切れが気になる場合には，苓桂甘棗湯(p268)や炙甘草湯(p160)を利用してみます。
- カラダの冷えが強く，フワフワした感じのめまいがする場合には，真武湯(p182)を利用してみます。
- 特に月経や更年期と関係のあるめまいや動悸の場合には，連珠飲(p271)を利用してみます。

製品

散剤	苓桂朮甘湯エキス(クラシエ，小太郎，三和④，全薬，ツムラ②，東洋漢方②，松浦)，JPS漢方顆粒-53号(ジェーピーエス)，ストレージタイプZM(武田②)，天祐(建林)，苓桂朮甘湯エキス🖌(一元，ウチダ②，三和④，東洋漢方②)
錠剤・カプセル・丸	苓桂朮甘湯エキス錠(大峰堂⑤，小太郎⑤，三和⑤，ジェーピーエス⑤，伸和⑤，日邦⑤)，レイジットN(小太郎⑤)，ホノミキジョウ錠(剤盛堂⑤)，錠剤苓桂朮甘湯💧(一元⑦)
湯薬	苓桂朮甘湯🌿(ウチダ※，タキザワ，東洋漢方②，栃本※)，角野薬師湯🌿(角野)

苓桂味甘湯 （りょうけいみかんとう）

手足が冷えて顔が赤くなるものの**のぼせ，動悸，空咳，ノドのふさがり感，耳のふさがり感**

○	顔が紅潮してノドが詰まったような不快感がある 耳が何かに覆われたような感覚がある 手足が冷えて空咳が出る のぼせる
×	手足の冷えはなく，咳きこむような強い空咳が出る ☞ 麦門冬湯(p232) 月経や更年期と関係のあるのぼせ ☞ 桂枝茯苓丸(p117)，加味逍遙散(p89)

処方のしくみ　茯苓　桂皮　五味子　甘草

カラダの水の流れが悪くなり湿が溜まり，肺の働きが低下するため咳が出てノドが詰まります。
➡茯苓・五味子で水の流れをよくして，肺の働きを調えます。
陽気が上半身に集まるために動悸がして，のぼせて顔面が紅潮します。
➡五味子・桂皮で陽気の流れをよくし，甘草は全体を調和します。
陽気で湿気が頭に上がるため頭を覆われた感じがあります。

利用のしかた

- 気分が落ち込んでいるようなときなどで，手足は冷えているのに顔が赤くなり，咳やノドの詰まり，耳の閉塞感などが起きているのを改善します。
- 耳は痛くなく，中に液体が溜まった感じがあります（実際に滲出液が出ることもあります）。
- ノドが渇き唾がたくさん出ていて，尿量は減っています。

注意すること

- 手足の冷えや顔に紅潮がなく，ノドの詰まりや咳がある場合には，半夏厚朴湯(p235)を利用してみます。
- 耳の閉塞感や紅潮があまりなく，動悸やのぼせが気になる場合には，苓桂朮甘湯(p269)を利用してみます。

製品

散剤	苓桂味甘湯エキス細粒 G (小太郎)

連珠飲 （れんじゅいん） 👤 甘

ときにのぼせ，ふらつきがあるものの**更年期障害**，立ちくらみ，めまい，動悸，息切れ，貧血

○	貧血気味でめまいやふらつき，動悸，息切れ
×	胃腸が弱く下痢気味で，月経時にめまいやふらつきがある☞加味逍遙散(p89) 吐き気や下痢がありノドが渇いてめまいがする☞五苓散(p133)

処方のしくみ　当帰　川芎　芍薬　地黄　茯苓　桂皮　白朮　甘草

四物湯(p159)と苓桂朮甘湯(p269)を合わせた処方です。
脾が冷えて水の吸収が悪くなっているため，胃に水が溜まっています。
➡白朮・甘草で脾の働きを高め，茯苓・白朮で水を除きます。
脾の働きが悪いため血ができず，肌が荒れています。
➡当帰・川芎・芍薬・地黄で血の状態を調えます。
血が少なく気の巡りも悪いため，肺や心の働きも低下してめまいや動悸，息切れが生じています。
➡桂皮で気の巡りをよくします。

利用のしかた
- 特に月経時や更年期に起こりやすいめまい，のぼせや動悸などの症状に利用できます。出産後のこのような症状にも利用できます。
- 月経時に顔や足がむくむ，肌が荒れるといった場合にも利用してみます。
- 胃腸があまり弱くない人に適応があります。

注意すること
- 服用して胃もたれを起こしたり下痢をする場合には，薬剤師に相談してください。
- めまいやふらつきとともに月経痛がある場合には，当帰芍薬散(p219)を利用してみます。

製品	
散剤	連珠飲エキス細粒G（小太郎②）
錠剤・カプセル・丸	ルビーナ（武田※）

六味丸（ろくみがん） 🚹 [医]

疲れやすくて尿量減少または多尿で，ときに手足のほてり，口渇があるものの**排尿困難，残尿感，頻尿，むくみ，かゆみ，夜尿症，しびれ**

○	ノドが渇き尿量が少なくて，ほてりやむくみが気になる なかなか治らない夜尿症 夜中に何度もトイレに行く
×	ほてりはなく，足腰が冷えて，ノドの渇き，むくみ，頻尿や排尿困難がある☞八味地黄丸(p233)，牛車腎気丸(p129) ノドの渇きが強くむくみとめまい，吐き気や下痢がある☞五苓散(p133)

目・耳・鼻
口・ノド

処方のしくみ　地黄（じおう）　山茱萸（さんしゅゆ）　山薬（さんやく）　沢瀉（たくしゃ）　茯苓（ぶくりょう）　牡丹皮（ぼたんぴ）

腎の働きが低下して腎陰が少なくなり，カラダ全体の陰が少なくなっています。
➡地黄・山茱萸・山薬で腎陰を補います。
肝陰も少なくなり陽気が強くなってほてりやかゆみ，目の充血などがみられます。
➡牡丹皮で強くなりすぎた陽気を抑えます。
腎の働きが低下しているため水の代謝が悪くなり，むくみや頻尿などが起こります。
➡茯苓・沢瀉で水の流れを調えます。

排尿
陰部

利用のしかた

■足腰の冷えがなく疲れやすいタイプの人の頻尿，ほてり，かゆみ，ノドの渇き，唇の乾きに利用します。目の充血や耳鳴りがする場合にも利用してみます。中高年に多い症状ですが，年齢にかかわらず利用できます。
■肌は乾燥していて，目がすぐに疲れる場合にも利用してみます。また，中高年で性欲が異常に亢進して困る場合にも利用してみます。
■大きくなっても夜尿症(おねしょ)が続く子どもに利用してみます。また，歯のはえかたや言葉，歩き出すのが遅いなど，子どもの発達の遅れが気になる場合にも利用してみます(製品によって小児への適応年齢が異なるので気をつけてください)。

神経
関節

冷え
のぼせ

注意すること

- すぐには効き目がないのでしばらくは続けてみます。1カ月続けて効果がみられない場合には，薬剤師に相談してください。
- おなかを壊しやすい子どもの夜尿症には，**小建中湯**(p167)を利用してみます。
- 特に目の疲れが気になる場合には，**杞菊地黄丸**(p125)を利用してみます。
- のぼせやほてりが気になる場合には，**知柏地黄丸**(p208)を利用してみます。

子ども

製品

散剤	六味丸料エキス(クラシエ，小太郎，東洋④)，JPS漢方顆粒-77号(ジェーピーエス④)，松鶴堂六味丸(建林)，六味地黄丸料エキス顆粒💧(東洋漢方④)，六味丸💧(松浦)，六味地黄丸料エキス散🖌(東洋)，六味地黄丸料エキス顆粒💧🖌(東洋漢方④)
錠剤・カプセル・丸	六味丸料エキス錠(クラシエ⑤，ジェーピーエス⑤)，ロクミナール(小太郎⑤)，六味丸💊(ウチダ②，栃本※，二反田④)
湯薬	六味丸料💊(タキザワ④)

おわりに

　高齢化社会を迎えて，健康で長生きをしたいという多くの人の願いはますます強くなっています。しかし，一方では国の医療費負担が40兆円を突破して国民所得に対する比率も1割を優に超えてしまいました。そのような中，国が強く勧めているのが「セルフメディケーション」です。早期に自分の不調に気がつけば，とても簡単に治すことも可能ですし，経済的にも助かります。このような「セルフメディケーション」を強力にサポートしてくれるのが漢方薬なのです。さまざまな疾患に対応でき，また，重篤な副作用の起こりにくいお薬です。今回，この本を書こうと思ったきっかけは，漢方薬はこんなに便利な薬なのに難しいイメージが先行して使われていないのはもったいない，少しでも理解できれば使える薬だということを知っていただきたいという思いからです。私が以前に書いた『生薬の働きから読み解く　図解　漢方処方のトリセツ』（じほう）では，漢方を調剤する薬剤師を主な対象として，薬剤師的視点から漢方の扱い方や見方を解説しました。今回は薬局で医薬品を売る立場である薬剤師・登録販売者の方々はもとより，一般の消費者をも対象として，もっと漢方薬のことを身近に感じていただきたいと思い，薬局で販売されている漢方薬を中心に作成しました。対象は違いますが，コンセプトは前回の「トリセツ」と同じなので「トリセツ第二弾」と銘打ちました。医療用医薬品とは異なり，薬局で販売されている医薬品はとても多彩で，本来の漢方処方（いわゆる文献にある処方）にとらわれず，量や内容を各社が工夫して作っています。ですので，本来でしたら一つひとつの製品の特徴や，他との違いなどがわかればとてもおもしろいのですが，とても膨大な情報になってしまいますので，今回はそのような製品の違いについては述べずに，使い方を中心に書きました。売る側としては製品の特徴や独自に考案されている処方などについて特に知りたいところだとは思いますが，これはまた別の機会に譲ることにします。

　私自身は漢方を専門に勉強した人間ではなく，誰に師事することもなく全く独学で勉強を進めてきました。私の浅学，管見から，間違いや勘違いなどもあると思います。また，表現が十分でない箇所があるかもしれません。見つけられたら，ぜひ教えていただければと思います。読者の皆様から教えていただき，さらに勉強を深めていければ私としてはこれ以上幸せなことはないと思っています。自分のプライベートな環境変化なども合わさって，非常に迫った時間で執筆することになりましたが，できるだけ多くの人に漢方を理解していただけるよう，わかりやすく書いたつもりです。この本が多くの人に漢方薬との出会いをもたらし，漢方薬と親しくなっていただくきっかけになればとてもうれしく思っています。最後になりましたが，私からの無理難題を聞いていただきました株式会社じほう出版局の皆様に心より感謝申し上げますとともに，受験，就活，引っ越しと忙しいときにもかかわらず私に執筆の時間を与えてくれた妻と子どもたちに感謝したいと思います。

川添　和義

著者略歴

川添 和義（かわぞえ　かずよし）
昭和39年1月29日　大阪市生まれ

学　歴
昭和58年　　徳島大学薬学部　薬学科　入学
平成4年　　大阪大学大学院　薬学研究科薬品化学専攻　博士後期課程　修了　博士（薬学）

職　歴
平成4年　　福山大学薬学部　天然物化学講座　助手
平成6年　　徳島大学薬学部　生薬学講座　講師
平成17年　　徳島大学医学部　臨床薬剤学講座　助教授・徳島大学病院　副薬剤部長
平成27年　　徳島大学大学院　医歯薬学研究部臨床薬学実務教育学　教授
平成29年　　昭和大学薬学部　臨床薬学講座天然医薬治療学部門　教授

資格・認定
漢方薬・生薬認定薬剤師，日本医療薬学会認定・指導薬剤師・腎臓病薬物療法専門薬剤師

専門分野
生薬学，天然物化学，漢方薬学

症状から読み解く
薬局で買える漢方薬のトリセツ

定価　本体2,800円（税別）

平成29年5月30日　発　行

著　者　　川添　和義

発行人　　武田　正一郎

発行所　　株式会社　じ ほ う

　　　　　101-8421　東京都千代田区猿楽町1-5-15（猿楽町SSビル）
　　　　　電話　編集　03-3233-6361　販売　03-3233-6333
　　　　　振替　00190-0-900481
　　　　　＜大阪支局＞
　　　　　541-0044　大阪市中央区伏見町2-1-1（三井住友銀行高麗橋ビル）
　　　　　電話　06-6231-7461

組版・印刷　三美印刷(株)

©2017
Printed in Japan

本書の複写にかかる複製，上映，譲渡，公衆送信（送信可能化を含む）の各権利は株式会社じほうが管理の委託を受けています。

JCOPY ＜(社)出版者著作権管理機構　委託出版物＞
本書の無断複製は著作権法上での例外を除き禁じられています。
複製される場合は，そのつど事前に，(社)出版者著作権管理機構（電話　03-3513-6969，FAX　03-3513-6979，e-mail：info@jcopy.or.jp）の許諾を得てください。

万一落丁，乱丁の場合は，お取替えいたします。
ISBN 978-4-8407-4971-8